朱良春用药经验集

修订版

朱步先 朱胜华 蒋 熙 朱又春
何绍奇 朱建华 朱琬华 朱建平
  吴 坚 陈淑范 等整理

刘海粟题

湖南科学技术出版社

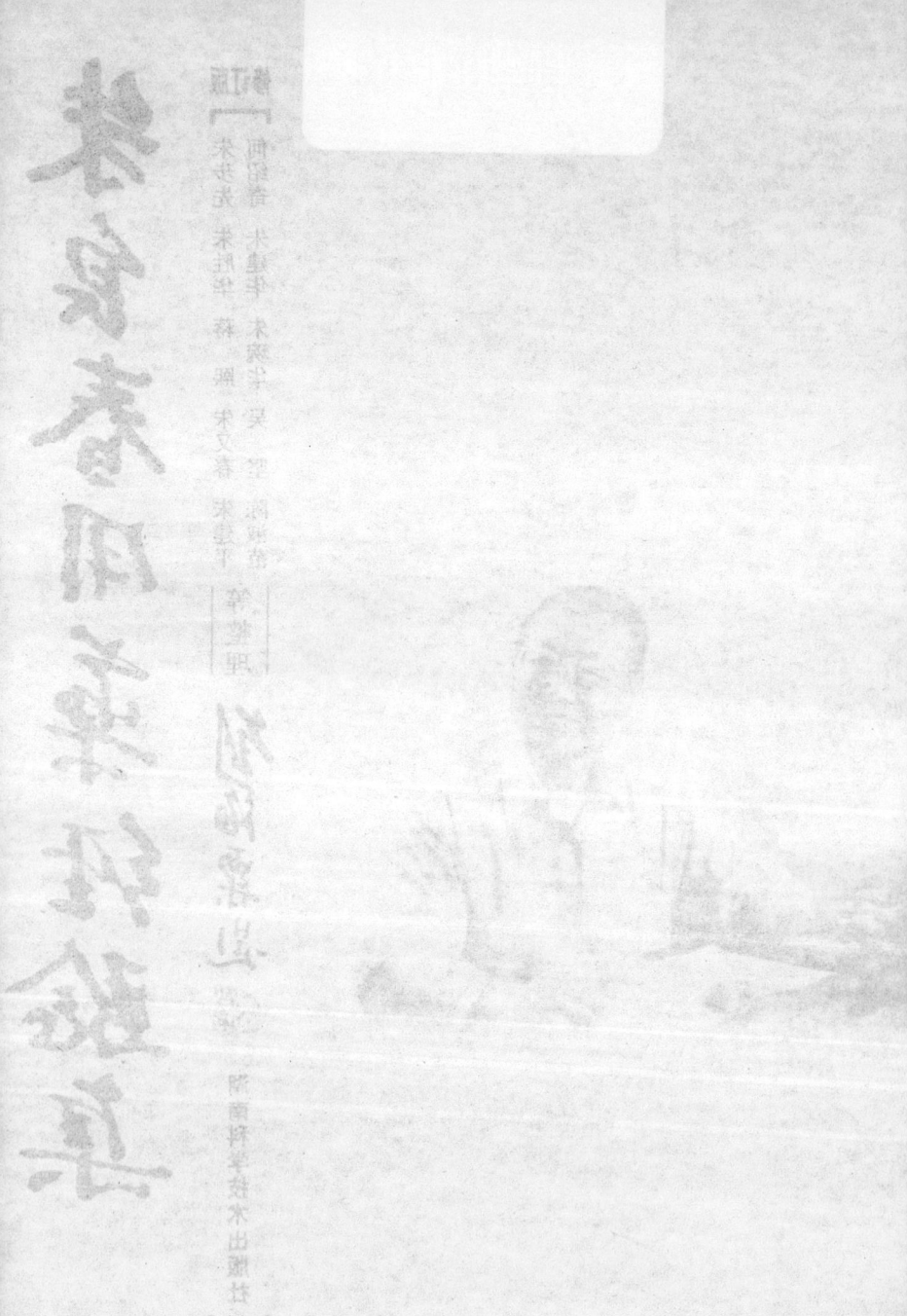

良春賢弟鑒之

發皇古義
融會新知

章次公戊寅年

先师章次公先生遗训

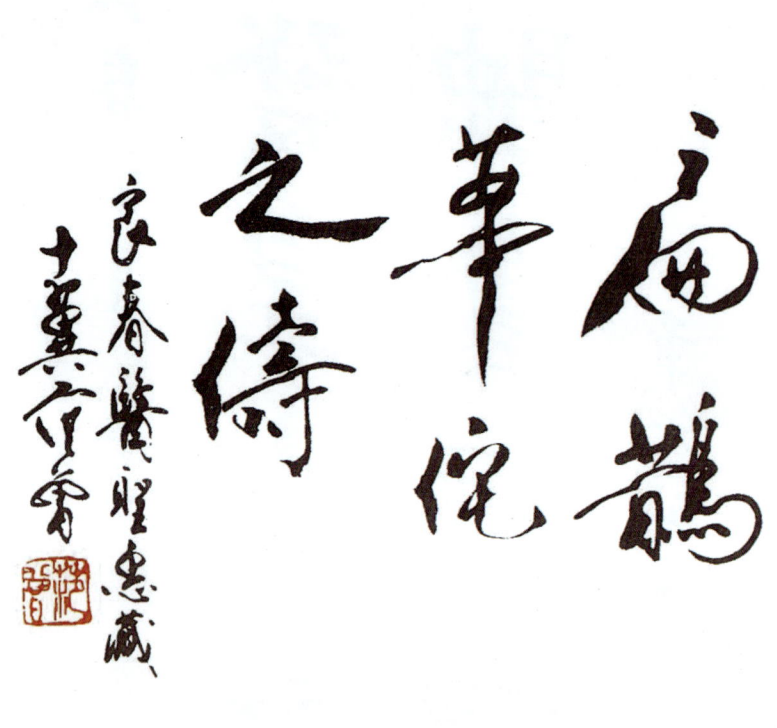

著名书画艺术家范曾教授题词

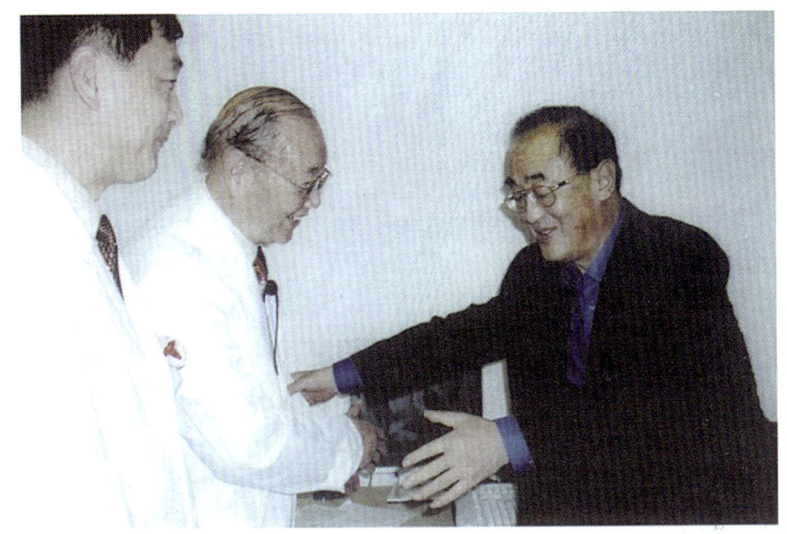

高强部长到广东省中医院专家工作室看望朱良春教授 2006.1

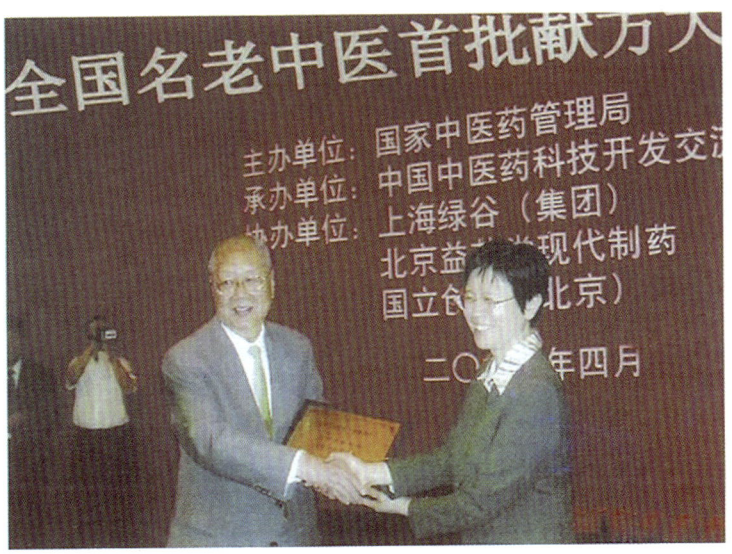

卫生部佘靖副部长给朱良春教授颁奖 2005.4.北京

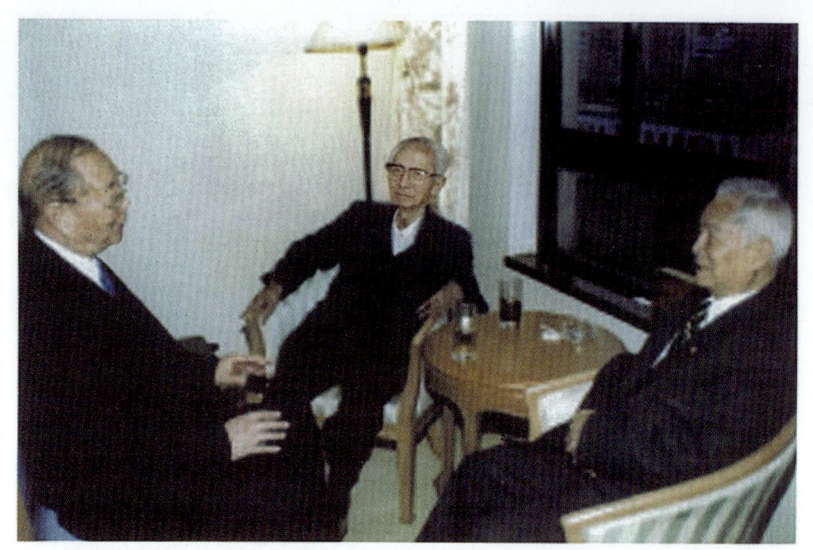

朱良春教授与邓铁涛(右)、裘沛然(中)两位教授畅谈中医学术

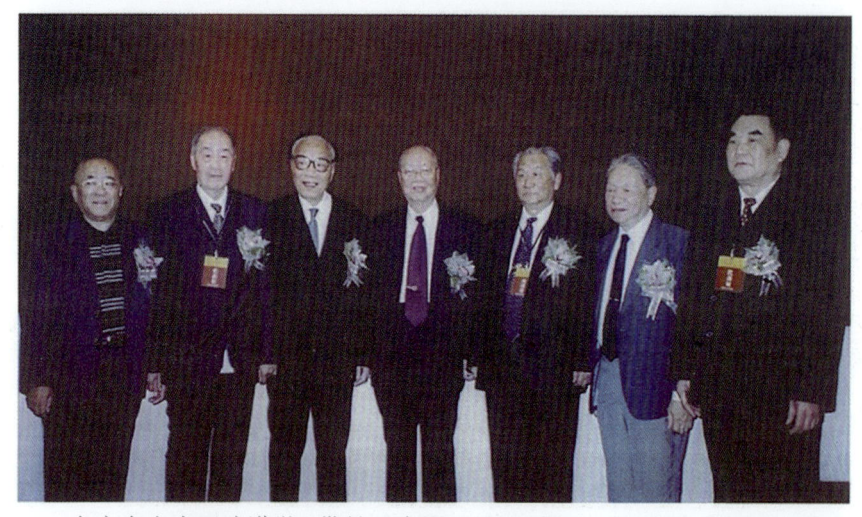

在广东省中医院讲学、带教后合影,左起:石仰山、任继学、颜德馨、朱良春、吉良晨、陈可冀、罗金官诸教授 2004.11

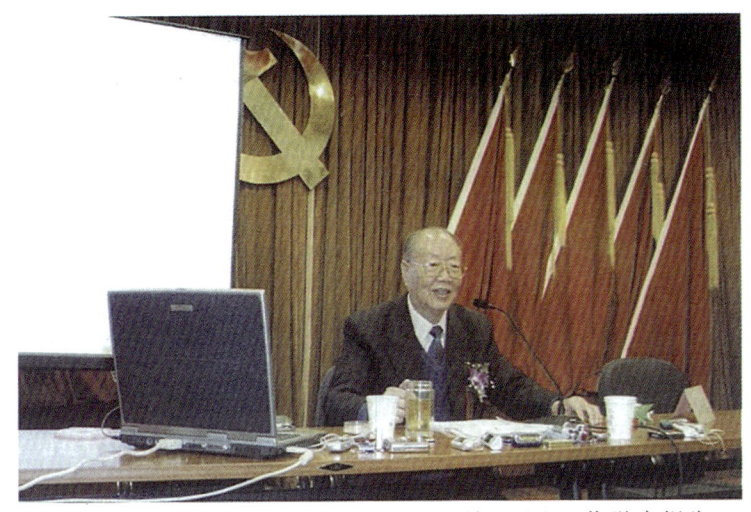

2005年应北京中医药大学之邀,在"博导论坛"作学术报告,受到师生400余人的热烈欢迎

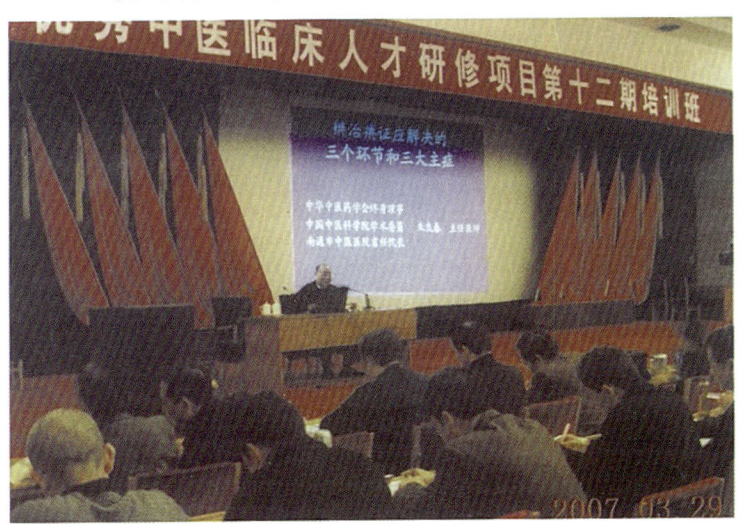

朱良春教授为"优秀中医临床人才研修项目第十二期培训班"作讲座 2007.4.29 北京

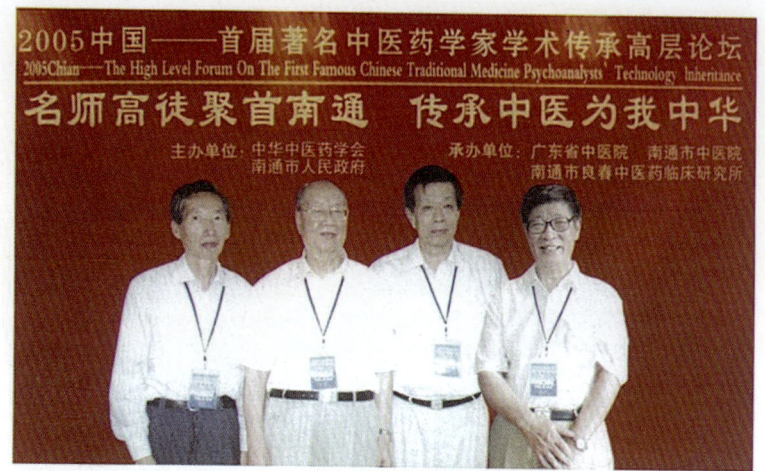

朱良春教授与三位早年弟子合影：朱步先（英国.左一）、何绍奇（香港.右一）、史载祥（北京.右二） 2005.6

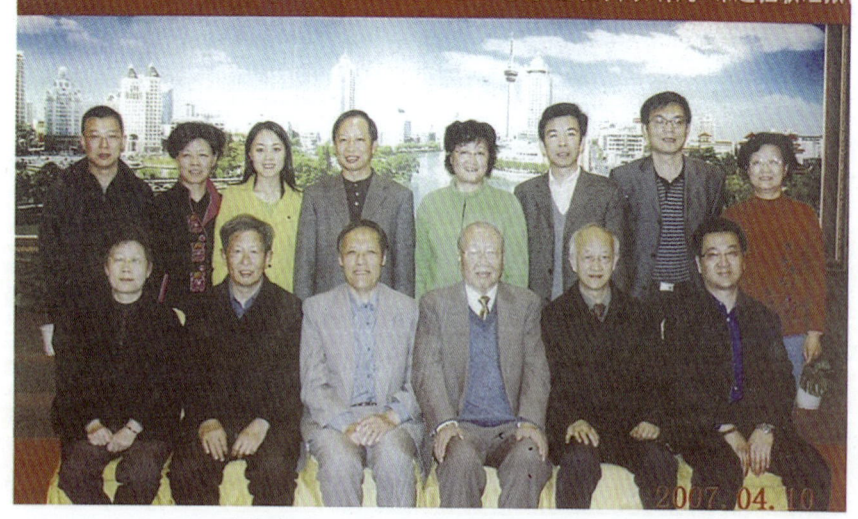

验收专家与课题组成员合影 2007.4.10

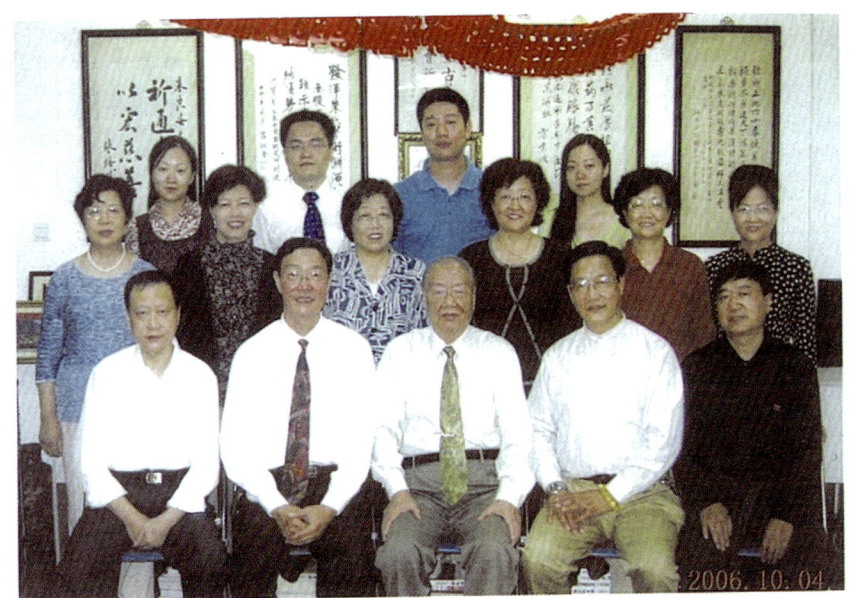

朱良春教授从事医疗工作的子女、婿、媳及孙辈合影 2006.10

诉衷情 玖秩述怀

人生匆匆，流光易逝，瞬已玖秩，从医七旬。医理幽奥，上工难臻；学海茫边，皓首穷经；期冀所得，病瘥在抱。

先贤恺荡辉煌，典籍蕴岐黄，七旬苦苦求索，宝库掘深藏，勤阅读，多临床，创新章，杏林甘露甜满人间，功在岐黄。

朱良春年方九秩
丁亥夏月于南通

朱良春教授九十述怀 2007.8

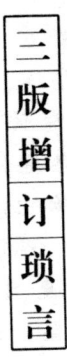

朱良春

中医药的生命在于疗效,而疗效则来自于明确的辨证和精当的用药。因此,在明确辨证的前提下,只有熟谙药物的性能,掌握药物的特点,灵活地加以配伍应用,才能提高临床疗效。一个医者经过长期临床实践,体察了诸多药物的性能,发掘了诸多药物的潜能,并触类旁通地应用于临床,证明确有良好治疗效果者,便是独到的心得体会。这种心得体会,用之于特定的病症,是克敌制胜的武器,整理成书面文字,便是人们通常所说的用药经验谈。尽管经验可能寓有偶然性,但它在实际应用中是颇有参考价值的。

不佞涉足医林七十载,论及用药亦略有经验体会。为了与海内同道交流切磋,不揣浅陋,曾由门人及子女整理了用药体会76篇,名之为《朱良春用药经验》(下称《用药经验》),于1989年由上海中医学院出版社出版发行。参加整理的门人及子女有朱步先、何绍奇、张肖敏、朱胜华、朱建华、蒋熙、朱琬华、姚祖培、朱又春、陈淑范、朱建平、戴坚等。《用药经验》面世以来，深受海内中医药学术界的赞许和厚爱，先后重印4次，仍难以满足读者之需求，各地同道纷纷来函求购，并希望能再多介绍一些常用药物的使用经验。为此，确定将其充实、增订再版。随后，绍奇贤弟由海外归来，主动承担增订的任务。时值炎夏盛暑，由我提出题目及要点，他挥汗走笔，一日一篇，或两日一篇，得心应手，且多有发挥，深得吾心。朱建华、蒋熙、朱琬华、朱又春、朱建平及汤叔良等亦草写了部分稿件。共增补26篇，与前76篇合为《用药经验集》，由湖南科学技术出版社出版。刊行以来，已连续重印14次之多，说明此书还是深受读者喜爱的。今出版社来函洽谈，希望充实内容，进行三版增订，为弘扬中医学术，愚乐而接受。除对原稿增订41处外，又由门人及子女朱建华、蒋熙、朱琬华、马继松、吴坚、朱又春、陈淑范、朱建平、潘峰、郭建文、蒋恬、薛梅红等分别整理，计增36则，合共138则。聊以满足读者之愿望。

由于个人学验浅乏，书中必然存在某些不足甚或谬误之处，恳望同道贤达，赐予匡正，毋任感企。

为本书初版撰写序言的学长姜春华教授、老友张海峰教授，题写书签的艺术大师刘海粟先生，门人何绍奇教授、汤叔良主任均先后作古，令人黯然，谨此敬致怀念和铭感！此次又蒙著名书画艺术家范曾教授赐予题词，谨致谢忱！

朱良春 谨志于江苏省南通市北濠山庄

时在丁亥夏月，虚度九秩有一

姜序

金元时代以内经之阴阳升降、五行制化解释药性，并联系脏腑经络以说明其功用，自后诸家本草因之。其实药物之作用，时有突出前人之记载；由于交通阻隔，城乡闭塞，各人知见有限，以是收入本草书者甚少；而创获之经验，又复湮没，甚可惜也！

吾友朱良春主任医师早岁从章次公先生游，得其从实治学精神，临床五十载，疗效卓著，蜚声南北。而今垂垂老矣，思将长期探索实践之经验公之于世；退居二线后，发挥余热，口传心授，由门人及子女整理旧稿，补入新篇，成《用药经验》一书，皆临床心得之言，谈性味，述归经，结合其独到之实践体会，不袭陈言，不人云亦云。古语"多诊识脉，屡用达药"。然此亦必须有心人，留心于处方时药物之进退，观察效验之应否，又能随时总结，斯乃能臻"达药"之境；否则终日用套方套药，心中茫然，何能"达药"？

朱老中西医学理论湛深，著述等身，诚笃君子也！有一心为人民之心，乃有斯成果。又能将得来不易之宝贵经验，公诸医界，行见此书为国内外学者所重，亦为中医从事临床者之有益参考资料，喜而为之序。

姜春华 戊辰初夏
时年八十

作者系原上海第一医科大学教授

张序

中医的特点是"辨证论治",而在论治之中,更重要的是"用药"。有时辨证论治虽正确,但疗效并不理想者,其故即在用药之当否。古有"单方一味,气死名医"之说,所谓"单方",乃指对某病或某证具有特效的药物。单方存在于广大群众之中,或个人在多年临床中的经验所得,乃实践中的精华,用之得当,效如桴鼓。

同乡老友朱良春,乃丹徒名医章次公先生之高足,从事中医临床逾五十载,活人无算,名驰南北,并远赴东瀛讲学,蜚声海外。今由其门人及子女将其数十年之临床所得,集为《用药经验》一书,本乃不传之秘,竟能公之于世,是仁者之心也,故乐为之序。

丹徒 **张海峰**
戊辰夏月于江西洪都

作者系原江西中医学院教授

目录

根深叶茂 硕果累累
——记朱良春老师生平及学术思想 ……………………（1）

1. 附子温五脏之阳，要善用，不可滥用 ……………（8）
2. 苦参性苦寒沉降，调心律，抗菌止痢 ……………（12）
3. 白芥子利气豁痰、搜剔内外痰结冷涎 ……………（16）
4. 白附子祛风定痛，兼疗室性期前收缩 ……………（20）
5. 黄药子降火消瘤、止咳止血 ………………………（22）
6. 路路通行气活血、利水消肿 ………………………（24）
7. 茜草止血活血，兼能利水 …………………………（25）
8. 泽泻利大小便、轻身减肥 …………………………（28）
9. 桑寄生降压平肝，兼疗胸痹 ………………………（29）
10. 牵牛子泻水逐痰，消积通便 ………………………（31）
11. 生山栀子为主治疗胰腺炎有特效 …………………（33）
12. 人参、五灵脂同用效佳而无弊 ……………………（36）
13. 台乌药解痉排石，又疗清稀涕涎 …………………（37）
14. 油松节固卫生血，亦治痹嗽不眠 …………………（40）
15. 香甘松醒脾、解郁安神 ……………………………（41）
16. 马钱子健胃、宣痹疗瘫 ……………………………（43）

17. 六神丸之妙用 …………………………………… (48)
18. 天花粉的五用 …………………………………… (52)
19. 天南星善止骨痛 ………………………………… (53)
20. 鬼箭羽活血降糖 ………………………………… (54)
21. 北细辛治咳逆、水肿、痹痛，善愈口疮 ……… (55)
22. 威灵仙疗痛风、黄疸、骨刺，功在通利 ……… (58)
23. 十大功劳善清虚热，补而不腻 ………………… (62)
24. 一枝黄花清热解毒、疏风达表 ………………… (63)
25. 疏肝妙品生麦芽 ………………………………… (64)
26. 为"十八反"平反 ……………………………… (65)
27. 半夏应用新探 …………………………………… (69)
28. 草薢功效阐析 …………………………………… (73)
29. 黄芪配地龙治慢性肾炎 ………………………… (76)
30. 庵䕡配楮实消鼓胀腹水 ………………………… (78)
31. 苍耳子有通督升阳之功 ………………………… (79)
32. 豨莶草具解毒活血之妙 ………………………… (80)
33. 五灵脂降浊气而和阴阳 ………………………… (81)
34. 生槐角润肝燥以定风眩 ………………………… (83)
35. 马鞭草祛瘀消积、清热解毒功奇 ……………… (84)
36. 川桂枝平降冲逆、温复心阳效捷 ……………… (86)
37. 泻脾泄热法治实火口疮 ………………………… (89)
38. 温补镇摄法疗顽固失眠 ………………………… (90)
39. 刘寄奴治瘀阻溺癃 ……………………………… (92)
40. 白槿花泄下焦瘀浊 ……………………………… (94)
41. 黄芪配莪术治慢性胃疾，消癥瘕积聚 ………… (96)
42. 僵蚕配蝉蜕疗疮疡痈肿，除温热疫毒 ………… (98)
43. 土茯苓治头痛、疗痛风 ……………………… (100)
44. 茅苍术升清气、除癖囊 ……………………… (102)
45. 枸杞子治肝病齿衄、阴虚胃痛 ……………… (103)
46. 露蜂房疗带下清稀、阳痿久咳 ……………… (105)
47. 萹草的妙用 …………………………………… (106)

48. 小麦的佳效 …………………………………… (109)
49. 仙灵脾为燮理阴阳之妙品 …………………… (111)
50. 葶苈子乃泻肺强心之佳药 …………………… (114)
51. 益母草应用举隅 ……………………………… (116)
52. 徐长卿配伍琐谈 ……………………………… (120)
53. 太子参配合欢皮，功擅调畅心脉、益气和阴 ………… (122)
54. 片姜黄配海桐皮，效专行气活血、通络定痛 ………… (126)
55. 鲤鱼消水有殊功 ……………………………… (127)
56. 石斛除痹奏佳效 ……………………………… (130)
57. 石菖蒲功擅治痰 ……………………………… (131)
58. 紫石英效专温摄 ……………………………… (133)
59. 阿魏消积破癥，内服外治咸宜 ……………… (135)
60. 紫菀辛润宣肺、二便滞塞俱效 ……………… (137)
61. 白薇轻清虚火、透泄血热 …………………… (138)
62. 僵蚕散风定痉、化痰软坚 …………………… (141)
63. 白头翁功效探析 ……………………………… (145)
64. 蒲公英应用琐谈 ……………………………… (147)
65. 五倍子敛肺涩肠、解毒医疮 ………………… (150)
66. 牛蒡子疏散宣透、止咳利咽 ………………… (153)
67. 柴胡能升能降 ………………………………… (155)
68. 木瓜既涩又通 ………………………………… (157)
69. 莱菔子功用三辨 ……………………………… (158)
70. 马齿苋清热活血 ……………………………… (160)
71. 补阴妙品楮实子 ……………………………… (161)
72. 催眠止痒夜交藤 ……………………………… (162)
73. 葛根解痉通脉、升举元气 …………………… (164)
74. 地榆护胃抗痨、蠲痹通淋 …………………… (167)
75. 桑椹子滋补肝肾、养血熄风 ………………… (172)
76. 黄明胶止血养血、消瘀散痈 ………………… (173)
77. 生大黄推陈致新、延缓衰老 ………………… (174)
78. 鱼腥草泄热解毒、清上利下 ………………… (177)

79. 全蝎熄风定痉、开瘀蠲痹 …………………………… (180)
80. 蜈蚣搜风舒挛、祛瘀解毒 …………………………… (184)
81. 地鳖虫活血化瘀、疗伤化癥 ………………………… (187)
82. 白花蛇搜风通络、攻毒定惊 ………………………… (193)
83. 水蛭破瘀消癥、抗癌利水 …………………………… (196)
84. 守宫通络起废、解毒消坚 …………………………… (200)
85. 蝼蛄利水消肿，功力较猛 …………………………… (202)
86. 蟋蟀温肾利水，性较温和 …………………………… (204)
87. 蛤蚧温补肺肾、定喘兴阳 …………………………… (205)
88. 海马温肾壮阳、补肾固下 …………………………… (207)
89. 夜明砂清热散血、明目消翳 ………………………… (209)
90. 桑螵蛸补肾助阳、固精缩尿 ………………………… (210)
91. 半夏生用止呕之功始著 ……………………………… (211)
92. 巧用葱白解散外感风寒 ……………………………… (213)
93. 七叶一枝花与拳参 …………………………………… (213)
94. 野蔷薇根与白残花 …………………………………… (215)
95. 鳖甲煎丸释义 ………………………………………… (215)
96. 生川乌、草乌治痹 …………………………………… (217)
97. 仙鹤草能行能止 ……………………………………… (219)
98. 八月札理气通淋 ……………………………………… (221)
99. 痢泻散治痢疾、肠炎 ………………………………… (221)
100. 六轴子疗顽咳、疼痛 ……………………………… (223)
101. 乌梅性虽酸涩亦主暴痢 …………………………… (223)
102. 玉米茎心及须叶均入药 …………………………… (224)
103. 藏红花善活血化瘀，兼利胆退黄 ………………… (224)
104. 猫爪草擅化瘀散结，并解毒消肿 ………………… (226)
105. 女贞子乃补虚延寿之上品 ………………………… (227)
106. 肉苁蓉平补消癥之良药 …………………………… (230)
107. 肿节风散瘀除痹，清热解毒 ……………………… (232)
108. 蛇床子疗效独特，内外皆可 ……………………… (233)
109. 羌活长于搜风通痹、通利关节 …………………… (235)

110. 知母功擅清热养阴，除烦止渴 ……………………（238）
111. 牛角腮能止能行，生髓安神 ……………………（241）
112. 水牛角清热镇静，凉血解毒 ……………………（246）
113. 菟丝子补肾益精，妇科圣药 ……………………（248）
114. 穿山龙扶正活血，通络止嗽 ……………………（250）
115. 白芷温散、止痛、消肿 …………………………（252）
116. 射干利咽、定喘、除湿 …………………………（254）
117. 白及妙用三则 ……………………………………（256）
118. 败酱巧治三焦 ……………………………………（259）
119. 何首乌补益脾肾、降脂延年 ……………………（260）
120. 旱莲草滋阴补肾，凉血止血 ……………………（263）
121. 鸡血藤养血活血，力专效宏 ……………………（266）
122. 薏苡仁健脾利水、除痹抗癌 ……………………（269）
123. 黄精濡养五脏，保健延年 ………………………（271）
124. 三七止血补血，消瘀通脉 ………………………（272）
125. 补骨脂补肾养正，收敛固摄 ……………………（274）
126. 白花蛇舌草活血散瘀，清热解毒 ………………（276）
127. 连翘清热解毒，通利下焦 ………………………（280）
128. 辛夷宣通鼻窍，疏络止痛 ………………………（281）
129. 青蒿为退热、醒脾之佳品 ………………………（284）
130. 麻黄乃宣散、透邪之良药 ………………………（286）
131. 代赭石补血退黄、安神止血 ……………………（289）
132. 川楝子清肝泄热、理气止痛 ……………………（292）
133. 青黛功擅清热、解毒、凉血 ……………………（293）
134. 石膏善治面痛、精浊、肤痒 ……………………（298）
135. 升麻升清降浊、解毒化瘀 ………………………（300）
136. 牛膝补肾强筋、活血祛瘀 ………………………（303）
137. 浙贝母清热化痰、消痈散结、护膜医疡 ………（305）
138. 汉防己化瘀宣痹、软坚散结、利水消肿 ………（308）

跋一 ……………………………………………………（314）
跋二 ……………………………………………………（316）

根深叶茂　硕果累累
——记朱良春老师生平及学术思想

朱步先

我的老师朱良春先生已经走过了七十载医学生涯。他过人的才智、丰博的学识，世所称道。他在中医学领域辛勤耕耘，不断地超越自我，取得了令人瞩目的成就。

先生为江苏镇江人，后徙居南通市。1934年，先生赴江苏武进孟河学医，师事马惠卿先生。马师乃御医马培之之裔孙，家学渊源，根基深厚，使先生获益匪浅。孟河在清代名医辈出，费伯雄、马培之诸先生蜚声医坛，名噪大江南北。马师珍藏马培之先生的日记《记恩录》和手书方笺，先生得而观之。耳濡目染，启迪良多。1936年2月，先生考入苏州国医专校，抗战开始后转入上海中国医学院学习，斯时除在章次公先生处侍诊半天外，还在上海世界红"卍"字会医院门诊工作半天。1938年毕业后回南通开业。在这段时间里，受章次公先生之亲炙，学乃大进。章师所倡导的"发皇古义、融会新知"的革新精神，求实的治学主张，精切的辨证功夫，对先生影响很深。

先生是张仲景所倡导的"勤求古训、博采众方"的忠实实践者。上自《内》、《难》典籍，下及清代叶、薛、吴、王和近代名家之著述，无不博览。他对《伤寒论》和《金匮要略》作过深入的研究，从中领悟辨证论治的思想和方法。他对张景岳《类经》十分推崇，认为斯书彰明经义，有很多精辟的论述，对临床有指导作用。又折服孙一奎《赤水玄珠》，认为其中很多内容富于巧思，体现了辨证论治精神。他很留心前人的医案，认为这是实践的记录，可窥医家之功力，临证之心法，领略不同时期医家的风格,以资今日之借鉴。例如他对同乡先贤蒋宝素《问斋医案》评价颇高,曾指导我对蒋氏的学术思想进行研究,并特别留意书中所载《椿田医话》的一些效方。

先生胸襟博大,视野开阔,治学兼收并蓄。他平时注意搜集民间验方,从中汲取丰富的营养。他的处方不拘一格,常常把一些民间验方以至刚发掘出来的草药加进去,出奇制胜,往往收到意想不到的效果。他认为学问应当与时俱进,一贯重视对西医学的学习,力求中西医的逐渐沟通与结合。已故中医学家姜春华先生说他"中西理论湛深",当为至评。先生很推崇张锡纯,乐用张氏效方,甚至萌发过撰写《锡纯效方发挥》的念头,我以为朱老的革新精神是和张氏相通的。

中医典籍浩如烟海,往往皓首难穷究竟。先生指导后学"泛览"与"精读"相结合,在浏览全貌的基础上,抓住重点,深入理解,由博返约。他治学的座右铭是"每日必有一得",在诊务繁忙的情况下常读书至深夜,"焚膏油以继晷,恒兀兀以穷年","爬罗剔抉,刮垢磨光",择善而从。记得有一次清晨,我去朱老寓所,见他一面埋头读书,一面吃早餐,其神情专注,令人异常感动。

先生在学术上颇多建树,他在斟酌古今、融会贯通的基础上,敢于提出自己的见解。1976年他在一次给我的信中谈到章次公先生时,指出章先生治学"能发挥自由思想,所谓独立思考者也"。我觉得这也是先生自身治学的真实写照。如果刻板僵化,死抱教条,人云亦云,就谈不上学术的创新与进步。没有学术的进步,就谈不上中医学的繁荣。

辨证论治是中医学的精华。中医治疗注重辨证,从总体把握人体阴阳失调、邪正斗争的状态,把人体的阴阳失调与外部环境结合起来,综合分析,强调因人、因时、因地制宜,因而历久弥新,是制病的利器。但对微观的"病"的认识,有时不免笼统。

如病毒性心肌炎颇类热病之劳倦证，肠癌早期有似慢性痢疾，如不结合辨病，进一步诊察，就会出现误诊，也妨碍辨证论治水平的提高。早在1962年，先生就提出辨证与辨病相结合的主张，并就此撰写专文，发表于《中医杂志》，表现了一位临床医家的客观眼光。怎样处理好辨证与辨病之间的关系？他精辟地指出："辨证是绝对的，辨病是相对的。"对西医已经明确诊断的病，同样需要认真辨证，如果仅辨病不辨证，就会走上"对号入座"的狭路，把活泼的辨证变成僵死的教条，势必毁掉中医学。如先生曾治一位纺织女工，患子宫内膜异位症（异位至肺部），前医曾误诊为肺结核、支气管扩张症，迭治乏效。根据月经闭止，每月咯血五六日，颧红掌热，口干咽燥，腰酸腿软等见症来分析，断其病本在肝肾，累及冲任，缘水不涵木，气火冲激，冲气上干，损伤肺络使然。及时采用滋肾养肝，清肺凉血，调理冲任之剂，连进十剂，月经即循常道而行。可见肯定或否定"病"和"证"的任何一方面，都是片面的，不完善的，只有将两者结合起来，探索临床证治的规律，才能相得益彰。

先生的临证功夫，素为吾侪所服膺。他善于透过纷繁复杂的临床表现，审明主症，找到疾病的症结，立法用药，切中肯綮。我亲见他治一尿血病人，曾长期服用滋肾、泻火、凉血止血之剂无效，先生从其尿血色淡、腰酸、脉尺弱等见症着手，断其为肾阳衰惫，予熟地黄、仙灵脾、补骨脂等，寥寥几味，数剂后尿血即获控制。血证用凉，为治疗之常法，然久服寒凉，阳气虚衰，为病之变，通常达变，补偏救弊，谨察阴阳而调之，是谓良工。

先生对急性热病的治疗，提出"先发制病"的论点，这一提法，与已故中医学家姜春华教授治疗热病"截断、扭转"的主张，颇有异曲同工之妙。"先发制病"是从各种热病独特的个性出发，见微知著，发于机先，采用汗、下、清诸法，从而控制病情发展，达到缩短病程、提高疗效的目的。如他运用"通下疗法"治疗热病重症即是其例。我目前正在英国牛津从事中医临床，每逢春末夏初，天气睛和，地气郁蒸，花粉弥漫，"花粉热"颇为流行，而地处英格兰中部之牛津尤为猖獗，一些病人出现发热，鼻流涕或流血，目赤肿痛、瘙痒，小便深黄，或咳喘等症状，表现为表气失疏，气分、血分均有热，经采用疏表清气、凉血滋阴之剂，见效颇著。这也是先生倡言"先发制病"的一个佐证。或囿于卫气营血治疗的先后顺序，诚恐贻误病机。

先生善于继承前人的经验，并结合自己的临床实践加以提高升华。例如他提出通过眼血管的望诊，来协助肝炎的诊断，判断疾病的转归。这一方法，是以"肝开窍于目"为理论基础，同时受到《本草纲目》所载秦艽治黄疸，述其症状"目有赤脉"的启示，曾系统地观察了肝炎病人眼血管的变化，进行综合分析，结果发现随着肝炎病情的加剧、好转或恢复，眼血管的色泽、扩张、弯曲有一定的规律变化。他将这一独特的诊断方法写进《传染性肝炎的综合疗法》一书中，从而为中医诊断学增添了新的内容。

先生对虫类药潜心研究，数十年来，上自《神农本草经》，下逮诸家，凡有关虫类药的史料，靡不悉心搜罗，然后结合药物基源、药理药化和实践效果，辨伪存真，以广其用。撰写《虫类药的应用》一书，一版再版，畅销海内外，深获好评。顽痹一证，包括现代所称之风湿、类风湿关节炎久治不愈者，甚为棘手。先生认为精血交损，肝肾亏虚，督脉经气阻滞，阳气不克敷布，全身功能衰弱是病之本；久病入络，病邪深入经隧、骨骱是病之标，故宜益肾壮督，蠲痹通络，创制"益肾蠲痹丸"治疗类风湿和风湿关节炎、增生性骨关节炎、强直性脊柱炎等，收效较显著。此丸汇集了七味虫类药，在他运用虫类药制订的新方中颇具代表性。

先生创制了很多新方，如以养正消积法治疗慢性肝炎及早期肝硬化之"复肝丸"，以益气化瘀法治疗慢性肾炎之"益气化瘀补肾汤"，治疗乙型脑炎极期神昏之"夺痰定惊散"，治疗慢性痢疾及结肠炎之"仙桔汤"等，均历验不爽。朱老所创新方，思虑缜密，意蕴宏深，遣药灵巧，值得师法。如仙桔汤，由仙鹤草30g，桔梗8g，乌梅炭、广木香、甘草各5g，白槿花、炒白术、白芍药各9g，炒槟榔2g组成。方名仙桔汤，则以仙鹤草、桔梗两味为主药，仙鹤草味辛而涩，有止血、活血、止泻作用，别名脱力草，江浙民间用治脱力劳伤有效，具强壮作用，此方用之，取其强壮、止泻之功；桔梗一味，仲景以其与甘草相伍治肺痈，足证具有开提肺气和排脓之功，移治滞下后重，是此药之活用；白槿花擅治痢疾，《冷庐医话》赞其效著，此方取其能泄化肠间湿热；久痢脾虚，取白术补脾助运；湿热逗留则气滞，木香、槟榔调之；湿热伤营，白芍药和之；久痢则下焦气化不固，少少用乌梅炭以固之；甘草调和诸药。合而观之，桔梗伍槟榔，升清降浊；槟榔伍乌梅炭，通塞互用；木香伍白芍药，气营兼调。此方无参、芪之峻补，无芩、连之苦降，无硝、黄之猛攻，盖肠道屈曲盘旋，久痢正虚邪伏，湿热逗留，一时不易廓清，进补则碍邪，攻下则损正，正宜消补兼行，寓通于补，始于病机吻合。此类方剂，与历代名方相较，毫不逊色。

先生已出版的著作还有《章次公医案》、《新编汤头歌诀》（合著）、《现代中医临床新选》（日文版，合著）、《医学微言》《章次公医术经验集》、《中国百年百名中医临床家·朱良春》、《朱良春医集》等。他是《实用中医内科学》专家审稿组成员，为这本书的审稿、定稿付出了辛勤的劳动。他先后在国内中医期刊发表论文一百九十余篇。曾多次受国内有关中医机构之邀，外出讲学，足迹几乎遍及全国。还五度应邀赴日本、三度应邀去新加坡讲学，备受欢迎，载誉而归。

先生乐于培育中医后继人才，对他的学生，总是循循善诱，不厌其烦，悉心指点，毫无保留。我追随先生问业三十余载，抚今追昔，百感交集。当我未及弱冠，初涉医林，僻居苏北小镇，异常艰困之时，先生已是赫赫有名望的医生了，但他毫不鄙弃我这样的后生，在百忙中为我释疑解惑，指点迷津，并尽可能帮助我改变环境，求得进一步深造。乃至1985年我有缘奉调北京，进入中国中医研究院工作。饮水思源，师恩难忘！并与师弟何绍奇共事，得以相互砥砺畅叙，乃人生一大幸事也。但十分遗憾的是，绍奇师弟，因冠心病突发，不幸于香港英年早逝，令人痛惜之至！

先生曾任中国农工民主党中央委员、政协江苏省委员会常委暨医卫体育委员会副主任、南通市政协副主席、中国中医药学会理事、江苏省中医药学会副会长、南通市中医院首任院长等职。现任中华中医药学会终身理事、国家优秀中医临床人才研修项目专家指导委员会委员、高等中医教材顾问委员会委员、中国中医科学院学术委员、南京中医药大学终身教授、北京中医药大学"博导论坛"学术委员会委员，广州、长春、黑龙江、河南、浙江中医药大学临床医学院客座教授，厦门国际中医培训交流中心教授、美国中医针灸医师联合总会顾问、南通良春中医药科技有限公司董事长等职。并获得中央卫生部1987年全国卫生文明建设先进工作者称号，同年国务院批准为"杰出高级专家"，暂缓退休。1991年享受政府特殊津贴，担任全国名老中医学术经验继承第一、第三批指导老师，目前仍在上专家门诊，外出讲学，参加社会活动，为社会主义建设尽力。近几年又先后收了姜兴俊、陈达灿、徐凯、吕爱平、郑福增、曹东义、吴坚、叶凤、秦克枫、张琪、曲清文、沈桂祥、冯蓓蕾、薛梅红、施惠英等高徒，为培育高层次中医人才，作出了新的贡献。

当我在海外得悉先生的《用药经验集》又将三版增订梓行，心头溢满了闻道则喜之欣快；同时，又欣逢先生从医70周年之庆，真是双喜临门，信笔写了以上的文字，藉志师生之情，并表祝贺之忱。

（2007年6月于英国牛津）

1 附子温五脏之阳，要善用，不可滥用

附子，是中药四大主药（人参、石膏、大黄、附子）之一，四大主药又称之为"药中四维"，可见其重要。附子之功，在于温五脏之阳。

古今善用附子者，首推张仲景氏。仅以《伤寒论》六经病中用附子者而言，在太阳篇者有桂枝加附子汤、桂枝去芍药加附子汤、甘草附子汤、桂枝附子汤、麻黄细辛附子汤、麻黄附子甘草汤、附子泻心汤、芍药甘草附子汤；在太阴篇有理中汤（丸）；在少阴篇有四逆汤、四逆加人参汤、通脉四逆汤、通脉四逆加猪胆汁汤、干姜附子汤、附子汤、白通汤、白通加猪胆汁汤、真武汤、茯苓四逆汤；在厥阴篇有乌梅丸。几近20方之多，竟占全书112方的1/6强。在使用附子的处方中，最为重要的，乃在于其强心作用的四逆汤诸方，盖热病死于热者不多，而死于心力衰竭者众。昔章次公先生独具慧眼地指出："仲景是发明热病心力衰竭的第一人"，而抢救热病心衰，也就是"救逆"的首选药物，即为附子。20世纪30年代，祝味菊先生以善用附子称誉于上海，时人称为"祝附子"。虽高热神昏，唇焦色蔽，息促脉数，仍力主用附子，就是抓住了热病耗伤心力这个要害，使许多重笃病人转危为安。章先生曾在陈苏生氏编《伤寒质难》一书的序中说，他非常佩服祝味菊用药的"心狠手辣"。章先生亦善用附子者，他对热病中、后期，邪势方衰而体力不支，有厥脱之危者，赏用《冯氏锦囊》之全真一气汤，此方人参、附子与地黄、麦门冬同用，强心救逆，养阴益气，在热病治疗中可谓别开生面。但是，祝、章两先生这样的经验和见解，却是空谷足音，庸浅者且诽谤之，直至近30年，始重现辉煌。以四逆汤（及其改进剂型）

治疗感染性休克、心源性休克，广泛用于内科临床，其强心升压，改善微循环的作用非常突出。

朱老指出：热病用附子，要见微知著，如果出现四肢厥冷、冷汗大出、脉微欲绝、口鼻气冷而后用之，即置病人于姜附桶中，亦往往不救。他曾提出以下标准：舌淡润嫩胖，口渴不欲饮，或但饮热汤；面色苍白；汗出，四肢欠温；小便色清。虽同时兼见高热、神昏、烦躁、脉数，亦当用附子，以振奋衰颓之阳气，避免亡阳厥脱之变。20多年前，在朱老的指导下，我曾把附子用于许多例重危病人，特别是小儿中毒性细菌性痢疾、麻疹合并肺炎，虽高热脉数，亦在所不忌，有效地挽救了许多重危症的生命。前些年，我曾在北京安贞医院儿科会诊一朱姓肺炎病人，高热持续8日不退，昏睡，烦躁不安，呼吸急促，脉搏每分钟150次，而面色苍白、有汗、舌淡、溲清，我当即用了红人参、附片、龙骨、煅牡蛎、白芍药、炙甘草、紫苏子、葶苈子、枳壳、桔梗等。病区主任看了处方，问：人参大补，附子大热，现在孩子体温39℃以上，照你们中医的说法是，邪热方炽，合适吗？笔者反问她："如果心力衰竭，你们用不用抗心力衰竭药？这就是中医的抗心力衰竭药。"结果连续3天用了3剂药，病情日见好转，体温显著下降到低热，脉搏也降到每分钟100次以下。现在这个小孩已经上中学了。附子强心的有效成分为去甲基乌头碱，现代研究证实其强心作用可靠，有改善外周及冠脉血循环，增加心肌收缩力，提高心排血量，扩张周围血管，降低外周阻力的作用。近20年来，已有参附注射液肌内注射或静脉滴注，更有效地发挥了附子急救的作用。急性热病如此，慢性病过程中出现的充血性的心力衰竭，用附子亦有著效。盖心力衰竭以阳气虚衰为本，血瘀水停为标，对心力衰竭而见心悸怔忡、自汗短气、神疲乏力，甚至身寒肢冷、浮肿尿少、夜尿多、舌淡苔白、脉弱或结代者，朱老常用附子为主药，振奋心肾之阳，伍以人参、茯苓、白术、生姜、赤芍药、白芍药、桂枝、葶苈子、仙鹤草、丹参、益母草等，每收捷效。照仲景用法，附子用于厥脱之急救，挽阳气之亡失于顷刻，须用生者，其力始宏。但生附子应用不当，常致中毒。目前市售之生附子又往往告缺，朱老认为用熟附子效果亦甚显著，似不必拘泥。

附子温肾阳，既用于肾阳虚惫不能化气行水、尿少所致之水肿（如人参汤、真武汤），又用于虚劳之夜尿频多、腰痛神疲之证（如金匮肾气丸）。泌尿系结石方中稍佐附子 3～5g，有增强排石之功。

附子温脾阳，对脾阳虚水谷运化失职之久泻、水泻，或暴泻损及脾阳者，附子合炮姜、焦白术、茯苓、炙甘草、人参、伏龙肝，少佐乌梅、黄连，取效亦捷。

附子亦温肺阳及肝阳，中医术语中习惯上不称肺阳虚、肝阳虚，实际上肺气虚而有寒象者即为肺阳虚（如咳喘、咳痰清稀、背冷、形寒）；肝为刚脏，内寄相火，肝阴肝血为本，肝阳肝气为用，肝阴肝血虽多不足之证，肝阳、肝气亦有用怯之时。其证疲惫乏力，悒悒不乐，巅顶冷痛，胁肋、少腹隐痛，阴器冷感，脉弦缓。肺阳虚可用附子合干姜、炙甘草；肝阳虚可用附子合桂枝、黄芪。

附子又为痹证要药，痹证含义很广，包括风湿、类风湿关节炎、坐骨神经痛、强直性脊柱炎、肩关节周围炎等 20 多种疾病。在痹证的研究上，朱老积有数十年功夫，其益肾蠲痹丸一方，早已享誉海内外，他对病情顽缠，疼痛剧烈者，亦常配合汤药，以期迅速地控制病情，减轻病人的痛苦。其中，风寒湿相兼为痹，症情偏寒者，朱老常用附子为主药，配合桂枝、赤芍药、白术、甘草、制川乌、细辛、穿山龙、生姜。风湿热痹，亦有用附子之时，常用附子配苍白术、黄柏、蚕沙、忍冬藤、萆薢、薏苡仁、老鹳草。此际用附子，一方面是因为本有湿邪存在，湿为阴邪，湿盛则阳微；另一方面，因湿热蕴结，阳气被遏，故借附子之大辛大热通阳。虽同用附子，但配伍不同，用量亦不同，风寒湿痹须用大剂量（15～30g），此则仅须小剂量（3～6g）。肩关节周围炎亦常用附子，病人常诉肩部冷感，怕风，喜暖，晚上睡觉盖不着肩部疼痛便加剧。朱老经验以附子为主药，配合桂枝、露蜂房、羌活、防风、姜黄、海桐皮、赤芍药、当归、淫羊藿、细辛、威灵仙、黄芪、白术之类，15剂为1个疗程，常可获效。强直性脊柱炎常须大剂附子配合益肾壮督活血之品，如老鹿角、淫羊藿、熟地黄、补骨脂、露蜂房、蕲蛇、巴戟天、地鳖虫、赤芍药、红花，兼吞服益肾蠲痹丸。唯此病颇为顽缠，必须坚持服药，非短时期所可见功。

不唯痹证，诸多慢性炎症，亦多用附子，如慢性阑尾炎、慢性肾炎、慢性盆腔炎、慢性支气管炎等。朱老认为，不能因为有一个"炎"字，就不敢用附子，附子其实也有较好的抗炎作用。当然总的还是以辨证论治为指归。同时，附子也可与清热解毒、活血化瘀药配伍，仲景治肠痈之薏苡附子败酱散，即已开先例。汪昂《本草备要》对附子之功用说得很全面精辟："其性浮而不沉，其用走而不守，通行十二经，无所不至。能引补气药以复散失之阳；引补血药以滋不足之真阴；引发散药开腠理，以逐在表之风寒；引温暖药达下焦，以祛在里之寒湿。"可以参证。

总之，附子在临床应用广泛，用之得当，效果卓著。但也不可滥用附子。某些医生，因其温阳振颓有速效，往往滥用附子，曾有人统计过某名医一段时期的处方，无一方不用附子，无一人不用附子；还有人撰文说什么方药里都可加附子，就像做菜放味精提鲜一样，这都背弃了辨证论治精神，是欠妥的。所有药物，都有利有弊，必当用始用之。

关于附子的用量及用法，朱老曾多次向吾辈指出：一是不同的人对附子有不同的耐受性，有人用30～60g没有问题，有人仅几克就会出现中毒反应。因此，除危急情况之外，应当慎重，不妨先从小剂量（3～6g）开始，如无反应，可以逐渐加大，采取递增的方式，大致以 30g 为度。得效后就不必再用大量，亦可同样采取递减的方式，慢慢减下来。二是熟附子的加工，是用卤水浸泡后再在笼屉里蒸熟，其有毒的成分会受到破坏，而有效成分不变。但其蒸制过程目前仍是经验性的，建议研究单位作一些测试，为加工者提供最佳加工方案。日本的加工方法是高温高压，以破坏其乌头碱内酯，这样入汤剂就安全多了，也毋需先煎、久煎（当然日本汉方医附子的用量很小）。以目前状况而言，如附子用量较大，仍以制者入药为妥。且必须先煎半小时，煎时最好加生姜三五片，或再加入蜂蜜一匙同煎更好。四川医生的经验是：以口尝不麻为度。如果感觉口舌发麻，就应再煎。另外煎附子之水要一次放足，不能中途再添加水。

近年来，朱师与山西著名中医李可先生交往，对其善于使用附子救治危急重症之经验，甚为赞赏。其使用之剂量，一般为 30g，视病情而增至 50～200g 以上者，一则是配伍精当，二则是煎服法适宜，久煎，分次服用，未闻有偾事者，值得学习。

附子中毒最先出现的症状是头晕，心慌，口、舌、唇、四肢发麻，说话不爽利。此际可用淘米水一大碗即服，有缓解中毒症状的作用，然后可用甘草 60g 水煎服。严重者除上述症状外，兼见恶心呕吐，皮肤冷湿，胸闷，心律慢而弱，血压下降，期前收缩，心律不齐，体温下降，或突然抽搐，应及时送医院急救。

〔何绍奇整理〕

2　苦参性苦寒沉降，调心律，抗菌止痢

苦参，大苦大寒，纯阴沉降之品也。前人曾经指出：苦参

"退热泄降,荡涤湿火,其功效与黄连、龙胆皆相近",而"其苦愈甚,其燥尤烈","较之黄连,力量益烈,近人乃不敢以入煎剂,盖不特畏其苦味难服,亦嫌其峻厉而避之也"(张寿颐《本草正义》)。朱老指出:张氏此说诚是,但善用药者,当用其长而避其短,与领导者"知人善任"同一道理,否则良药之功竟遭泯灭,不亦惜哉!朱老用苦参,主要在以下几个方面。

(1) 用于痢疾、伤寒

苦参对痢疾有卓效。急性细菌性痢疾,症见痢下赤白、发热腹痛、里急后重者,皆由湿热壅滞所致。苦参兼燥湿清热之长,故单用亦有效,常用量6g,研末冲服,每日3次,连用3~5日,不仅症状消失快,大便镜检恢复正常也快。加木香粉(两者比例为3∶1),其效益佳。如嫌散剂难服,可依上述比例配成苦参木香丸,研细水泛为丸,每服6g,赤痢加红糖,白痢加白糖,开水送下。对肠伤寒带菌者,再加黄连,是为"苦参香连丸",可使伤寒沙门菌培养阳性者转阴性。在肠伤寒的治疗上,朱老赏用通下疗法,常采用聂云台氏的表里和解丹及葛苦三黄丹,一般服前方3日后热势未挫者,即改用后方,连用5~7日多可奏效。而后方即以苦参与大黄、黄连等配伍。(表里和解丹详见朱老近著《中国百年百名中医临床家·朱良春》一书)

(2) 用于心律失常

心律失常属中医惊悸、怔忡等症范畴,对于异位搏动及快速性心率失常,过去多依"脉结代,心动悸,炙甘草汤主之"径用炙甘草汤,有效者,有不效者。近20余年,研究者发现苦参对多种快速性心律失常有效,实践结果表明,苦参有降低心肌收缩力、减慢心搏、延缓房性传导以及降低自律性等作用。朱老采用这一成果,在辨证用药的同时,加用苦参,经长期实践证明,确有较好效果。

【病案举例】

程某，男，28岁，职员。素日工作劳累，兼之睡眠不足，经常头眩、耳鸣、心悸怔忡，近日心悸加剧，心率每分钟达150次，口干，心烦，掌烷，夜眠不宁。心电图：室上性心动过速。舌质红苔薄，脉细疾数。此肝肾阴虚，水不济火，君火妄动，上扰心神，治宜滋阴降火、宁心安神。药用：

苦参、生地黄各20g，黄连5g，丹参、功劳叶各15g，玉竹12g，生牡蛎、炒枣仁各30g，麦门冬10g，炙甘草8g。5剂。

药后，诸象均见好转，心悸显缓，自觉安适。苔薄、质略淡，脉细数（每分钟94次）。此佳象也，效不更方，继进5剂，心率已降至每分钟80次。嘱注意劳逸结合，继以杞菊地黄丸善后之。

(3) 用于湿疹

苦参为皮肤病要药，对湿疹的功效尤其显著。常以苦参配白鲜皮、徐长卿、紫草、牡丹皮、蝉蜕、黄柏、赤芍药、土茯苓、甘草治疗急性、亚急性湿疹。痒者加夜交藤；渗出物多，甚至黄水淋漓者，加苍术、白术、薏苡仁；脾运不健加山楂、枳壳、槟榔；食鱼虾海鲜而发作者加紫苏叶、芦根；无渗出物，干燥者，加生地黄。苦参还可单味外用，渗出物多者，可以干粉撒布，或配合白鲜皮、马齿苋、徐长卿、蛇床子、荆芥、防风等作外洗剂，或将煎出液冷却后以棉纱布浸药液外敷患处，待干即换之，效果不错。

(4) 用于外阴湿痒

苦参在传统用药上一向认为有杀虫之功，如李时珍云："热生风，湿生虫，故能治风杀虫。"现代研究证实苦参对多种皮肤真菌有抑制作用，亦有报道单用苦参治疗滴虫性阴道炎及宫颈糜烂获效者。朱老常用苦参为主药配黄柏、紫草、白芷、蛇床子、威灵仙、白矾、花椒、防风、生艾叶、雄黄作浸洗剂，每日1次，每次10分钟，对外阴湿痒有明显疗效。

(5) 用于梦遗

一般而论，无梦而遗，责之肾失封藏；有梦而遗，多系湿热相火。朱老指出，前人有歌云："见痰休治痰，见血勿止血，有汗莫发汗，精遗勿止涩……明得个中趣，方为医中杰。"奈何医者治遗精，率多以补涩为其能事哉！湿热相火，上扰心君，则心君不宁，下扰精室，则精关难固，故有选于苦参也。

【病案举例】

边某某，山东人，借住北京八一中学。患梦遗，来京求医半载余，以其久病体虚，处方率多补肾、固涩、补气之品。孰知愈补愈虚，每日梦遗不止，神色憔悴，而脉数，舌红，苔黄腻，明为湿热相火之证，遂遵朱老法，拟方如下：

苦参、黄柏各9g，远志6g，茯苓、车前子（包）、萆薢各15g，生白术、泽泻各10g，生薏苡仁30g，生甘草3g。

4剂后梦遗顿愈，乃易方调理之。半年后复来京做生意，相逢于途，欣喜相告，病已痊愈，体健一如昔日云。

此外，苦参尚可用于泌尿系感染，小便淋沥涩痛，妇女赤白带下，高尿酸血症及痛风性关节炎（能碱化尿液）等疾病。

苦参用量，除心律不齐需用较大量（15～20g）外，其他疾病，以6～9g为宜。外用不限。处方有苦参的汤剂，均宜在饭后半小时服药，空腹服之易于引起呕吐。

(6) 用于乳糜尿

乳糜尿，系小便混浊，白如米汤，而溲时无痛感的一种疾病，与中医学的"膏淋"近似，多为脾肾不足、湿热下流所致。朱老常用苦参为乳糜尿之主药，盖其清热、燥湿、杀虫，其功专在下焦，较之黄柏、栀子尤胜一筹也。初起用苦参配煅白螺丝壳、牡蛎、半夏、葛根、柴胡、黄柏，即孙一奎《赤水玄珠医案》之"端本丸"。病久脾肾两亏者，用苦参配芡实、金樱子、石菖蒲、萆薢、益智仁、山药、熟地黄、山茱萸等，亦有显效。

(7) 用于失眠

对肝郁化火或心火偏亢而致失眠者最为合拍，功能降火除烦、宁心安神。方用苦参 15～30g，黄连 5g，茯苓 15g，甘草 6g，连服 3～5 剂，多获佳效。

〔何绍奇整理〕

3 白芥子利气豁痰、搜剔内外痰结冷涎

白芥子辛温，味厚气锐，内而逐寒痰水饮，宽利胸膈，用于咳嗽气喘，痰多不利，胸胁咯唾引痛；外而走经络，消痰结，止痹痛，除麻木。诚如《本草经疏》说："搜剔内外痰结及胸膈寒痰、冷涎壅塞者殊效。"朱老指出："白芥子含有脂肪油、白芥子苷、杏仁酶等成分，除作为祛痰平喘咳之剂（如三子养亲汤）外，对机体组织中不正常的渗出物之吸收，尤有殊功。"早年，朱老用白芥子、甘遂、大戟组成的古方控涎丹（又名子龙丸）治疗慢性淋巴结炎、湿性胸膜炎、胸腔积液、腹腔积液、气管炎或肺炎痰涎壅盛者，以及瘰疬、流注等，有较好疗效，曾撰文刊载于《上海中医杂志》1956 年第 8 期（此文已收入 1996 年人民卫生出版社出版的《医学微言》一书）。近 20 余年，又用白芥子为

主药，治疗各种结节病，取得成功。足证吾师对白芥子一药，知之甚深，此即前人所谓"屡用达药"也。

(1) 渗出性胸膜炎

渗出性胸膜炎多为结核性，也有由风湿病、红斑狼疮等其他疾病引起者。以胸腔积液，伴见发热、胸胁胀闷、咳嗽、气急、咳唾引痛等症状为主要表现。与中医文献中的"悬饮"近似。朱老对此病常用控涎丹配合对症汤剂，每收捷效。其方用甘遂（去心制）、大戟（煮透去骨晒干）、白芥子（炒）各等份，研极细末，面糊为丸如梧子大，每服2～3g，每日1次。服后当畅泻稀水，如服后隔半日仍未泄下者，可加服1次。剧泻者，则下次服药可酌减其量。虚弱者慎用，孕妇禁用。

【病案举例】

徐某，男，32岁，工人。发热、胸痛、咳逆气促，已历两周，经X线透视确诊为左侧渗出性胸膜炎，经用抗生素尚未控制。T 38.5℃，脉弦数（每分钟102次）。听诊左肺中野以下呼吸音减弱，叩诊呈浊音，此悬饮也。当予肃肺蠲饮，以平咳逆。

①古方控涎丹3g×3包，每日1包。
②桑白皮、炙僵蚕、车前子各10g，甜葶苈子12g，杏仁、薏苡仁各15g，鱼腥草、金荞麦各30g，甘草4g。3剂，每日1剂。

药后每日泄泻两三次，气逆显减，胸痛亦缓，热势顿挫，此佳象也。控涎丹2g，每间日服1包，汤方续服3剂。

三诊：症情平稳，B超检查已无胸腔积液。调理而安。

古方控涎丹为十枣汤之变方，方中甘遂、大戟为逐水峻剂，而白芥子有搜剔停痰伏饮之长，如朱丹溪说："痰在胁下及皮里膜外，非白芥子莫能达，古方控涎丹用白芥子，正此义也。"张介宾说："白芥子消痰癖疟痞，除胀满极速。"本方不及十枣汤之猛峻，用量又较小，而其功用不在十枣汤之下，故临床运用的机会较之十枣汤为多。应当指出：控涎丹对促进湿性胸膜炎的吸收虽有捷效，但不能以之代替中西药物的抗结核治疗，请予注意。

(2) 结节病

结节病是一种原因不明、可累及全身多个器官的非干酪性上皮样慢性肉芽病变，可发生在淋巴结、肺、肝、脾、眼、皮肤等处。朱老在实践中体会到：此当属中医学中的"痰核"、"痰注"范畴，如朱丹溪说："人身中有结核，不痛不红，不作脓，痰注也。"故其治疗，当以化痰软坚散结为主，常用白芥子、生半夏、紫背天葵、僵蚕、薏苡仁、海藻、昆布、夏枯草、生牡蛎、老鹳草等；夹瘀者加赤芍药、炮山甲、当归、地鳖虫、露蜂房；夹气滞者加青皮、陈皮、姜黄；阴虚者加麦门冬、天门冬、百合、功劳叶；肾阳虚者加鹿角、仙灵脾、熟地黄、巴戟天。此病病程较长，非短时期内所能见功，故医者病人，均须识"坚持"两字。

【病案举例】

李某，女，46岁，工人。近年来，周身出现皮下结节，有时呈对称、串珠状，逐步增多，已达100多枚，推之可移，按之坚硬，皮色不变，无特殊疼痛。病理切片证实病变属于肉芽肿性质的病损，诊为结节病（病理切片号：765044）。已服中药100余剂罔效。苔薄，脉缓。综合证情，属痰注无疑，予化痰软坚之品以消息之。

炒白芥子10g，生半夏6g，炙僵蚕、制海藻、昆布、紫背天葵、夏枯草各12g，生姜2片，生牡蛎30g

(先煎)，红枣5枚。6剂。

二诊：药后自觉乏力，有时口干，舌苔薄白少津，脉细软，有气阴两伤之症。上方加入益气养阴之品。原方加党参、麦门冬各10g，炙黄芪12g。10剂。

三诊：痰核稍有缩小，仍感神疲乏力，口微干，舌质微红，苔薄，脉细软。效不更方，继进之。上方再加露蜂房、地鳖虫、石斛各10g。5剂。

四诊：腿部结节缩小，其质已软，余未续见增多。右肩关节酸痛，艰于高举，曾诊为"冻结肩"。舌质衬紫，脉细。此乃痰瘀凝聚，而成结节，导致经脉痹阻，关节不利。仍宗前法，以丸剂继进之。白芥子、紫背天葵、僵蚕、露蜂房、地鳖虫、生黄芪各120g，仙灵脾、当归、石斛、炮山甲各100g，鹿角霜80g，生半夏、陈皮各60g，甘草30g，共研极细末，另用制海藻、昆布各240g，煎浓汁，加蜂蜜为丸，如梧桐子大，每早晚各服8g，食后服。因制丸尚需时日，仍续服汤剂。

五诊：服药未停，两腿结节消失，腰部结节逐渐缩小。舌质微红，苔薄，脉细弦。

以丸剂缓图之。5个月后随访：全身结节消失，病已痊愈。

(3) 痹证

《开宝本草》谓白芥子主"湿痹不仁……骨节疼痛"，《本草纲目》亦谓白芥子可治"痹木脚气，筋骨腰节诸痛"。朱老认为：久痹疼痛，未有不因停痰留瘀阻于经隧者，因此所谓治"骨节疼痛"、"不仁"云云，皆指其辛散温通，入经络，搜剔痰结之功。故常在痹证方中加用白芥子一药。如与姜黄、制南星、桂枝、露蜂房、赤芍药、海桐皮、淫羊藿、鹿角、制附片、当归相伍，治疗肩关节周围炎；与生地黄、熟地黄、淫羊藿、鹿角、麻黄、桂枝、制川乌、制草乌、乌梢蛇、炮山甲、骨碎补、续断、威灵仙、木瓜等相伍，配吞益肾蠲痹丸，治疗类风湿关节炎、骨质增生、慢性腰腿痛，疗效均较为满意。

朱老用白芥子，一般为10~15g（汤剂），最大量用至18g，无任何不良反应。阴虚火旺或无痰湿水饮者忌用。

〔何绍奇整理〕

4　白附子祛风定痛，兼疗室性期前收缩

白附子系毛茛科植物黄花乌头的块根，关白附、竹节白附乃其别名。味辛甘，性热，入肝、胃经，有小毒，应炮制入药，生者内服宜慎之。是祛风痰寒湿，散头面风痛的要药，治中风（外风）口眼㖞斜的牵正散（白附子、白僵蚕、全蝎），治痰厥头痛的三生丸（白附子、半夏、天南星），治破伤风牙关紧急、角弓反张的玉真散（白附子、南星、防风、白芷、天麻、羌活）等著名方剂均用之。因其性燥而升，乃风药中之阳草，能引药势上行，故善治面瘫之口眼㖞斜、偏正头风及破伤风诸疾。但其功效，远不止此，朱老还常用于下列疾患。

(1) 病毒性心肌炎引发的室性期前收缩

此种室性期前收缩是心肌炎并发症中比较难以恢复的一种，朱老每于辨治方中加用白附子5~8g，常收佳效。因《名医别录》称其"主治心痛心痹"，所以朱老认为它的功效虽主要是祛风化痰，但亦有通血脉、缓心痛、调节心律之功。再伍以党参、黄芪益气培本，桂枝（剂量要小，一般用3g）、丹参温心阳、通心脉，枣仁、柏子仁宁心安神，僵蚕解毒镇惊，琥珀安神化瘀，炙甘草养心定悸，合之而成治疗病毒性心肌炎室性期前收缩的妙

方。阴虚者加麦门冬、玉竹，汗多者加煅牡蛎、浮小麦，随症加减，可以获效。

(2) 三叉神经痛

此症极为顽缠，一般药物均难奏效。白附子善去头面之风，不仅对偏头痛有效，而且对三叉神经痛亦有佳效。朱老取白附子、白芍药、全蝎、蜈蚣、僵蚕各等份研为细末，每服6g，每日2次，收效较显著。如治周某某，男，79岁，干部。宿有高血压、脑血栓之疾，近月来，左侧头面掣痛如触电，说话或进食时更甚，迭用多种镇痛药及局部封闭，仍然未能控制，乃延请朱老会诊，给予上方，服后2小时即感轻松，次日疼痛基本缓解。嘱其再隔日服1次，以资巩固。观察半年，一直未复发。

(3) 银屑病

银屑病俗称牛皮癣，是一种十分顽固的皮肤病，因其多由风湿热毒、蕴郁肌肤，或血虚风燥、肌肤失养，或情感抑郁、化热生风而发病，在治疗方面除怡性悦情外，需集中祛风解毒、泄热散结之品，始可收效。朱老选用白附子、白花蛇各20g，白蒺藜、白芍药、白僵蚕各40g，共研细末，制成"五白散"，每服6g，每日2次，坚持服用3个月，常可获效。服药期间，忌饮酒，少食海鲜，避免情绪紧张或抑郁，保证足够的睡眠，是有助于痊愈的。

本品因其具有祛风定痉作用，癫痫亦常参用之。

此外，另有"禹白附"，与关白附功用相近，而不尽相同，不可混用。禹白附为天南星科植物独角莲的块根，是另一植物，既善祛风痰、定惊痫、止疼痛，又能治跌打损伤、金疮出血、毒蛇咬伤、瘰疬等症。炮制后其镇痛作用增强，生者内服宜慎，孕妇忌服。

〔朱又春、朱建平整理〕

5　黄药子降火消瘤、止咳止血

黄药子为薯蓣科植物黄独的地下块茎。李时珍《本草纲目》对其功用有八个字的说明："凉血降火，消瘿解毒"，颇为扼要。朱老指出：解毒，是指黄药子"主诸恶肿疮瘘、喉痹、蛇犬咬毒"（《开宝本草》）的作用；消瘿，是指其对甲状腺肿瘤有消散之功；降火，是指其可用于"心肺热疾"（《大明本草》）；凉血则指其清热止血的功效。

朱老经验：黄药子确为甲状腺肿瘤、甲状腺功能亢进症（简称"甲亢"）的卓效药。苏颂谓有关记载见孙思邈《千金月令》，用黄药子酒治瘿，"时时饮一杯，不令绝酒气"。在服药过程中，"常把镜自照，觉消即停饮，不尔便令人颈细也"，并谓刘禹锡《传信方》"亦著其效"。说明早在唐代便用它治疗甲状腺瘤（可能也包括地方性甲状腺肿）。朱老临床常用黄药子为主药，配夏枯草、生半夏、僵蚕、橘络、海藻、昆布、牡蛎、青皮、陈皮、桃仁、红花、丹参、赤芍药、土茯苓等软坚散结、活血化瘀之品，治疗甲状腺肿大、甲状腺瘤，需2～3个月，多可恢复正常。但对甲亢病人，不可用海藻、昆布、海带之类含碘多的药物，因为碘虽可暂时抑制甲状腺激素的释放，使甲亢症状减轻，但当这种抑制作用减退或消失，甲状腺激素大量合成或释放，可致使病情反复并加重，缠绵难愈。更重要的是，甲亢病人虽多合并甲状腺肿大，但其病机多为阴虚阳亢，或气郁化火，与单纯性甲状腺肿不同，故甲亢虽以黄药子为主药，必伍以大剂滋阴降火药，如生地黄、玄参、麦门冬、黄连、牡丹皮、夏枯草、牡蛎（此药不含碘，故仍可用），再加赤芍药、白芍药、桃仁、红花、浙贝母、僵蚕、香附、蒺藜、珍珠母等活血化瘀、理气舒郁之品，始克奏功。

【病案举例】

居某，女，31岁。心悸，烦躁易怒，多汗畏热，多食易饥，手颤，乏力，月经闭止近半年。眼球略有外突，甲状腺中度弥漫性肿大。舌红，苔薄黄，脉弦滑数。实验室检查：碘吸收率升高，高峰提前（3小时＞30％，24小时＞50％），T_3抑制试验阳性，血清T_3、T_4超出正常值。证属气阴两虚、虚火内燔，拟滋阴、泻火，兼用益气化瘀。处方：

赤芍药、白芍药、玄参各12g，麦门冬20g，生地黄、生牡蛎（先煎）、夏枯草各30g，黄连、香附各6g，牡丹皮、桃仁各10g，黄药子、太子参各15g，生黄芪、丹参、益母草各18g。

20剂后，症状减轻，原方加僵蚕、浙贝母、连翘、蒺藜、土茯苓，又20剂，月事已通，继续用上方，略事加减，坚持服药至60剂，诸恙悉减，体重增加，实验室检查指标均已正常。目前仍在巩固观察中。

黄药子有凉血止血之功，用于吐血、咯血、衄血诸血证，可单味用，也可配伍凉血止血药如侧柏叶、旱莲草、小蓟等同用。亦可用治咳嗽，有止咳平喘的作用。朱老指出：上述功用，主要在于黄药子凉血降火之力，如用以治疗甲亢、甲状腺肿大及肿瘤，是因为其病乃阴虚阳亢或气郁化火，平其火热则其肿自消，不同于海藻、昆布、牡蛎辈之咸寒、软坚、散结；用以治疗咳喘，亦必因热而肺失清肃者，不同于贝母、杏仁、瓜蒌之止咳化痰。至若血证，若非血热妄行，黄药子亦不可轻投也。本品诸家本草谓有小毒，或云无毒，古人并未发现其毒副作用，朱老使用数十年亦未见到。但近年来则时有报道，连续使用而出现肝损害者，不可不慎也。朱老指出，一则需控制剂量在 10～15g 为妥；二则不宜长期使用，因其有蓄积作用，可导致肝损害。黄药子药性平和，可蒸而食之，如杜甫《同谷七歌》："黄独无苗山雪盛"注："黄独状如芋子，肉白皮黄可蒸食。"可证。朱老在长期使用黄药子的实践中亦未发现其毒副作用。唯笔者在国外工作时，曾治一女性甲状腺瘤，每剂用黄药子 10g，服至第 9 剂时，病人突然出现身目俱黄，停药后两三周，其黄始退。说明使用中仍宜慎重，剂量亦需掌握，一般以 10～15g 为宜。无火热，或脾胃虚寒者慎用。此外，目前市售黄药子品种亦较混乱，也是一个问题，如叶橘泉先生《现代实用中药》记载的黄药子为毛茛科植物，谢宗万先生在 1960 年 8 卷 2 期《药学通报》上的文章更报道有蓼科植物朱砂七及蓼科植物荞麦七，虎耳草科植物老蛇盘及薯蓣科植物黄独 4 种。朱老认为当以黄独为正品。

〔何绍奇整理〕

6　路路通行气活血、利水消肿

路路通为枫香树之球形果实，以其多孔穴如蜂巢状，故又名"九空子"。

朱老认为：路路通才薄不堪重用。也就是说，不能用它去独挡一面，但如能知其所长，用作辅佐，亦自有其功效在焉。

路路通之作用在于通利，故无论滞气、瘀血、停痰、积水、均可用之以为开路先锋。气滞胃痛，症见脘腹胀闷、走窜作痛、嗳气、大便不爽、舌黯、脉弦涩，常用辛香行气法，药如香附、木香、枳壳、槟榔、台乌药、青皮、陈皮、川楝子之类，加入路路通，则其效更捷；滞气窜入经络，周身痹痛，或在四肢，或在腰背，走窜不定，其人郁郁不乐，嗳气频频，常法用羌活、独活、桑枝、秦艽、防风、细辛、川芎、赤芍药、姜黄、海桐皮、威灵仙之类，有效者，有效不显者，加入路路通，其效立见。产后乳汁不通，虚者，当补益气血；实证，则宜通利，实证必见乳房胀痛，乳汁涓滴难下，此际用路路通，其效不在王不留行、穿山甲、木通之下。妇女痛经，多见气滞瘀血之证，常用当归、川芎、赤芍药、柴胡、香附、泽兰、益母草之类，路路通既能行气，又能活血，以之加盟，颇为合拍。水肿亦可用路路通，赵学敏《本草纲目拾遗》说它"能搜逐伏水"，水伏之处，必有瘀血、滞气，此物兼有行气、活血、利尿之长，宜乎其效也。然通利之物，不可重用、久用，庶免耗气伤阴，孕妇、虚人亦当慎用之。

【附】枫香树之树脂即是白胶香，有止血、止痛、活血、生肌、消肿的作用，白胶香与草乌、五灵脂、地龙、木鳖子、乳香、没药、当归、京墨、麝香作丸，即外科有名的"小金丹"。

〔朱琬华整理〕

7　茜草止血活血，兼能利水

《黄帝内经·素问》一书记载的少量方药之中，即有茜草一味："帝曰：有病胸胁支满者，妨于食，病至则先闻腥臊臭，出清液，先唾血，四支清，目眩，时时前后血，病名为何？何以得之？岐伯曰：病名血枯，此得之年少时有所大脱血，若醉入房中，气竭肝伤，故月事衰少不来也。帝曰：治之奈何？复以何术？岐伯曰：以四乌贼骨一芦茹二物并合之，丸以雀卵，大如小豆，以五丸为后饭，饮以鲍鱼汁，利肠中及伤肝也。"这里的芦茹，即茜草。李时珍《本草纲目》作"茹芦"。茜草苦寒，入肝经，药用其根部。此药既能行血，又能止血，故有"血见愁"之别名。前人经验，多谓炒炭止血，生用行血。朱老指出：茜草生用亦有显著止血的作用，不必炒炭，唯止血当用小剂量（常用6g左右）；行血则须大剂量（20～30g）耳。

茜草止血，范围较广，无论吐血、衄血、尿血、便血、皮下出血、月经量多、子宫出血，凡因血热妄行引起，量多色鲜，舌红脉数者，皆可投以茜草，而收迅捷止血之效。常配伍生地黄、大黄、白芍药、炒牡丹皮、炒栀子、侧柏叶同用。茜草本可行血，配合大黄等应用，尤有止血而不留瘀之妙。晚清张锡纯氏善用茜草，其妇科方中有清带汤（生山药、生龙骨、生牡蛎、海螵蛸、茜草，治妇女赤白带下，所谓赤带，即子宫的少量出血）和固冲汤（黄芪、白术、龙骨、牡蛎、山茱萸、白芍药、海螵蛸、棕榈炭、五倍子、茜草，治妇女血崩、子宫出血）。

【病案举例】

徐某，女，32岁，教师。经常头眩失眠，掌烘口干，月事先期而行，且量多如崩，恒七八日始净，顷方行两日。舌质红苔薄，脉弦细而数。此肝肾阴虚，血热妄行之候，治宜滋养肝肾、凉血调经。

生地黄、炒枣仁、煅乌贼骨各20g，甘杞子、旱莲草、女贞子各15g，生白芍药12g，苎麻根30g，茜草6g，甘草5g。5剂。

二诊：药后经量显见减少，5日而净，自觉头眩掌烘好转，夜寐渐安。苔薄，脉细弦，续守前方损益，服5剂后，精神振爽，即以杞菊地黄丸、归脾丸早晚分服，每次6g，善后而愈。

茜草行血，其效最著者为妇女血滞经闭，单用此味30g，黄酒与水各半煎服，每日1剂，分2次服，一般数剂即可收通经之效。月经困难，经水中夹有血块，腹疗痛者，也可使用。亦可配伍当归、川芎（佛手散）、桃仁、赤芍药、益母草、泽兰、香附、延胡索、青木香、茯苓、威灵仙、丹参，用于血瘀气滞之痛经。另有胁痛一症，胁肋属肝，有气分、血分之别，初病在经在气，久则入络入血，仲景《金匮要略·五脏风寒积聚病脉证并治》称为"肝着"。以"其人常欲蹈其胸上"为其特征，主以旋覆花汤。此方三味药，旋覆花、青葱之外，尚有新绛，新绛即绯帛，为纺织品，而染之成绯者，即茜草之根汁，故茜草又名"倩染"、"绯草"。对于此方证，历来注家多有疑义。《医宗金鉴》以为方证不符，丹波元简、陆渊雷等亦谓方证不合。但叶天士治肝着，常用此方，谓"肝着之病乃由经脉，继及络脉，久病在络，气血皆窒"，并指出"此际不可用辛香刚燥……新绛一方，乃络方耳"，药用新绛配旋覆花、桃仁、柏子仁、当归须、泽兰之类，可证《医宗金鉴》之说不确。而新绛一药，自清以后即废用，茜草入络行血，瘀去则络脉宣通，故可取效于久病胁痛者，朱老认为"新绛"之作用，乃在茜草，不妨选用茜草可也。

　　茜草尚可利水，用于水肿、黄疸等疾，《千金》治风水，即有"活其血气"之说，仲景《金匮要略·水气病脉证并治》曾论及"血不利则为水"，可惜历来注家多泥于字面，在妇女经水问题上做文章。朱老认为：仲景之精神乃在于阐发瘀血导致水肿，临证对于水肿之仅用通行利水剂无效者，常改从血瘀治疗，选用茜草合益母草、鬼箭羽、丹参、泽兰、牛膝、车前、猪苓、茯苓皮、桂枝等，每收捷效。茜草、益母草、泽兰辈，既能活血，又能利水，故用于血瘀水肿证，非常合拍。

〔何绍奇整理〕

8　泽泻利大小便、轻身减肥

泽泻甘淡性寒，其功长于利水，人皆知之，且经现代药理研究证实。但其用量若大于 30g（汤剂），亦可通大便，此则朱老在长期临床中观察所得。然他认为泽泻之功，尚不止此两端，常重用泽泻治疗单纯性肥胖、高胆固醇血症、脂肪肝、糖尿病及原发性高血压。并谓：此即所谓"发皇古义，融会新知"。"古义"云何？早在《神农本草经》中便已指出："久服耳目聪明，不饥，延年，轻身，面生光，能行水上。""能行水上"云云，前人曾斥为无稽之谈，说从古至今，有谁见过吃了泽泻、菖蒲能行水上者？并谓《神农本草经》成书于汉代，不免沾染上当时的迷信色彩，或为无知妄人所加者。朱老谓"能行水上"，似可作为"轻身"的一个形象的解释，盖轻身，即身轻也。"新知"云何？早在 20 世纪 30 年代中叶，国内学者经利彬等即报告泽泻有使血糖下降的作用，以及减轻血胆固醇在血液内滞留的作用和持续降低血压的作用。20 世纪 60 年代日本学者小林忠之又两次报告：泽泻有抗脂肪肝的作用，降低血中胆固醇含量及缓和粥样硬化的作用。朱老结合古今认识，对高脂血症及单纯性肥胖、脂肪肝曾拟一方，名"降脂减肥汤（制苍术、黄芪、泽泻、淫羊藿、薏苡仁、冬瓜皮、冬瓜仁、干荷叶、草决明、丹参、半夏、山楂、枳壳）"，水煎服，或改作丸剂亦可。此方收载在笔者主编的《中老年祛病养生长寿良方》一书中（1993 年，学苑出版社），可供读者参考酌用。病人如能坚持服药，适当节食（均衡饮食，八分饱）并适当增加运动量，效果不错。

此外，泽泻善治梅尼埃病，仲景早有泽泻汤治冒眩，但用量要大，一般用泽泻 50g，配白术 20g，呕吐甚者加姜半夏 15g，多奏佳效。配合大蓟、小蓟、地榆炭、蒲黄炭治血尿效果好。对肾结石配伍金钱草、猪苓、芒硝等有化石作用。

〔何绍奇、汤叔良整理〕

9 桑寄生降压平肝，兼疗胸痹

桑寄生是桑树上的寄生植物的带叶茎枝，古人认为"桑为木之精"，桑寄生"得桑之余气而生"（《本经逢原》）；详其主治，"一本于桑，抽其精英，故功用比桑尤胜"（《本草经疏》）。但寄生对于桑树有害，桑农见则剔除之，故"真者难得"，"如无，可以续断代之"，著名的"三痹汤"即独活寄生汤去桑寄生，加黄芪、续断，便是例证。近几十年国内养蚕区普遍推广良种桑，树矮，干细，枝多，叶大，欲得桑寄生更为不易矣。是以目前市售桑寄生药材，多为槲寄生，其中又有白果槲寄生，有色果（红、黄）槲寄生之分，商品统称"杂寄生"，处方名均作"桑寄生"。

桑寄生为祛风湿、补肝肾良药。朱老指出：其祛风湿的作用，略同于桑枝，但桑枝多用于四肢痹痛，桑寄生则多用于腰腿痛。唯其性味平和，故常与独活、当归、赤芍药、桂枝、细辛、牛膝、杜仲、秦艽、防风、露蜂房、豨莶草等同用；湿盛加苍白术、薏苡仁、萆薢、木瓜，寒盛加制川乌、制附片、生姜，血瘀加丹参、没药、红花、地鳖虫。其补肝肾的作用，一方面是指强筋骨而言，因肝主筋，肾主骨也。所以桑寄生不仅用于虚人久痹，亦用于痿证，两足痿软无力，或腰膝酸痛，常与续断、赤芍药、白芍药、豨莶草、鹿衔草、熟地黄、萆薢、山茱萸、肉苁蓉、淫羊藿、骨碎补、石斛、甘草同用。另一方面，则因桑寄生为安胎圣药（"安胎"之说，早见于《神农本草经》），张锡纯《医学衷中参西录》有"寿胎丸"（菟丝子、桑寄生、续断、阿胶），用于习惯性流产之预防与治疗。胎动不安，腰酸痛见红者，用桑寄生配阿胶、杜仲、续断、醋炒艾叶、白芍药，亦有良效。

以上均为桑寄生的传统用法。朱老用桑寄生，还注意汲取现代中医研究的成果，在临床上加以证实，主要用于以下几个方面：

(1) 原发性高血压

据现代中药药理研究：桑寄生有显著的降压作用，其原理，初步认为与桑寄生有中枢镇静作用和降低交感神经及血管运动中枢的兴奋性有关。朱老对原发性高血压，无论最为多见的阴虚阳亢、肝风内动证，还是肝肾两亏、冲任失调证，恒以桑寄生30g为主药，前者常配合钩藤、代赭石、夏枯草、牛膝、广地龙、豨莶草、野菊花、山楂、黄芩、臭梧桐、决明子等清降之品；后者常配合淫羊藿、杜仲、首乌、黄柏、生地黄、枸杞子等滋养之品，屡获良效，实为其"辨病论治与辨证论治相结合论"的产物。笔者在国外工作时，每师其意，以桑寄生、生杜仲、葛根、野菊花、夏枯草等组成降压饮料方，研为细末装入纱布袋中，每日用30～50g滚开水浸泡后代茶饮（亦可加入绿茶或苦丁茶一起浸泡），因外国人不善煮药，又畏煎药时散发出的气味，使用饮料方，既方便、有效、省钱，饮时用吸管吸取，又可避免直接饮服中药的苦味。

(2) 冠心病

桑寄生含黄酮类物质，有扩张冠状动脉血管，提高冠脉血流量的作用，古人也有桑寄生"通调血脉"的说法（《本经逢原》），因此朱老认为桑寄生当是治疗冠心病的重要药物，新旧学理，甚相吻合，故对冠心病心绞痛、心肌梗死，亦常以桑寄生为主要药物，常配合葛根、丹参、川芎、桃仁、红花、郁金、全瓜蒌、赤芍药、玉竹、麦门冬、山楂、徐长卿、黄芪等使用，对心绞痛、胸部憋闷、期前收缩、心律不齐均有较好疗效。家兄9年前患心肌梗死住院抢救，笔者赶回四川，即以上述方药随症加减变化，不到1个月即获痊愈，桑寄生即为每方必用之药。

(3) 多种病毒性疾患

早在唐代《千金要方》中，即有用桑寄生治疗血痢的处方，现代研究证实，桑寄生对多种肠道病毒及脊髓灰质炎病毒有明显的抑制作用。朱老近年来常采用本品治疗病毒性肝炎及仅单项HBsAg阳性而无明显症状的病人，常配合僵蚕、山药、茯苓、板蓝根、露蜂房、白花蛇舌草、豨莶草、生麦芽、柴胡、甘草使用。对病毒性心肌炎，则常配合太子参、合欢皮、麦门冬、甘草、丹参、黄芪、生地黄、玉竹、苦参、玄参使用，初步观察，均有一定疗效，仅供同道参考应用。

〔何绍奇整理〕

10 牵牛子泻水逐痰、消积通便

牵牛子，又名丑牛、二丑（黑、白丑），其性苦寒沉降，用治喘满肿胀、食滞痰结、二便不利属于实证者，有良效。兹将朱老应用此药的经验介绍如下：

(1) 小儿肺炎

小儿肺炎多表现为痰热壅肺，胸高气促，面赤，痰鸣，鼻煽，便闭，指纹色紫，舌红，苔黄。朱老常用牵牛子配大黄、黄芩、桑白皮、连翘、鱼腥草、僵蚕、瓜蒌等，服后大便畅通（泻下3～4次），喘促痰鸣即平。盖牵牛子苦寒滑利、逐痰泻水之功甚著，合大黄、黄芩等，清热解毒，化痰通腑，用之得当，往往可收"一剂知，二剂已"之效。

【病案举例】

朱某，男，2岁，住某医院儿科病房。患肺炎已3日，高热不退（T 40℃），神昏谵语，面赤，手足时见抽搐，喘促痰鸣，小便少，大便干结。此痰热壅盛之候，亟拟泄热逐痰，上病下取之法。处方：

牵牛子、生大黄、僵蚕、桔梗、法半夏各6g，全瓜蒌12g，黄连4g，钩藤15g（后下），石膏25g，桑白皮、鱼腥草各10g（后下）。2剂，每日1剂，水煎，分4次服。

药后，大便溏泻每日4次，喘促痰鸣即止，体温下降到37.8℃；原方去牵牛子、大黄，加石菖蒲、远志各3g，黄芩6g，连翘10g，又2剂，体温已恢复正常，神清。易方以二陈汤加山楂、神曲、通草等调肺胃、化痰湿，以善其后。

(2) 水肿腹水

牵牛子既善利大便，又能利小便。其作用较大戟、芫花、甘遂略弱，但相对副作用亦较轻，较之寻常利水药如五皮饮以及茯苓、泽泻、猪苓、木通为强。所以张子和说："病水之人，如长川泛溢，非杯杓可取。"《儒门事亲》禹功散（黑牵牛头末、茴香、姜汁）、导水丸（大黄、黑牵牛、黄芩、滑石）、神芎丸（即导水丸加黄连、薄荷、川芎），三方皆用牵牛，是真识牵牛者也。以上三方，皆朱老常用之方（上述肺炎案牵牛配大黄、黄芩即取导水丸意），用于胸腔积液、腹腔积液、水肿体实、病实者，屡奏佳效。20世纪60年代，贵阳有卢老太太者，即用牵牛子末配生姜汁、红糖蒸饼治疗肾炎水肿，退肿之效甚捷，当时中医界几无人不知卢老太太验方者，可见牵牛子逐水消肿之功甚为确实。

(3) 便秘腹胀

牵牛子气味雄烈，有破气散壅、通利三焦的作用，故亦常用于饮食积滞、腹胀腹痛、便闭或泻下不爽之症。章次公先生曾拟"灵丑散"一方（黑牵牛、五灵脂各等份研末，每服 3～6g，每日 2 次），朱老用之多年，其效甚佳。此方亦用于痢疾少腹胀硬或坠痛，排便不爽，常以牵牛子、五灵脂与大黄、槟榔、薤白、白槿花、苦参、石榴皮、川楝子、香连丸等相伍而用。

(4) 老年癃闭

老年癃闭，多由前列腺肥大引起，其症排尿困难、涓滴难下，甚至小便闭塞不通，小腹胀满，伴见面㿠、乏力、神怯、腰酸、膝软。朱老对此证常用东垣天真丹加减。此方原注甚简略，仅"治下焦阳虚"数字，细绎其立方之意，乃以巴戟天、肉桂、胡芦巴、破故纸（即补骨脂）、杜仲调补肾命，佐以牵牛子、琥珀、萆薢通利水道；沉香、茴香疏理气机，俾气行则水行，用此治疗老年前列腺肥大所致之癃闭，以及慢性肾炎之水肿，甚为合拍，堪称标本兼顾、补泻兼施之良方。不过东垣在论及牵牛子时，却误以牵牛为辛热之药，后世虽明达如张路玉者亦沿袭其说。又以牵牛有黑白之异，前人或谓黑者其力较白者为胜，或谓白者入肺，专于上焦气分除其湿热，黑者其性兼入右肾，能于下焦通其遏郁，其实两者功用一致，不必强为区分。又，牵牛子入药，以入丸散为宜，每次用量 1～1.5g，入汤剂则其效大减，每剂用量 6～15g。此药不可久用，体虚者及孕妇忌用之。

〔何绍奇整理〕

11 生山栀子为主治疗胰腺炎有特效

生山栀子为常用清热泻火解毒药，有山栀子配方的名方亦甚多，如《外台秘要》黄连解毒汤，治三焦热毒壅滞、高热、烦躁、疮痈、目赤；仲景茵陈蒿汤治湿热黄疸；栀子豉汤治心烦懊侬不眠；《十药神书》十灰散治各种热证出血；丹溪越鞠丸治气郁化火，等等。朱老在长期临床实践中，体会到生山栀子治疗急性胰腺炎尤为擅长。

急性胰腺炎属中医学"胃脘痛"、"心脾痛"、"胁腹痛"、"结胸膈痛"等病症范畴，其病起病急骤，脘胁部剧痛拒按，疼痛可波及全腹，伴见恶心呕吐，发热（低热、潮热或高热），腹胀便秘，小便黄赤，部分病人可见黄疸。多由暴饮暴食（饮酒过多或过食油腻），脾胃骤伤，湿热结聚，波及胆胰而致。朱老认为：脾胃湿热，蕴蒸化火，乃本病发生之关键。生山栀子泻三焦火，既能入气分，清热泻火，又能入血分，凉血行血，故为首选之药。辅以生大黄、蒲公英、郁金、败酱草、生薏苡仁、桃仁等通腑泄热之品，其效益彰。痛甚者可加延胡索、赤芍药、白芍药；胀甚者加广木香、枳壳、厚朴；呕吐甚者，加半夏、生姜，并可改为少量多次分服，必要时可先作胃肠减压，然后再由胃管注入；其病势严重、出血坏死型、禁食禁水者，则可作点滴灌肠。轻者每日1剂，2次分服；重者可每日2剂，分2次灌肠，常收佳效。

【病案举例】

诸某，男，76岁，干部。原有胆汁反流之疾，经常脘嘈不适，近月来因连续参加宴会，频进膏粱厚味，突然上腹胀痛、呕吐、汗出肢冷，乃去医院检查。B超显像见胰腺肿大，伴有渗液。血常规：WBC 15×10^9/L，N 0.86；血淀粉酶950U，尿淀粉酶460U；热势逐步上升。上腹胀痛经胃肠减压后已有缓和，但腹肌有明显压痛，因年事已高，又有冠心病史，故外科暂作保守治疗，禁食禁水,静脉滴注福达欣5g。翌日,体温上升达39.9℃,巩膜见黄染,WBC 23.5×10^9/L,N 0.95,血淀粉酶高达2000U。又做CT检查,胰头水肿、坏死出血,腹腔有渗液2处,病势仍在进展。继续使用福达欣6日后,白细胞总数及中性百分比丝毫未降,腹部压痛明显,渗液3处。院方发给病危通知,家属要求朱老会诊。湿热壅阻,中焦气滞,毒邪凝结,大便5日未行,邪无出路,病即难解。苔黄垢焦腻,少津,唇燥,脉弦数。治宜清泄解毒、通腑导滞,冀能应手则吉。

生山栀子、生大黄、广郁金各20g,赤芍药15g,蒲公英、败酱草、茵陈各30g,生薏苡仁40g,炒枳壳4g。2剂,每剂煎取汁200mL,点滴灌肠,上下午各1次。

灌肠后1.5小时排出焦黑如糊状大便较多,2次灌肠后亦排出糊状便,病人自觉腹部舒适,次日热势下挫,白细胞总数及中性开始下降,灌肠改为每日1次;第3日热即退净,WBC 8.5×10^9/L,N 0.78。第4日大黄减为10g,继续每日灌肠1次。第7日生化指标均趋正常,外科已同意进流汁,灌肠改为间日1次;腹部积液,其中2处已吸收,但胰头部为包裹性积液,仅稍有缩小,外科认为不可能完全吸收,嘱3个月后手术摘除。病人仍坚持间日灌肠1次,结果40日后B超复查,包裹性积液已吸收,仅见一痕迹而已。病人注意饮食控制,少进肥甘之品,少吃多餐,迄今已4年余,未见复发。

朱老采用灌肠法治疗出血性坏死性胰腺炎之经验,引起外科专家之重视,并提出建立科研课题,进一步实践总结,以期总结推广(该课题已列为江苏省级科研计划,业于2005年进行鉴定并获科技奖)。

近据大连医科大学贾玉杰教授等研究证实,生山栀子对急性出血性坏死性胰腺炎具有明显的治疗作用,可减轻胰腺的病理损害,纠正胰腺水肿、充血等病理障碍,促进代谢,改善血流,有助于胰腺的功能恢复。此与朱老之实践,不谋而合。

有一民间验方"栀子辣蓼汤(山栀子10g,辣蓼20g,甘草6g)"加味治卵巢囊肿甚效。气虚者加黄芪30g,合并盆腔炎者加薏苡仁、败酱草各30g,腹痛者加香附、川楝子各15g。水煎分4次服,2个月为1个疗程,月经期不需停药。2个月后做B超复查,80例中治愈57例,显效23例,总有效率100%〔见《中国民族民间医药杂志》2003,3:(45)〕,值得参用。

〔何绍奇整理〕

12　人参、五灵脂同用效佳而无弊

人参、五灵脂,为中药"十九畏"中的一对药。向来在配伍禁忌之列。二者为何相畏?同用后会出现哪些不良反应?均无一个明确的说法。章次公先生早在20世纪30年代编写的《药物学》中即指出:二者完全可以同用,希望医药界同仁勿为成说束缚。朱老认为:久病多虚亦多瘀,胃脘久痛者,恒多气虚夹瘀之证,由于脾胃气虚,故症见乏力,面色苍白,空腹时则痛、得食可暂安;由于瘀血阻络,故疼痛较剧,病人痛如针扎、痛点固定,舌见瘀斑,大便隐血多是阳性。此与单一的脾胃虚寒,多见其痛绵绵,喜热喜按者明显有异,其治须以益气化瘀为主,故人参、五灵脂同用,一以益气,一以化瘀,乃症情之的对,经长期应用观察,并未发现二药同用后有任何不良反应。如朱老治疗十二指肠溃疡、慢性萎缩性胃炎的胃安散:莪术50g,红参45g

（或用党参 90g），生黄芪、怀山药、蒲公英、枸杞子各 90g，鸡内金、炮刺猬皮、生蒲黄、五灵脂、徐长卿各 60g，炮山甲、玉蝴蝶、凤凰衣各 45g，甘草 30g（共研极细末，每服 4g，每日 3 次，饭前服），即以人参（党参）与五灵脂同用。有止痛、消胀、愈疡、开胃进食之功，对萎缩性胃炎病理切片报告有肠上皮化生或不典型增生者亦有显著作用，坚持服用，并视具体病情适当调整药物（如阴虚加生地黄、麦门冬、白芍药，阳虚加炒白术，荜茇、高良姜之类），可获根治。

【病案举例】

胡某某，男，26 岁。患十二指肠壶腹部溃疡，曾经多次便血（柏油样便）。最近因情绪紧张，工作劳累，又见黑便、胃痛，痛处固定拒按，痛时如针刺状。乏力、头昏、面色苍白。舌淡，脉细弱。病属气虚血瘀。处方：

红人参 9g，当归、炒白术、赤芍药、白芍药各 10g，茯苓 15g，炮姜炭、炙甘草各 6g，生地榆、五灵脂各 12g，伏龙肝 50g（先用水 4 碗，搅和，澄清后去渣及浮沫，代水煎药）。

4 剂后痛止，已无明显黑便，精神转佳。易方以胃安散，加乌贼骨 90g、浙贝母 60g、甘松 30g，每日 3 次，每次 5g，调理 2 个月余，诸症悉除，复查壁龛已愈合。

〔何绍奇整理〕

13　台乌药解痉排石，又疗清稀涕涎

乌药味辛性温，是一味理气、解郁、散寒、止痛的佳品，对于胸腹胀满、气逆不顺之疼痛，用之最合。所以《本草求真》认

为本品对"逆邪横胸，无处不达，故用以为胸腹逆邪要药耳"。《本草述》更盛赞其"实有理其气之元，致其气之用者。……于达阳之中而有和阴之妙"。朱老指出："乌药性温气雄，对于客寒冷痛，气滞血瘀，胸腹胀满，或四肢胀麻，或肾经虚寒、小便滑数者，用之最为合拍。若属气虚或阴虚内热者，均不宜用。本品有顺气之功，但对孕妇体虚而胎气不顺者，亦在禁用之列，否则祸不旋踵，切切不可猛浪。由于它'上入脾肺，下通膀胱与肾'（《本草从新》）。"朱老用此治疗肾及膀胱结石所致之绞痛，取乌药30g，金钱草90g煎服，有解痉排石之功，屡收显效。乌药常用量为10g左右，但治肾绞痛需用至30g始佳，轻则无效。此乃朱老经验之谈。

【病案举例】

徐某，男，38岁，干部。1年前突发肾绞痛，经检查为右侧输尿管结石引起，对症治疗而缓解。因工作较忙，未作根治，顷又发作，右侧腰腹部绞痛甚剧，汗出肢冷，尿赤不爽。舌苔白腻，脉细弦。此输尿管结石引发之肾绞痛也。急予乌药30g、金钱草90g煎服，药后半小时腰腹部绞痛即渐缓，4小时后又续服2煎，绞痛即定。次日排出如绿豆大的结石2枚。继以金钱草60g、海金沙20g、芒硝4g（分冲）、鸡内金9g、甘草梢5g，服20剂，又排出结石3枚，经B超复查，已无结石。如湿热偏盛，则需加用生地榆、生槐角、小蓟、萆薢等品始妥。

乌药与香附合用名"香附散"（《慎斋遗书》），对浑身胀痛，气血凝滞者有佳效，因乌药能气中和血，香附善血中行气，相辅更彰。乌药配川芎治妇人气厥头痛及产后头痛（《本草纲目》）甚效。乌药伍益智仁、山药为"缩泉丸"（《妇人良方》），乃治肾经虚寒、小便滑数之名方，对老人尿频、小儿遗尿而偏阳虚者，有温肾祛寒、固涩小便之功。因其具温阳固摄之效，以之移治肺寒或肾阳虚之涕多如稀水，或咽际时渗清涎者，取此三味加于辨治方中，大可提高疗效，此则异病同治之理也。

【病案举例】

王某，女，54岁，工人。体禀素虚，稍受风寒，即喷嚏频频，流清稀涕如水液状，绵绵不绝，头昏神疲，颇以为苦。舌质淡苔薄，脉细软。此乃肺肾阳虚，乏于固摄，治宜温肺益肾，摄敛止涕。

炙黄芪20g，炒白术、怀山药、台乌药、益智仁、苍耳子、辛夷、茯苓各10g，甘草4g。4剂。

药后清涕即显著减少，再剂而敛。随后嘱服"玉屏风口服液"，每次2支，每日3次，连服1个月，即获根治。

此外，久治不愈之胃脘痛，不论寒热虚实，均可于辨治方中加乌药、百合二味，多能提高疗效。乌药具行气散结之功，对人体水液代谢具有双向调节作用，故对于肾积水、肝硬化腹水均有佳效。肾积水可用乌药30g、泽泻20g，水煎2次药汁合并，在上午8时顿服，20日为1个疗程，一般2～3个疗程可愈。肝硬化腹水可用乌药、炙鳖甲各30g，煎汁分服，一般服5～10剂后尿量增加，连用2～3个疗程，腹水消失，再用复肝丸（或胶囊）巩固之。但注意阴虚内热者忌用。

〔朱琬华、蒋熙整理〕

14　油松节固卫生血，亦治痹嗽不眠

油松节乃松树枝干之结节，苦温无毒，善于祛风通络，疏利关节，故习俗多视为痹证及伤科之良药，凡历节肿痛、挛急不舒，或跌仆损伤所致之关节疼痛、肿胀不适，多有效验。

朱老揣摩前贤论述，采用民间秘验，长期研索，发现本品有补虚固本之长，对诸般羸损沉疴，大有恢复之功。

陶弘景谓本品"主脚弱"，李时珍阐发其义曰："松节，松之骨也，质坚气劲，久亦不朽，故筋骨间……诸病宜之。"《分类草药性》指出它有"通气和血"之功，说明本品不仅祛风蠲痹，而且具有强壮补益之功效。

朱老经验，认为油松节能提高免疫功能，对体气虚弱，易于感冒，屡屡感染者，每日取油松节30g、红枣7枚煎服，连用1个月，有提高固卫御邪之功，能预防感冒之侵袭，赞之为"中药丙种球蛋白"，验之临床，信不诬也。

对慢性支气管炎咳嗽，久久不愈，痰涎稀薄，舌质不红者，加用本品20～30g于辨治方中，有增强宁嗽止咳之功。

慢性肾炎尿蛋白长期不消，而体气偏阳虚者，用本品30g，配合生黄芪30～60g（黄芪久用，宜逐步加量，否则效不著），党参、菝葜各15g，菟丝子、金樱子各12g，扦扦活30g，制附片8g，甘草6g，坚持服用，多能逐步恢复。

凡贫血病人，三系减少，或仅血小板减少者，朱老每以油松节、鸡血藤、牛角腮、仙鹤草各30g，补骨脂15g，加于辨治方中，有升高红细胞、白细胞及血小板之功。

【病案举例】

张某，女，54岁，工人。患血小板减少性紫癜已5年余，迭经中西药物治疗，终未瘥复，血小板常逗留在2.5万～4万，牙龈渗血，四肢紫癜，此伏彼起，关节酸痛，头昏肢软，纳谷欠香，怯冷便溏。舌质淡苔薄，脉细软。新病多属实属热，久病则多为虚为寒，朱老辨为脾肾阳虚，气不摄血所致，治当培益脾肾，补气摄血。用上五味加益气血的党参、黄芪，温补脾肾之阳的仙灵脾、炮姜炭、炒白术。连服10剂，血小板升至9万，精神较振。紫癜逐步减少，已不续透。嘱续服8剂，症情稳定，紫癜未续见，乃以丸剂巩固善后。晨服人参养荣丸，晚服归脾丸，每次6g。随访半年，紫癜迄未再作。

对心脾两虚、血不养心而致失眠者，于归脾汤中加用油松节30g，多可增强宁神安眠之功。

〔汤叔良、朱建华整理〕

15 香甘松醒脾、解郁安神

甘松，又名香甘松，味甘微辛，性温，为脾胃病之要药，在宋人脾胃病方中较为常见，如《和剂局方》大七香丸、小七香丸、大沉香丸、木香饼子、木香分气丸诸方皆用之。上述诸方，用药亦大同小异，大旨不外行滞（配香附、台乌药、丁香、砂仁、藿香、莪术等），温中（配肉桂、干姜等）。甘松温而不热，甘而不壅，香而不燥，微辛能通，故兼温中理气之长，且以其芳香之气，大可醒脾，如李时珍说："甘松芳香能开脾郁，少加入脾胃药中，甚醒脾气。"从《局方》诸方所列"主治"来看，诸如"脾胃气冷"、"不思饮食"、"心膈痞塞"、"气滞气注"、"脾胀脾疼"、"口淡"等，皆因脾胃气滞寒凝所致，温中行滞，自为正着。不过《局方》脾胃诸方有一个偏向，即香燥药用得太多，往往是集数味甚至十几味辛温香燥药于一方（其中有一个方子就以"集香丸"名之），脾喜燥而恶润，设是虚寒而湿困之证，用之确有捷效，若是胃阴不足，舌红、口干之人，则无异于抱薪救火，何况辛温香燥之品，也不宜久服、常服，否则便难免伤阴之弊。是以金元医家，皆对《局方》有所指责，以朱丹溪为代表，后人未能深察，遂误以全部《局方》皆为辛温香燥剂，这是不公正的。甘松这一良药，亦因此而鲜为人识，观《本草纲目》甘松条下，竟只寥寥数行而已，"[主治]"条下，也只是抄录《开宝本草》的"恶气、卒心腹痛满，下气"几个字，无多发明。张路玉《本经逢原》、黄宫绣《本草求真》诸书亦然。朱老治疗气滞胃痛、胸满腹胀、不思饮食、脉弦细、苔白腻者，常用甘松配香附、陈皮、香橼皮、麦芽、紫苏梗、焦楂曲、大腹皮、生姜等，取效甚捷。

【病案举例】

汪某，男，37岁，商人。素日工作较为劳累，不能按时进食，有时又常暴饮暴食，致胃脘经常胀痛，得噫稍舒。偶遇情绪拂逆，则其胀痛更甚，纳谷欠香，舌苔白腻，脉细弦。劳倦伤脾，肝胃不和，气机郁滞，治宜疏肝调胃，而和中州。

紫苏梗、甘松各10g，广郁金12g，徐长卿、生麦芽各15g，佛手片、陈皮各8g，甘草4g。5剂。

二诊：药后脘胀显减，知饥思食，苔薄腻，脉细。原方损益，以善其后。

甘松的另一作用，是解郁安神，此则人所鲜知者。朱老对胸襟拂逆，肝失条达，自觉腹内有气冲逆，胸闷如窒，或妇女经期乳胀，喜太息，无端悲伤流泪者，常用甘松，视其虚实，或与疏肝理气药配合，或与养心安神药配合，每收佳效。

【病案举例】
李某，女，34岁。头眩神疲，夜寐多梦纷纭，经前乳胀较甚，胸闷欠畅，太息始舒。舌质微红苔薄，脉弦。此肝郁气滞、气机失畅之咎，治宜疏肝解郁，而畅气机。药用：

甘松、广郁金、丹参各12g，合欢皮、功劳叶各15g，淮小麦、夜交藤各30g，大枣5枚，甘草5g。5剂。

药后诸象均见好转，原方继服5剂而安。甘松的用量，一般为6～12g（汤剂），又以其含芳香性挥发油，故入汤剂不宜久煎，后下效佳。

〔何绍奇整理〕

16　马钱子健胃、宣痹疗瘫

马钱子一药向为医家所畏用，以其有剧毒（含番木鳖碱，即士的宁），如因误用，或服用过量，或炮制不得法，可引起呼吸麻痹而致死。然马钱子之药效卓著，用之得当，可以起重病，疗沉疴，往往非他药所能替代者。朱老常云：马钱子是中药里的一个"异数"：其味极苦，却大能开胃进食；其性至寒，却大能宣通经脉，振颓起废。谨述朱老使用马钱子的经验于后，供同道参考。

制，损伤部位疼痛，有一定疗效。

③**格林-巴利综合征**：即急性感染性多发性神经炎，表现为突发的四肢瘫软、麻木，且可迅速向近端或向上发展和加重。属中医学"痿证"范畴，早中期多为湿热壅滞于经络，以清热燥湿利湿为基本治法。朱老经验，常用苍术、白术、土茯苓、萆薢、薏苡仁、黄柏、牛膝、豨莶草、益母草、车前草、老鹳草、路路通、丹参、红花、赤芍药等，加吞制马钱子粉0.1g，每日2次。有较好疗效。

④**面瘫**：临床颇常见，发病后如能得到及时有效的治疗，见效甚快，若迁延失治，病程长达半年以上者，疗效则欠佳。朱老曾拟"平肝祛风汤（全蝎、僵蚕、荆芥、菊花、钩藤、石决明、竹茹、制白附子）"，内服。配合外治法，即以马钱子、白附子按2∶1比例研为细粉，均匀撒布于半张伤湿止痛膏上，贴于地仓穴（嘴角外五分，左歪贴右，右歪贴左，24小时一换）。每在1周左右可获痊愈。

(4) 行瘀疗伤

马钱子又为伤科要药。如《正骨心法要旨》散瘀和伤汤，即以马钱子与红花、生半夏、骨碎补、甘草、葱白须同用。《上海中成药》治伤消瘀丸用马钱子配麻黄、地鳖虫、自然铜、没药、红花、骨碎补、泽兰、五灵脂、蒲黄、赤芍药。两方均治跌仆碰撞损伤、瘀血结聚、骨折。

外伤所致的脑震荡后遗症，亦可用马钱子。其症多见面色黧黑、头昏痛、神疲健忘、视力减退、周身酸痛、食欲不振、睡眠欠佳，天气变化时则更甚。朱老经验，上述症状为瘀阻脑府，灵窍失慧，虚中夹实之候，因其虚必须大补气血，滋养肝肾；因其实，必须化瘀活血，据此而拟定健脑散一方，以制马钱子与红参、地鳖虫、当归、枸杞子、川芎、地龙、制乳香、制没药、炙全蝎、紫河车、鸡内金、血竭、甘草同用。

【病案举例】

李某，男，42岁，军人。在检查工程中，被从上落下的铁棍击于头部而昏倒，当时颅骨凹陷，继则出现血肿，神志不清达20小时，经抢救始苏。半年后曾去北京检查，脑组织萎缩1/4，头昏痛，健忘，欲取某物，转身即忘，记不清老战友的姓名，有时烦躁失眠。舌苔薄腻、边有瘀斑，脉细涩。予健脑散方：

红参、制马钱子、川芎各15g，地鳖虫、当归、枸杞子各20g，地龙、制乳香、制没药、炙全蝎各12g，紫河车、鸡内金各24g，血竭、甘草各9g。共研极细末，每早、晚各服4.5g，开水送下。

服后1周，头昏痛即觉减轻，夜寐较安，精神略振，自觉爽适。坚持服用2个月，已能写信，讲话层次清楚，续予调补肝肾气血之品善后。

马钱子的炮制，至关重要。诚如张锡纯所说："制之有法，则有毒者，可至无毒。"制马钱子法：①张锡纯法：将马钱子先去净毛，水煮两三沸而捞出，用刀将外皮皆刮净，浸热汤中，日、暮各换汤1次，浸足3昼夜取出，再用香油煎至纯黑色，劈开视其中心微有黄意，火候即到。将马钱子捞出，用温水洗数次，以油气尽净为度（《医学衷中参西录》）。②赵心波法：马钱子先用砂锅煮，内放一把绿豆，至开花时，剥去马钱子外衣，用刀切成薄片，晒两三天后，再用砂土炒成至黄色，研末备用（《赵心波儿科临床经验选》）。③朱良春法：马钱子水浸去毛，晒干，置麻油中炸。火小则中心呈白色，服后易引起呕吐等中毒反应；火大则发黑而炭化，以致失效。在炮制过程中，可取一枚用刀切开，以里面呈紫红色最为合度（《虫类药的应用》）。

〔朱琬华、何绍奇整理〕

17　六神丸之妙用

六神丸是一种解毒消炎的成药,以擅治喉痛、咽肿、痈疽、疔疮而驰誉医林已久。朱老通过70年丰富的临床实践,认为此药乃仓猝救急的妙药,扶危拯脱之良方,其适应病症远不止此。他指出:六神丸方中的牛黄不仅有清热解毒、芳香开窍、利痰镇惊之功,而且有强心、促使红细胞新生的作用。蟾酥传统认识为攻毒消肿、辟恶通窍药,现代研究更发现其强心、升压、兴奋呼吸以及抗癌肿的作用。麝香不唯芳香开窍,而且有强心、健脑、化瘀之功。冰片不仅消肿止痛,亦有芳香开窍作用。珍珠镇惊坠痰,且有镇静及抗过敏之功。雄黄解毒辟秽,现代研究尚有抗肿瘤作用。故药仅6味,而配伍精当,尤其是药物之间的协同作用,使其能以很小剂量获得很高的疗效。如麝香配冰片,其开窍回苏作用增强;牛黄配麝香,其强心作用增强;牛黄配蟾酥,其抑制作用增强。古义新知如此,老药不妨新用。朱老常用六神丸治疗急性热病引起的休克及心力衰竭、早期呼吸衰竭、哮喘,每收佳效;用于冠心病、癌症、白血病,亦往往取得意想不到的效果。

(1) 热病所致之休克及心力衰竭

热病是指急性热性传染病及一部分有发热症状的感染性疾病而言。在其发病过程中,由于持续高热而耗气伤阴,故易致周围循环衰竭而出现休克及心力衰竭。朱老常言:热病不死于热,而死于心力衰竭的变证,此即仲景《伤寒论》立少阴病证治之深意在焉。因此,肺炎、乙型脑炎、伤寒等疾病在邪毒炽盛、高热鸱张之时,即须注意休克及心力衰竭这一潜在的危机,特别是病人出现神志乍清乍昧、谵语等症状,即当见微知著,及时加用温阳育阴之品。而参、附之类，却往往易遭俗议，故昔年章次公先生于不得已时，有取于六神丸，既能解毒，又可强心，实具"防"、"治"之双重作用。若必待神昏、肢冷、脉微、冷汗而后回阳救逆，则已失生机矣。

【病案举例】

张某某，男，54岁，工人。患伤寒兼旬，热势缠绵，朝轻暮重，神明时明时昧，入暮则谵语呢喃，时有撮空。汗多肢冷，大便酱溏臭秽。舌质红，苔厚腻，脉濡数，重按无力。此邪仍亢盛，而正已虚馁，心气衰惫，时虞脱变，治当清温化湿，扶正强心并进。

太子参、生地榆、甘露消毒丹（包入煎）各20g，苍术10g，苦参片15g，石菖蒲8g，黄芩12g，六神丸30粒（分3次吞服）。

药后症情显见稳定，神志转慧，脉亦较振，守方损益之，调治旬余而瘥。

此为朱老早年治验，录之以显六神丸强心之功。

(2) 早期之呼吸衰竭

呼吸衰竭是热病极期所呈现的十分危重的证候，《仁斋直指》所说"汗出发润而喘者为肺绝"、"汗出如油而喘者为命绝"，与此症极为相近。病变至此，往往既可见邪热弥漫、痰涎壅盛、气机窒塞的邪实征象，又可见肺肾气绝的正虚恶候，此际扶正则碍邪，清热涤痰，又虑正气不支，邪未去而正先脱。用六神丸通神明，开机窍，兴奋中枢，强心升压，对早期的呼吸衰竭有较好疗效。

【病案举例】

何某某,男,5岁。暑温闭证,面色苍白,昏迷惊厥,唇指发绀,逐步加重,呼吸困难,节律不齐。此乙型脑炎极期,将出现呼吸衰竭之征。舌苔厚腻,脉沉细而数,除中西两法结合以抢救之外,再予六神丸,每次6粒,开水溶化后鼻饲之。3小时服1次。连服2次后,呼吸困难即见好转,心律已整,改为6小时1次,次日渐趋稳定,调治而愈。

(3) 哮喘

哮喘可见于支气管哮喘、喘息性支气管炎以及肺心病、嗜酸性红细胞增多症、风心病等疾病,对其病机,前人曾精辟地指出,乃"外有非时之感,内有壅塞之气,膈有胶固之痰"(明·李用粹《证治汇补》),以致肺失清肃顺降,肾气为之奔逆,其证喘促汗出,困惫,咳痰不爽,胸闷心慌,此际急用六神丸,可以迅速地顿挫其喘逆,待喘定再随症调理。方中蟾酥能平喘镇咳,可能与其有缓解气管痉挛和抗过敏作用有关。

【病案举例】

成某某,女,61岁。患哮喘已近二十载,入冬为甚,每当发作,则喘促不能平卧,冷汗淋漓,形神困惫。舌质淡胖,苔薄,脉虚大,重按无力。此肺肾两虚,气失摄纳之重候,亟当温摄纳气。

六神丸15粒,每日3次;黑锡丹5g,每日2次。

服后喘促即见好转,冷汗渐敛,翌日哮喘已定,改予温肺补肾汤剂,调理旬日而安。

(4) 冠心病心绞痛

近30年来，冠心病的发病率有逐渐增高的趋势，中医对其认识与治疗亦更为深入、全面。朱老从六神丸的配方中悟出，此药对冠心病心绞痛，当有不俗之作用。盖麝香、牛黄、冰片，皆具芳香温通之功也。用于临床，果然屡获良效，且取效甚捷。然冠心病终属本虚标实，虚实互见，故朱老主张其治仍当以疏（通）养（补）结合为大法。

【病案举例】

李某，男，59岁，干部。近几年来，心区经常憋闷而痛，劳累、拂逆或天气阴沉时，易致诱发，经医院检查，确诊为冠心病心绞痛。顷以情绪激动，突然剧烈心绞痛，四肢厥冷。舌质紫黯苔白，脉微欲绝。此心阳衰微，心脉闭阻，阳虚欲脱，为"心肌梗死"之征，急服六神丸15粒，并予独参汤缓缓饮服，服后疼痛即有所缓解，10分钟后续服10粒，心绞痛即定。继以温阳益气、活血通脉汤剂善后之。

此外，六神丸对白血病、恶性肿瘤亦有一定作用。用六神丸每日3次，每次10粒，对肿瘤疼痛有良好的止痛效果。

六神丸的用量不宜太大，成人一般以每次10～15粒为度。因其中蟾酥用量太大，可致心脏、呼吸麻痹而致死，故不可不慎。并注意幼儿慎用，孕妇禁服。

〔何绍奇整理〕

18　天花粉的五用

天花粉，即瓜蒌之根，故古书中也有径作"瓜蒌根"者，其性寒，味甘苦。一般药书皆将其列入清热泻火药中。李时珍《本草纲目》则说它"味甘，微苦酸"，"酸能生津，故能止渴润枯，微苦降火，甘不伤胃"。因其性寒，对脾胃虚弱者需慎用。

证之临床，天花粉确以生津止渴见长，热病伤津，责之肺胃，而花粉入肺胃经，清热生津，两擅其长，宜乎其效。杂病中也有以口渴为主诉者，或嗜食肥甘厚味、或烟酒过量、或肝郁化火，伤及肺胃之津者，常以天花粉配玄参、麦门冬、生甘草，或作汤剂，或作药茶代饮料，取效甚捷。诚如前人所说："瓜蒌根纯阴，解烦渴，行津液，心中枯涸者，非此不能除。"

天花粉还能化热痰，《本经逢原》说它"降膈上热痰"，燥热伤肺，痰黏稠、不易咳出，口渴，面赤，舌红，脉细数者，可用天花粉配瓜蒌仁皮、光杏仁、川贝母、桑白皮、生甘草、鱼腥草（需用20～30g）、枇杷叶。

天花粉又为清暑解毒妙品，用于痱子（夏季皮炎）、疮疖（暑疖）湿疹，兼见口渴、心烦、尿短赤者，内服常与金银花、连翘、淡竹叶、滑石、生甘草、蒲公英、绿豆衣配伍。外用可单用天花粉或配半量滑石粉，少许冰片，研极细末作皮肤撒布剂。

糖尿病亦常重用天花粉（30g），可以缓解三多（饮水多、饮食多、小便多）的症状，张锡纯《医学衷中参西录》有玉液汤（黄芪、山药、天花粉、知母、葛根、五味子、鸡内金），可资参考。天花粉治疮痈亦有卓效，《大明本草》说天花粉"消肿毒、乳痈、发背、痔漏疮疖，排脓生肌长肉，消仆损瘀血"。著名的仙方活命汤（金银花、防风、白芷、当归、天花粉、陈皮、赤芍药、甘草、浙贝母、山甲珠、皂角刺、乳香、没药）即用它，此方有"是疮不是疮，仙方活命汤"之誉，而且不限于皮肤疮疡，对内痈（如肠痈即急性阑尾炎）及深部脓肿也极有效。清代张秉成《成方便读》在该方方解中还专门提到天花粉在其中的作用，他指出："痈肿之处，必有伏阳"，花粉既有清热泻火之用，又有消瘀排脓之长，故十分合拍。

饶有兴味的是，前人在著作中提到天花粉"碍胎"，是由天花粉有排脓、消瘀、下乳、疗仆伤肿痛，产后吹乳（乳痈初起）的作用推导而来？还是直接的经验？难以究诘。现代药理研究证实：天花粉蛋白质能致流产及抗早孕。妇科临床也有用天花粉作人工流产者：从天花粉中提取的一种有较强抗原性的植物蛋白制成的注射剂，用后引起胎盘滋养叶细胞急性凝固性坏死，而导致胎盘功能丧失，并在羊膜、绒毛膜板及胎膜形成化学性炎症，刺激子宫壁产生激烈宫缩，促死胚胎排出。但内服天花粉尚未发现这样的作用。值得进一步研究。

此外，由于本品善于消痈、散瘀，取 12g 配黛蛤散 3g，加于辨治方中，治萎缩性胃炎伴肠上皮化生者，连服 1～2 个月，多能逆转消失。

〔何绍奇整理〕

19 天南星善止骨痛

天南星苦辛温，其性燥烈，专走经络，为开结闭、散风痰之良药。临床每用以治湿痰、寒痰、风痰、咳嗽，中风、癫痫、痰涎壅盛和破伤风抽搐、口噤、风痰眩晕。若配川草乌、地龙、乳香、没药，即《局方》小活络丹，为痹症常用成药之一，专治痰瘀阻于经络，肢体关节疼痛、麻木。朱老在痹证研究的实践中体会到：天南星功能燥湿化痰，祛风定惊，消肿散结，尤善止骨痛，对包括类风湿性关节炎在内的各种骨痛均具有良效。盖久痛多瘀，亦多痰，凡顽痹久治乏效，关节肿痛，活动受限，多是病邪与痰瘀凝聚经隧，胶结难解，故常规用药，恒难奏效。必须采用透骨走络、涤痰化瘀之品，如蜈蚣、全蝎、水蛭、僵蚕、白芥子、露蜂房、天南星之属，始能搜剔深入经隧骨骱之痰瘀，痰去瘀消，则肿痛可止。证之现代药理研究：天南星确有明显的镇痛、镇静作用，故用之多效。

近年来朱师对癌症骨转移疼痛，于辨治方中加用之，颇收著效。广东省中医院肿瘤科参用之，明显减少了麻醉药的使用量，值得推广应用。

天南星有毒，内服必须经过炮制方可使用。一种方法是用生姜、明矾浸泡至透，再晒干，是为"制南星"；另一种是用牛胆汁拌和制成，名"胆南星"或"陈胆星"。凡风痰、湿痰、骨痛，均用制南星；如为惊痰、搐搦、热郁生痰，宜用"胆南星"。汤剂用量20～30g，疗效不著，逐步增加至50～60g，止痛、消肿甚佳。

〔何绍奇整理〕

20　鬼箭羽活血降糖

鬼箭羽以干有直羽如持箭矛自卫之状，故又名卫矛，味苦性寒，向以破瘀行血、活络通经之功，验于临床。清代杨时泰在《本草述钩元》中谓本品"大抵其功精专于血分"，朱老探其理致，发其余蕴，在长期实践中，引而伸之，认为卫矛味苦善于坚阴，性寒入血，又擅清解阴分之燥热，对糖尿病之阴虚燥热者，每于辨治方中加用本品30g，能止渴清火，降低血糖、尿糖，屡收佳效。因其具活血化瘀之功，对糖尿病并发心、脑血管和肾脏、眼底及神经系统等病变，有改善血液循环，增强机体代谢功能，既能治疗，又可预防，实为糖尿病之上选药品。据药理分析亦证实其所含之草酰乙酸钠能刺激胰岛细胞，调整不正常的代谢过程，加强胰岛素的分泌，从而降低血糖，并有根治功效。中虚气弱者，可配合大剂人参、黄芪、白术用；气阴两虚者，可配合生地黄、黄精、天门冬、麦门冬用。

凡湿热夹瘀之痹证，用20～30g加于辨治方中，能提高活血化瘀、蠲痹通络之功。寒湿痹或体虚气弱者忌用。

以其性专破血活血，对妇女经闭腹痛，配合五灵脂、红花、延胡索、当归、川芎等有良效。

用量一般为10～15g，消渴、痹证可用至20～30g，孕妇禁用。

〔朱又春整理〕

21 北细辛治咳逆、水肿、痹痛，善愈口疮

北细辛大辛纯阳，为药中猛悍之品，以温散燥烈为能事，用之得当，则其效立见。兹略举临床运用之数端于次：

(1) 降逆止咳

朱老指出：前人曾形象地把肺喻为钟，所谓"肺如钟，撞则鸣"，外而风寒燥热，内而七情致损，皆可以影响于肺，使肺气失宣散肃降之常，发为咳嗽。细辛所治之咳嗽气逆，乃为外有寒邪，内伏水饮，中外皆寒之证，小青龙汤便是代表方。此方之结构，大率分为三组，一组药是用麻桂解表散寒（《伤寒论》原文为"伤寒表不解"）；第二组药是用干姜、半夏蠲除水饮（《伤寒论》原文为"心下有水气"）；第三组药是白芍药、五味子，甘缓

酸敛，缓和药性之猛暴，使之成为有制之师。而细辛一味，在方中独有深意，一层意思是助麻桂解表；一层意思是助姜夏化饮；而五味子酸敛，与细辛之辛散相伍，一合一开，意在使肺之宣降复常，而咳逆自止，则是第三层意思了。仲景用药之妙，在此方得到了最充分的体现。医生治咳嗽的通病多出在两方面：一是用通套的止咳方药，见咳止咳；二是宁可用清热化痰药，也不轻用辛温燥烈之品。目前市售成药，如蛇胆川贝液、川贝枇杷膏之类，也以凉药居多，是以热咳或可以有效，寒咳则雪上加霜矣。这两者都错在失去了辨证论治精神。

【病案举例】

董某，27岁，工人。病咳嗽3个月余，遍服中西药不效，喉痒，痰多，清稀如水，夹有风泡，舌脉均无热象，他无所苦，姑拟小青龙汤原方投之：

麻黄6g，桂枝10g，法半夏15g，细辛3g，五味子6g，白芍药、干姜各10g，炙甘草6g。

1剂咳减，3剂即完全告愈。

(2) 利水消肿

肾炎初起，有类风水，但有夹寒夹热之异，其症头面浮肿、畏风、舌苔薄白、脉浮。夹热者，口渴、舌红、苔黄、脉数，朱老经验，用加减越婢加术方（麻黄、石膏、苍术、白术、蝉蜕、白花蛇舌草、连翘、金银花、车前草、野菊花、泽兰、益母草）；夹寒者，舌淡、苔白、脉不数、口不渴、畏寒，则取仲师治少阴反热之麻黄附子细辛汤（麻黄、制附片、细辛）合五皮饮（桑白皮、大腹皮、生姜皮、陈皮、茯苓皮），其效甚捷，盖细辛既温少阴之经，又兼有行水气之长，往往三五剂即可消肿。肾炎虽多见血压增高，而麻、附均有升压作用，朱老认为：有斯证即用斯药，不必避忌。事实上病人服上述处方后并无血压上升的弊端。

(3) 宣痹止痛

细辛有较好的止痛作用，风火牙痛，症见牙龈肿痛、喜吸凉风、口渴、舌红、脉滑数，常用细辛与石膏、荆芥、防风、薄荷、川芎、赤芍药、露蜂房、白芷、黄芩、升麻、甘草配伍，既是"火"，用石膏、黄芩正为的当，何以还用细辛？这是因为细辛有发散之长，取"火郁发之"的意思。此方加川乌、花椒，对龋齿疼痛也极有效。

细辛也常用于痹证疼痛，《神农本草经》谓其主"百节拘挛，风湿痹痛"。无论风寒湿痹、风热湿痹均可用之，但寒证用量可加大（朱老常用量为8～15g），后者则仅取其宣通经隧，冲开蕴结之湿热，用量则不宜重，一般3～5g即可。

细辛亦为头痛要药，寇宗奭说它"治少阴头痛如神"。实际上风寒、风热头痛也常用之，《局方》川芎茶调散以及菊花茶调散即是其例。

(4) 止痛愈疡

口疮多属于火，但有虚火、实火之异，实火宜清宜下，虚火可补可敛。朱老治实火口疮，常以黄连配细辛，一寒一热，一直折，一发越，合奏消炎止痛之效，除内服外，也可以黄连3份，细辛1份，共研细末，蜂蜜调外搽。对虚火口疮，则常于辨证汤药之外，用细辛15g，研细末，水蜜各半调匀如糊状，放置纱布中，贴在脐部，用胶布密封，2日一换，一般3日左右，口腔溃疡可获愈合。

此外，由于本品味辛走窜，善于通阳散结，对某些顽症痼疾如红斑狼疮、湿疹、肿瘤、帕金森病、心动过缓等，辨治方中加用细辛，多可提高疗效。唯阴虚火旺、舌质红者忌用。

关于细辛的用量，历来多有限定，如张璐说："细辛，辛之极者，用不过五分。"顾松园说："以其性最燥烈，不过五分而止。"《本草别论》说："多（用）则气闷塞不通者死。"朱老认为不可拘泥于前人旧说，头痛、腹痛、咳嗽、牙痛、口腔溃疡、肾炎，一般用3～6g，类风湿性关节炎、肥大性脊柱炎，则可用10～20g，以上均为汤剂用量。为求稳当计，亦可先煎半小时。若研末吞服，则需特别慎重，以小剂量为宜。顺便提及，笔者所在的医院，凡细辛超过3g者，处方都得退回来，要由医生签字后才能取药。经笔者了解，是因为该院有一药工，患头痛鼻塞，医生在汤剂中用了6g细辛。该药工欲求速愈，便在煎药时把鼻子凑上去熏，几分钟后便晕倒了，经一番抢救始清醒。院方查找原因，老专家认为是细辛用量超过了古圣垂戒的五分（1.6g）之故，所以才有此严格规定。笔者认为，此错错在直接去熏，而不在细辛用量大小，此不成文的规定，实为因噎废食。

〔何绍奇整理〕

22 威灵仙疗痛风、黄疸、骨刺，功在通利

威灵仙，祛风湿，通络止痛，治骨鲠喉（食管骨性异物），尽人所知。朱老经验，此药之功尚不仅此，爰举数端，以供同道参考：

(1) 痛风

现代医学的痛风是一组嘌呤代谢紊乱，以高尿酸血症为特征，伴痛风性急性关节炎反复发作的疾病。欧美、东南亚各国以及港、台地区发病率甚高，近20年来，在国内也有明显升高的趋势。朱老指出：此病早、中期以关节炎为主要临床表现者，当属广义痹证范畴，又因发作时好发于下肢关节，疼痛、红、肿，近于痹证中的风湿热痹。但是，此病又自有其特殊性，即其本在脾肾，脾虚则运化无权、升降失调，肾虚则气化失常、清浊不

分；其标在筋骨关节，缘于瘀浊湿痰结聚流注，气血痹阻。基于以上认识和大量临床实践，朱老拟定了痛风汤：土茯苓、萆薢、威灵仙、桃仁、红花、泽兰、泽泻、薏苡仁、车前子、苍术、山慈姑等。以土茯苓、萆薢、威灵仙三味为主药，三药合用，有显著的排尿酸的作用。其中，威灵仙辛散宣导，走而不守，"宣通十二经络"（《药品化义》），"积湿停痰，血凝气滞，诸实宜之"（《本草正义》），对改善关节肿痛确有殊功。汤剂用量一般为30g，少则乏效。

【病案举例】

赵某，男，40岁，供销员。左足踝及拇趾侧经常灼热、肿痛，以夜间为剧，已起病3年，近年来发作较频，痛势亦剧。曾服秋水仙碱、别嘌呤醇等药，能顿挫病势，但胃肠道反应较剧，不能坚持服用；又因工作关系，频频饮酒，常食膏梁厚味，而致经常发作，颇以为苦，乃来求治。查血尿酸高达942μmol/L，确系"痛风"无疑。舌苔白腻，脉弦滑。此病多由脏腑功能失调，升清降浊无权，痰湿滞阻于血脉之中，难以泄化，与血相结而为浊瘀，闭留于经隧，则关节肿痛作矣。治宜泄化浊瘀，蠲痹通络，并需戒酒慎食，庶可根治。

土茯苓60g，威灵仙、虎杖、生薏苡仁各30g，萆薢、泽兰、泽泻各20g，桃仁、山慈姑、苍术各12g，甘草4g。5剂。

二诊：药后肿痛显减，已能行走，效不更方，继进。5剂。

后以"痛风冲剂"（南通市良春中医药临床研究所制剂）每服1包，每日3次善后，3周后复查血尿酸已趋正常，基本痊愈。

(2) 湿热黄疸

黄疸（阳黄）为湿热之邪，熏蒸于肝胆，氤氲难化，气血不得通利，使胆汁不循常道，溢于肌肤所致。朱老治湿热黄疸，常用茵陈蒿汤加味，药如大黄、茵陈、生山栀、蒲公英、决明子、郁金等，又常借威灵仙之走窜通利（常用量20～30g），以收迅速退黄之功。

(3) 无精子症

无精子症或精子数量少、活力低，是男科常见病之一。多数病人伴见性欲减退、阳痿、早泄，也有无特殊不适，性生活正常，而婚后多年不育者。据有关研究单位统计，500例男性不育中少精、无精212例，占42.4%；精子活动率下降112例，占22.4%。朱老指出：对无精子、少精子症或精子活力低的治疗，大法以补肾填精、振奋肾阳为主，湿热则兼以清利，肝郁则兼以调达，血瘀则兼以疏化，而威灵仙宣导经络，瘀者能开，郁者能疏，壅者能通，故恒以之为主药，配合仙茅、淫羊藿、山茱萸、枸杞子、当归、菟丝子、淡苁蓉、续断、韭菜子、鹿角胶、海马、黄狗肾等温肾填精之品，连服1～2个月，常收佳效。笔者循其所教，曾在荷兰鹿特丹市治一精子数少于2000万个/mL、活动度低于30%的病人（此人系海牙市政府工程师），用红参、鹿角胶、枸杞子、肉苁蓉、韭菜子、淫羊藿、露蜂房、当归、巴戟天、肉桂、威灵仙，仅服7剂，便去医院复查，报告精子量增至6000万个/mL，活动度达90%，据说当时医院检验人员连呼"不可能！不可能！"病人则欣喜若狂。笔者对于如此短时间而有如此之结果，亦始料之不及，可能系浊瘀壅滞之故，赖有威灵仙之宣疏通导，配以大剂补肾之品，而建殊功。如纯属虚症，恐难速效。

(4) 骨刺

近 20 年来，随着人口老龄化的出现，颈椎、腰椎、跟骨骨质增生病人来诊者日益增多。朱老根据中医学"肾主骨"的理论，对骨刺的治疗，皆以补肾壮骨治其本，活血调气、化痰、温经、泄浊治其标，常用熟地黄、淫羊藿、鹿角胶、穿山甲、山茱萸、赤芍药、白芍药、地鳖虫、骨碎补、续断、制川乌、没药、丹参、红花、鹿衔草、露蜂房、威灵仙、自然铜，病在颈椎加葛根、川芎，病在腰椎加杜仲、桑寄生，病在膝盖、跟骨者加牛膝。威灵仙为必用之品，因为威灵仙不仅能通利关节、宣痹止痛，而且从其能治鱼骨鲠喉推论，它可能有使病变关节周围紧张挛缩的肌肉松弛的作用。

【病案举例】

凌某某，女，48 岁，清华附中体育教师。患腰椎骨质增生，疼痛不可俯仰转侧，已 3 年余，近数月加重。舌脉无异常。拟补肾壮骨、活血宣痹法：

威灵仙 30g，熟地黄、续断、骨碎补各 12g，淫羊藿、丹参、豨莶草、赤芍药、白芍药各 15g，地鳖虫（研粉吞）、制川乌、炙甘草、山茱萸、山甲珠、路路通各 10g，没药、红花、细辛各 6g。7 剂。

病人服药 5 剂后，即觉疼痛明显减轻，遂再取 12 剂，痛竟止，可带领学生打腰鼓。继予壮骨关节丸 10 瓶，以善其后。

(5) 血丝虫病感染早期

血丝虫病是由蚊虫叮咬传播，微丝蚴寄生于人体淋巴系统的一种寄生虫病，较为顽固，不易速愈。应早期发现，及时治疗。凡普查发现的阳性病人，可采用鲜威灵仙根 500g（切碎），水煎半小时去渣取汁,再加红糖500g、白酒20mL,搅和煎熬15分钟即成,罐储,夏季应放置冰箱内。分10次服,早、晚各1次,加开水或炖温服。服用1个疗程后,复查微丝蚴,多可阴转。未转阴者需继服1~2个疗程,始可根除。这是它祛风湿、通络脉的引申应用。

由于本品辛温疏利,走而不守,所以朱老指出:"凡病人无风湿,而体气又虚弱者,只可暂用,不可久服。"

由于通散宣泄、调理气机作用较强,故尚可用于胆及泌尿系结石、肢体麻木、子宫肌瘤、输尿管阻塞、放疗和化疗引起的恶心、呕吐等症,加于辨治方中,颇能提高疗效,但用量均需至40~60g始佳。注意不宜久用,中病即止。

〔何绍奇整理〕

23 十大功劳善清虚热,补而不腻

十大功劳之叶及果实,入药统称功劳叶。十大功劳属小檗科,有三种:一为阔叶十大功劳,又名大叶黄柏;二为细叶十大功劳,又名狭叶十大功劳;三为华南十大功劳,其叶均入药。阔叶十大功劳及华南十大功劳之根名茨黄连,细叶十大功劳之根名刺黄柏。其茎名功劳木,果实为功劳子,均入药用。性味均属苦寒,功效亦相近,均有清热、解毒、健胃(小剂量)作用,常用于黄疸、肝炎、胆囊炎、疮痈、目赤、风火牙痛、急性肠炎、痢疾等疾病。早在40多年前,作为中医药专家、江苏省卫生厅副厅长的叶橘泉先生就曾呼吁:上述植物之根可用为黄连、黄柏的代用品,而且说日本、朝鲜早就以之作代用品了,其中小檗在日本称作"目木",就取义于用它煎汤作为眼科洗涤剂。

功劳叶多用于肺肾阴虚之骨蒸劳热(包括结核病潮热),朱老经验，功劳叶配地骨皮、老鹳草、女贞子、北沙参、天门冬、麦门冬、黄精、百合、川贝母、桃仁等，不唯对肺结核潮热有显著退热之效，且可止咳、止血，促进病灶钙化，增强病人体质。对诸多慢性病过程中出现的低热、烦热，审是阴虚火旺者，常与生地黄、麦门冬、玄参、地骨皮、白芍药、女贞子、旱莲草等滋阴之品配合，收效亦佳。当然，阴虚之证非朝夕可复，因此治疗上常须时日，功劳叶长服、久服，亦无伤胃之弊，不少病人用后反能增进食欲。一般用量以 10~15g 为宜。

功劳叶和黄连、黄柏、黄芩不同之点，在于其兼有一定滋养作用；与天门冬、麦门冬、地黄等滋阴药不同之点，在于其补乃是清补而非腻补，故绝不会滋腻助邪。在这一点上，其作用又近于女贞子，但和女贞子不同者又在于它还有清热退蒸之长。

〔朱琬华整理〕

24　一枝黄花清热解毒、疏风达表

一枝黄花为菊科植物一枝黄花之全草，又名金锁匙、大叶七星剑、蛇头王、大败毒、黄花一枝香，味辛苦，性凉，是外感热病及感染性疾病初起较为理想的一味药。此药既能清热解毒，又可疏风达表，其效在常用的桑菊、银翘诸药之上。

朱老经验：时感高热，无论风热型、风寒型，均可于辨证方中加入一枝黄花 20g。盖此药苦能泻火，凉以清热，辛可达表，有清热解毒之功，而无寒凉遏邪之弊也。凡症见恶寒、无汗、头痛、身痛者，常以此品与荆芥、防风、羌活、紫苏叶、生姜配伍；若恶寒轻、发热重、头痛、鼻塞、咽痒咳嗽者，则以此品与苍耳子、牛蒡子、僵蚕、前胡、桔梗配合。在一两剂内可使热势顿挫。

一枝黄花常用于肺炎，朱老经验方：

一枝黄花、鱼腥草各20g，生大黄8~15g，黄芩、桔梗、僵蚕各10g，生甘草4g。

痰多气促加金荞麦30g，甜葶苈子15g，白前10g；咳剧加杏仁、浙贝母、天竹子各10g；喘加炙麻黄6g；高热、烦渴加生石膏30g。朱老在实践中体会到：本品尚有祛痰、止咳、定喘作用，故对于支气管肺炎、间质性肺炎，证属痰热壅肺者，相当合拍。

扁桃体炎、咽喉炎、急性淋巴管炎、乳腺炎等，亦可在清热解毒方中加入一枝黄花。

本品无毒副作用，常用量10~20g。用时宜后下，不可久煎。

〔何绍奇整理〕

25 疏肝妙品生麦芽

麦芽系大麦发芽而成，为临床习用的消食和中药，一般用于伤于米面饮食，症见胃脘胀满、纳呆、腹泻的病人。大麦芽与神曲、山楂各等份，炒微焦，研细末，拌匀，为"焦三仙"，再加焦槟榔，则为"焦四仙"，大能开胃进食、和中止泻。小儿伤乳、吐奶、腹泻，单用大麦芽亦效。此外，炒麦芽大剂量120g煎汤用于回乳，每日1剂，每次饮1大碗，不出两三日即收著效。此皆医家尽知者。

朱老指出：大麦芽又为疏肝妙药。诚如张锡纯所说："虽为脾胃之药，而实善舒肝气。"盖七情之病，多从肝起，即王孟英所谓肝主一身之里也。肝气易郁，郁则疏泄失职。疏与泄，均有"通达"之意，而扶苏条达，木之象也，故肝郁之用药，疏泄以复其条达之常而已。常用药如柴胡、香附、川芎、薄荷梗之类，一般多用柴胡疏肝散，朱丹溪用越鞠丸，叶天士《临证指南医案》则常用逍遥散去白术、甘草之壅，加郁金。但疏肝之药，率皆辛温香燥升散，故只可暂用，不可久用，宜用小量，不宜大量。尤其是肝病日久，肝阴不足，又兼肝郁气滞者，不疏肝则无以行滞，疏肝则香燥之药难免伤阴，昔魏玉璜有见于此，而拟一贯煎一方，于甘润之中，加川楝子一味，川楝子虽能泻肝行气，细究之犹不免苦寒伤中之弊。唯大麦芽疏肝而无温燥劫阴之弊，虽久用、重用亦无碍，而且味甘入脾，其性微温，不仅不败胃，而且能助胃进食，大得"见肝之病，知肝传脾，当先实脾"之妙。朱老治慢性肝炎，肝阴不足，症见爪甲少华，口燥咽干，烘热肢软，纳谷不馨，食后胀闷不适，大便干结，两胁胀痛，舌红、苔少，脉细数者，亦常用一贯煎加减，多以生麦芽易川楝子，药如枸杞子、北沙参、麦门冬、首乌、木瓜、蒲公英、生麦芽、生地黄、黄精、鸡血藤等。如肝火炽盛之目赤、烦躁不安、胁肋胀痛，当用川楝子以泻肝止痛者，亦必加大量生麦芽以为辅佐。生麦芽用量以每剂 30g 为宜。

〔何绍奇整理〕

26　为"十八反"平反

药有相反，其说始见于《神农本草经·序例》（原书早佚，现行本为后世从历代本草书中所辑出者）。五代时韩保升《蜀本草》指出："相反者十八种"，当为"十八反"说的蓝本。迨至金代，张元素《珍珠囊补遗药性赋》将"十八反"以及"十九畏"编成歌诀广为流传，相沿至今。千百年来，父以传子，师以授徒，药房见有"反药"，则拒绝配药；若干有"反药"的良方，被束之高阁；至于医生因用"反药"而负屈含冤者，古往今来，更不知凡几！尤有甚焉，"十八反"之外，还有"株连"：笔者一次处方中半夏与附子同用，病人去市内药店配药，药工一看，面露鄙夷地说："医生连半夏反附子都不知道么？这应该是常识。"附子乃附生于川乌者，半夏反附子，便是因母而牵连到子了，这不是"株连"、"扩大化"是什么？

对此，我们先不妨看一看前人的论述。

处方中用反药者，首推**汉代**"医圣"张仲景，《金匮要略·痰饮篇》之甘遂半夏汤（甘遂、半夏、芍药、甘草、蜜），甘遂和甘草同用；同书《腹满寒疝宿食病篇》之赤丸（茯苓、细辛、乌头、半夏），乌头与半夏同用。

唐代有"药王"之称的孙思邈，在其两部《千金方》中，用反药的处方乃多达数十方，如《千金要方》卷七之风缓汤，乌头与半夏同用；大八风散，乌头与白蔹同用；卷十茯苓丸，大戟与甘草同用；卷十八大五饮丸既有人参、苦参与藜芦同用；又有甘遂、大戟、芫花与甘草同用，皆其例也。

宋代官方颁布推行的《局方》，其润体丸、乌犀丸两方皆川乌与半夏同用。陈无择《三因方》卷十四大豆汤，甘草与甘遂同用。许叔微《本事方》星附散、趁痛丸两方皆半夏与川乌同用。

金代李东垣散肿溃坚汤，海藻与甘草同用。

元代朱丹溪《脉因证治》莲心散芫花与甘草同用。

明代吴昆《医方考》卷一通顶散，人参、细辛与藜芦同用。陈实功《外科正宗》海藻玉壶汤海藻与甘草同用（此方后来载入吴谦等编《医宗金鉴》中）。

清代余听鸿《外证医案汇编》辑录名家方案，其中瘰疬门亦有用海藻、甘草者。

以上例子，不过信手拈来，汉唐宋金元明清皆有了，可见所谓反药也者，"古人立方，每每有之"（余听鸿语）。那么，前人于此持什么态度呢？一种意见是：既有成说，不如不用为好。如陶宏景说："凡于旧方用药，亦有相恶相反者，如仙方甘草丸，有防己、细辛；俗方玉石散，用瓜蒌、干姜之类，服之乃不为害，或有将制者也，譬如寇贾辅汉，程周佐吴，大体既正，不得以私情为害。虽尔，不如不用尤良。"（原书佚，转引自《本草纲目》）另一种意见是：贤者用得，昧者用不得。如虞抟说："其为性相反者，各怀酷毒，如两军相敌，决不与之同队也。虽然，外有大毒之疾，必用大毒之药以攻之，又不可以常理论也。如古方感应丸用巴豆、牵牛同剂，以为攻坚积药，四物汤加人参、五灵脂辈，以治血块。丹溪治尸瘵二十四味莲心散，以甘草、芫花同剂，而谓好处在此。是盖贤者真知灼见方可用之，昧者固不可妄试以杀人也。夫用药如用兵，善用者置之死地而后成，若韩信行背水阵也；不善者徒取灭亡之祸耳，可不慎哉。"再一种是李时珍的意见，他说："古方多有用相恶相反者。盖相须相使用同者，帝道也；相畏相杀同用者，王道也。（注：这里的'相畏'，是依《本经名例》：'有毒者宜制，可用相畏相杀者'与后世'十九畏'之'畏'完全不同。）相恶相反同用者，霸道也。有经有权，在用者识悟耳。"他还指出："胡居士治痰癖，以十枣汤加甘草、大黄，乃是痰在膈上，欲令通泄以拔去病根也。东垣李杲治颈下结核，海藻溃坚汤，加海藻；丹溪朱震亨治劳瘵莲心饮，用芫花，两方皆有甘草，皆本胡居士之意也。故陶弘景言古方亦有相恶相反，并乃不为害。非妙达精微者，不能知此理。"他的意思是说，用者能够"妙达精微"，有所"识悟"，还是可以用的，不过需要特别慎重而已。以上这三种意见，应该是有一定的代表性的。

对于十八反的问题，朱老曾多次向吾侪道及：

①我从来都是有斯症用斯药，当用则用，不受"十八反"、"十九畏"之类成说的约束。临床70年来，海藻与甘草同用治颈淋巴结核、单纯性及地方性甲状腺肿大、肿瘤；人参（党参）与

五灵脂同用治慢性萎缩性胃炎、胃及十二指肠溃疡；海藻、甘遂与甘草同用治疗胸腔积液、渗出性胸膜炎，皆效果甚佳而未见任何毒副作用。

②十八反之说，本身就有很多可商之处。如人参、苦参、丹参、沙参等反藜芦，四种药虽皆以"参"为名，而众所周知，其功能性味主治各异，岂有一沾上"参"之名，便皆反藜芦之理？又，海藻与昆布性味主治皆相同，常常二者同用，为何甘草只反海藻不反昆布？

③"十八反"为何相反？即其相反的道理是什么？古今皆没有一个说法。只能说是古人的实践经验，很可能是古人在实践中把偶然当作了必然。要说实践经验，那么，前述从汉代张仲景，唐代孙思邈、宋代陈无择、许叔微、金元李东垣、朱丹溪，明代陈实功，清代余听鸿等记载的又是不是实践经验？

④"十八反"的三组药中，芫花、大戟、甘遂、乌头（川草乌）、藜芦皆有毒的剧药，即芫花、大戟、甘遂不与甘草配伍，藜芦不与诸参、辛、芍等配伍，乌头不与半、蒌、贝、蔹、及配伍，都会因用量太大，煎煮不当，服药太多，或病人体弱不支，而出现中毒，甚至可致死亡。因此，古人"十八反"之说，很可能是在这种情况下作出来的错误判断。

⑤如果拘于"十八反"之说，一方面，许多古人包括张仲景的名方都得不到运用（当然也有人用），势必使许多古人的好经验被废弃不用；另一方面，中药配伍中很可能存在真正相反的药，即绝对不能配合使用，误用后会有中毒、死亡危险的中药，"十八反"反而会使人们对这些可能存在的真正相反的药物的进一步的认识和探索带来负面影响。

⑥朱老最后指出："十八反"之说不能成立，"十九畏"更属无谓。对于古人的东西，应予批评地吸收，不是凡是古人说的就一定对，古人有大量好经验，但限于时代条件，也有不少不可取

的，如《神农本草经》说丹砂（朱砂）"可久服"，李时珍《本草纲目》说马钱子（番木鳖）"无毒"等皆是。现在应该是为"十八反"平反的时候了！不知医界贤达以为然否？

〔何绍奇整理〕

27　半夏应用新探

半夏味辛性温，体滑而燥，其除湿化痰、和胃健脾、发表开郁、降逆止呕之功人所尽知。但其作用远不止此。朱老经过多年临床实践，对半夏的功用别有领悟，约述如下。

(1) 消瘀止血

《素问·厥论》曰："阳明厥逆，喘咳身热，善惊，衄、呕血。"诚以阳明为多气多血之经，冲为血海，隶属于此。若胃气逆行，冲气上干，气逆则血逆，而吐衄之疾作矣，是以吐衄多从伤胃论治，以降胃消瘀为第一要义。推降胃气之品，以半夏最捷，故历代医家治吐衄恒喜用此品，近代张锡纯氏尤为推崇，曾制"寒降汤"，以半夏、代赭石配合瓜蒌仁、白芍药、竹茹、牛蒡子、甘草，治吐衄"因热而胃气不降"者；"温降汤"，以半夏、代赭石配合白术、山药、干姜、白芍药、厚朴、生姜，治吐衄"因凉而胃气不降"者。随症制宜，泛应曲当，张氏可谓善用半夏者矣。然而朱老认为："半夏用治吐衄诸症，不仅仅在于能降胃气，其本身即有良好的消瘀止血作用。"这就道破了血症用半夏的真谛。朱老指出，《直指方》治"失血喘急，吐血下血，崩中带下，喘急痰呕，中满宿瘀，用半夏捶扁，以姜汁和面包煨黄，研末，米糊丸梧子大，每服三十丸，白汤下"，即取其消瘀止血作用。清代吴仪洛认为，半夏"能散血"，"破伤仆打皆主之"，可谓极有见地。而以生半夏研极细末，多种外伤出血外掺之,恒立能止血,且无局部感染现象。本于先贤,证诸实际,则朱老关于半夏有"消瘀止血"作用之说,信不诬也。唯其性燥,阴虚咳血,当在禁用之列。

【病案举例】

王某,女,34岁,夙患胃溃疡,胃痛经常发作,作则呕吐酸涎,甚则夹有血液。此番发作一如前状,舌苔薄黄,脉弦细。此肝邪犯胃,胃气上逆,络脉受损之咎。半夏既能降逆,又能止血,并可制酸,亟宜选用。遂予:

法半夏、杏仁泥、生杭白芍、赤石脂各12g,代赭石18g(先煎),马勃、木蝴蝶各5g,作煎剂。

一服痛定、呕平、血止。续服5剂以巩固之,追访半年,旧恙未作。

(2) 和解寒热

《神农本草经》称半夏主"伤寒寒热",由此可窥"柴胡汤中用之,虽云止呕,亦助柴胡、黄芩主往来寒热"(《本草纲目》引王好古言)之说,确属高见。朱老认为,半夏所主之寒热,当出现"心下坚"(《神农本草经》之见症),始为恰当,非漫指一切寒热而言。从《神农本草经》之义引申,凡寒热不解,如出现心下坚满,或气逆不降,或胸脘痞闷,均为选用半夏之指征。盖此类证候,无非浊气不降,阴阳不交所致。半夏味辛,能开结降逆,交通阴阳,和解寒热,故可治之。由于半夏有和解寒热作用,前人恒用治疟疾,痰浊甚者尤验,如《通俗伤寒论》除疟胜金丹即用之。曩年朱老以生半夏为主药的绝疟丸(验方)治各种疟疾,不论久暂,均奏显效(处方:生半夏、炮干姜各150g,绿矾、五谷虫各60g,共研细末,水泛为丸,每服2g,儿童酌减,需于疟发前四五小时以开水送下)。每日疟及间日疟恒一服即愈，其重者需再服始止。朱老经验，凡寒热往来，休作无时，痰浊内阻之热性病，用之常收意外之效。

【病案举例】

去岁夏间，一张姓男子，53岁。寒热发作无规律性，其热或作于清晨，或作于日暮，或作于夜间，热高时可达39.5℃，低时仅有37.5℃，热前略有寒栗。血常规检查无明显异常，亦未查见疟原虫。曾经西药治疗乏效，缠绵十余日之久，转求师诊。其时身热39℃，有汗不畅，心下痞闷，不思饮食，口不苦，溲微黄，舌苔薄黄而腻，脉弦滑。证属湿浊阻滞，枢机不利。邪不在表，非汗可达；热未入里，亦非清解下夺可为。唯有宣其湿浊，和其胃气，松其邪机，令卫气运行无碍，则邪自解矣。处方：

法半夏、青蒿、清水豆卷各12g，大贝母、晚蚕沙（包）、大腹皮、黄郁金、佩兰各10g。

连进3剂，热即下挫至正常。续予清理余蕴，调和胃气之方善后。

(3) 交通阴阳

朱老运用半夏治不寐，是受到《灵枢·邪客篇》用半夏汤治"目不瞑"的启示。凡胃中有邪，阳跷脉盛，卫气行于阳而不交于阴者，此汤诚有佳效，是其有交通阴阳之功的明验。后世医家演绎经旨，治不寐用半夏汤化裁，因而奏效者不知凡几，如《医学秘旨》载一不寐病人，心肾兼补之药遍尝无效，后诊其为"阴阳违和，二气不交"，以半夏、夏枯草各10g浓煎服之，即得安睡。"盖半夏得阴而生，夏枯草得阳而长，是阴阳配合之妙也。"夏枯草既能补养厥阴血脉，又能清泄郁火，则《医学秘旨》此方之适应证，当是郁火内扰、阳不交阴之候也。朱老盛赞此方配伍之佳，并谓："若加珍珠母30g入肝安魂，则立意更为周匝，并可引用之治疗多种肝病所致之顽固失眠。"

【病案举例】

一潘姓男病人，42岁，工人。慢性肝炎已延三载，肝功能不正常，经常通宵难以交睫，眠亦多梦纷纭，周身乏力，焦躁不安，右胁隐痛，口苦而干，小溲色黄。舌尖红、苔薄黄，脉弦微数，迭进养血安神之品乏效。此厥阴郁热深藏，肝阴受戕，魂不守舍使然也。亟宜清肝宁神，交通阴阳。遂予：

法半夏、夏枯草、柏子仁、丹参各12g，珍珠母30g（先煎），琥珀末2.5g（吞），川百合20g。

连进5剂，夜能入寐，口苦、胁痛诸恙均减。仍予原方出入，共服20余剂，夜能酣寐，诸恙均释，复查肝功能已正常。

(4) 消肿散结

痰之为病，变幻甚多，倘留着于皮里膜外，则结为痰核，其状如瘤如粟，皮色不变，多无疼痛感，或微觉酸麻。半夏长于化痰破坚，消肿散结，故为治疗痰核之要药。朱老经验，凡痰核症之顽缠者，恒非生半夏不为功。盖生者性味浑全，药效始宏。至于生用之毒性问题，先生认为，生者固然有毒，但一经煎煮，则生者已熟，毒性大减，何害之有！多年来，朱老治疗痰核，以生半夏为主药，因证制方，奏效迅捷。如软坚消核选加海藻、昆布、生牡蛎、夏枯草等；化痰通络选加白芥子、大贝母、僵蚕等；活血消肿选加当归、丹参、紫背天葵等；补益气阴选加太子参、川百合、十大功劳叶等。

【病案举例】

张某，女，42岁，干部。周身出现皮下结节，逐渐增多至80余枚，已达年余，不痛不痒，推之能移，经某医院确诊为结节病。平昔经汛尚调，常觉胁痛脘痞，苔薄，脉细缓。恙由气结痰凝所致，治予活血散瘀、软坚消核。处方：

生半夏7g，白芥子10g，制海藻、制昆布、夏枯草、茺蔚子、紫背天葵、炙僵蚕各12g，生牡蛎（先煎）30g，川芎5g，红枣5枚。

连进5剂，未见动静。将上方生半夏改为10g，又进10剂，痰核逐步减少。服至30余剂，痰核基本消失，转予益气养阴、软坚消核之品善后。

〔朱步先整理〕

28 萆薢功效阐析

萆薢苦平，入肝、胃、膀胱经，《本草纲目》云："长于去风湿，所以能治缓弱顽痹、遗泄、恶疮诸病之属风湿者……能治阳明之湿而固下焦，故能去浊分清。"这段论述，从其祛风湿之主要作用，联系其归经来作分析，析理精当，要言不烦。

由于其具有泄浊分清之功，所以高脂血症用之有降脂作用，且疗效持久，而无任何副作用。以之研细末，每服5g，每日3次，连服2~3个月，多收佳效。

用本品祛浊分清的方剂，最著名的要数"萆薢分清饮（萆薢、益智仁、石菖蒲、乌药）"，此方所以能治尿浊（乳糜尿），端赖萆薢祛胃家湿热之功。由此亦可反证此方主治胃家湿热之证候，肾虚尿浊用之无效。

萆薢能祛风湿，因此善治风湿顽痹，腰膝疼痛。许叔微《普济本事方》"续断丸"，"治风湿四肢浮肿、肌肉麻痹，甚则手足无力、筋脉缓急"之症，药用：续断、萆薢、当归、附子、防风、天麻、乳香、没药、川芎。方用续断益肝肾，附子温经，防风、天麻祛风；归、芎、乳、没活血定痛，萆薢祛风湿。立方面面俱到，值得效法。著名的"史国公药酒"中亦用萆薢，取其祛风湿之功。一般而论，萆薢所治之痹证，当系风湿或湿热为病，寒湿痹痛不堪用。续断丸以萆薢与附子同用，当可用于风湿偏寒之证。若舍附子等温热药，则寒湿痹痛不可妄投。

萆薢又可用治痿证，刘河间《素问病机气宜保命集》"金刚丸"，用萆薢、杜仲、肉苁蓉、菟丝子各等份，为细末，酒煮猪腰子，同捣为丸，梧桐子大，每服50~70丸，以治"骨痿"。骨痿的治疗大法，当补肾益精，何以要用萆薢？以其兼夹湿热之故。盖肾之阴阳不足，骨弱而髓减，则筋脉空虚，湿热得以乘隙而入，徒知补虚，不知祛邪，焉能收效？所以《日华子本草》称其能"坚筋骨"，非益肝肾强筋壮骨之谓，乃邪去正自安之意耳。陈无择氏《三因极一病证方论》制"立安丸"、"治五种腰痛"，用萆薢配合补骨脂、续断、木瓜、杜仲，并云："常服补肾，强腰脚，治脚气。"观其配伍，与金刚丸有异曲同工之妙。

用萆薢的方剂难以索解者，有《泉州本草》治"阴痿失溺"的一则验方，用萆薢6g，附子4.5g，煎服。"阴痿"阳虚居多，故用附子，"失溺"何以堪萆薢之利湿乎？盖阳虚而阴痿失溺，故用附子温阳以摄下元，而阳虚气不化，每多湿浊阻滞，是以用萆薢兼以祛邪，殆取"通以济塞"之义。

萆薢分清饮所治之尿浊，以小便混浊、色白如浆、中夹脂块、或夹血，舌苔黄腻，脉濡数为主症。朱老用此方，萆薢恒用至30g，往往奏效较速。此证缠绵时日，每见尿浊时作时止，或朝轻暮重，小腹气坠，面色少华，神疲乏力，一派脾虚清气不升之象，斯时论治，当以益中气、升清阳为主，如补中益气汤，但每有用此汤难以应手者，则因证多兼夹之故，必须权衡主次，适当兼顾，始能中的。兼夹湿浊，可以用此汤加萆薢、车前子、生牡蛎、煅牡蛎；若热象明显，再加黄柏；兼见湿热伤阴之象，可再纳入生地黄；兼夹瘀热，可用此汤加牡丹皮、小蓟；若伴见肾虚腰痛，则宜用此汤加杜仲、菟丝子、芡实。务期与病症相应。

朱老经验，萆薢不仅可用于尿浊，尚可用于泌尿系感染，其证候以湿热邪毒，客于膀胱，以致小便频数而痛，尿色黄赤，口中黏腻不爽，舌苔根部微腻为特点，用萆薢宜伍入石韦、老鹳草、滑石、通草等，有较好效果。

妇女带下病因不一，审其系阳明湿热下注，以致带脉失固者，用萆薢去浊分清，甚是合拍。所以朱老治此类带下喜遣此药。其配伍规律，即以萆薢、薏苡仁、车前子利湿；当归、白芍药、牡丹皮养血凉营；牡蛎、乌贼骨收敛固带。随症佐药，可以奏功。

朱老对风湿痹痛及痛风亦常用萆薢，尤其是下肢重着，筋脉掣痛，伴口苦溲黄者，取萆薢与薏苡仁相伍，配合黄柏、威灵仙、牛膝、地龙、当归、徐长卿等，每每应手。此法亦适用于坐骨神经痛属风湿者，可供临床验证。

【病案举例1】

汪某某，女，25岁，工人。湿热下注膀胱，4日来小溲频数，灼热刺痛，颇为痛苦；口苦纳呆，腰酸痛。舌质红，苔黄腻，脉数。尿常规：红细胞（＋＋＋），脓细胞（＋＋）。治宜清泄渗化，以利下焦。

萆薢、生地榆各30g，白槿花10g，老鹳草20g，石韦、滑石各15g，通草8g，甘草梢6g。4剂。

二诊：药后小溲频数刺痛大减，口苦、腰痛亦见好转。舌苔黄腻渐化，脉数已缓。尿常规正常。乃湿热渐化之征，前方可继进之。上方去生地榆，续服4剂。

药尽即瘥，继以六味地黄丸善后之。

【病案举例2】

殷某某，男，56岁，农民。1986年4月15日初诊：左足拇趾肿痛已3个月有余，经检查血尿酸达21mg%（当时正常值为5mg%，现大于430μmol/L为异常），诊断为痛风。近日右手食指关节亦红肿疼痛，口苦，溲黄。舌质衬紫，苔黄腻，脉滑数。此湿热夹浊瘀、阻于经隧之候。治宜化湿热、泄浊瘀、蠲痹着。处方：

草薢、生薏苡仁各30g，土茯苓45g，黄柏10g，威灵仙、徐长卿各15g，广地龙12g，生甘草8g。10剂。

二诊（4月26日）：药后指趾肿痛稍缓，口苦已释，溲黄亦淡。苔腻稍化，脉数较平。此湿热浊瘀有泄化之机，守法继进。上方续服10剂。

三诊（5月10日）：症情平顺，血尿酸降至正常值，嘱间日服1剂，以巩固善后。

〔朱步先整理〕

29 黄芪配地龙治慢性肾炎

慢性肾炎在中医属水气病范畴，以耗损精血，伤及肾气为其共性。肾气不足则气化无权，关门不利，水湿潴留，故气病水亦病；气虚则无力鼓动血液运行，络脉瘀滞，血不利亦可病水。气、水、血三者互相影响，而以气为矛盾的主要方面。多年来，朱老致力于"慢肾"治疗的研究，确认益气化瘀为行之有效的法则。在药物的选用上，受王清任补阳还五汤启示，筛选出黄芪与地龙相配伍的方法。黄芪每日用30～60g，地龙每日用10～15g。朱老常谓："慢性肾炎水肿是标，肾虚是本，益气即是利水消肿，化瘀可以推陈致新。"又谓："肾主藏精，乃真阴真阳之寓所。补肾途径有二：一曰填精以化气，一曰益气以生精。气病及水，益气补肾饶有利水之功，故宜先用此法以消退水肿，促进肾功能之恢复，继则配合填补肾精以巩固疗效。"补气以黄芪为主药，以其能充养大气，调整肺、脾、肾三脏之功能，促进全身血液循环，提高机体免疫能力，同时兼有利尿作用。化瘀以地龙为要品，能走窜通络，利尿降压。两药相伍，具有益气开瘀、利尿消肿、降低血压等多种作用。在辨证论治的前提下，以两药为主组成方剂，药后往往可收浮肿消退、血压趋常、蛋白阴转的效果。

【病案举例】

顾某某，男，22岁，工人。8年前曾患肾炎，经治而愈。近2个月来又感不适，头眩腰酸，面浮足肿，尿少色黄。舌尖红，苔薄腻，脉细弦。尿检：蛋白（++），红细胞（+），白细胞（+），透明管型少许。BP 136/104mmHg。肾气亏虚，瘀浊留滞，拟益肾泄浊为治。

生黄芪30g，广地龙、泽泻各12g，生山药20g，漏芦、菝葜、石韦各15g，净蝉蜕6g，仙灵脾、川续断各10g。

连进5剂，浮肿渐消，精神颇爽。仍以上方出入加减，共进药24剂，面浮足肿消退，血压及尿检正常，嘱常服六味地黄丸善后。

〔朱步先整理〕

30　庵䕡配楮实消鼓胀腹水

肝硬化腹水昔称鼓胀，以肝、脾、肾三脏为病变中心。初则气机郁滞、血脉壅塞，继则癖散为鼓，病邪日进，正气不支，变端蜂起。其腹水的出现，往往是病症晚期之征兆。消退腹水，减轻临床症状，实为施治的关键。一般说来，其正气之虚衰不出伤阴、伤阳两途，而温阳尚易，育阴最难。盖养阴则碍水，利水则伤阴，故用药掣肘。朱老经过多年探索，抓住肝硬化腹水本虚标实，瘀积为水的特点，运用庵䕡子配楮实子为主的治疗方法，收到一定的效果。庵䕡子一味，《神农本草经》称其"味苦微寒，主五脏瘀血，腹中水气，胪胀留热"。能活血行瘀，化浊宣窍，清热利水，故用于此证很为合拍。朱老指出："'主五脏瘀血'一句最堪玩味，须知肝硬化腹水不仅瘀滞肝脏，其他脏器亦多伴见郁血，只有着眼整体，才能改善局部。"楮实子甘寒，入肝、脾、肾三经，养阴清肝，又能利水气。两味合用，养阴兼有化瘀之功，利水而无伤阴之弊。凡阴虚水停，很为合辙；阳虚者酌加温阳之品，亦可应用。庵䕡子每日用15g左右，楮实子每日用30g左右。补脾益气加黄芪、太子参、炒白术、山药；养阴加北沙参、川石斛、珠儿参；温阳加仙灵脾、肉桂、制附子；解毒消癥加白花蛇舌草、龙葵、半边莲；化瘀通络加蜣螂虫、䗪虫、路路通、丝瓜络；活血利尿加益母草、泽兰、泽泻等，随症制宜。

【病案举例】

张某某，男，48岁，农民。凤患肝硬化，近2个月来腹部逐渐膨大，下肢浮肿，形瘦神疲，纳谷不馨，溲短色黄，确诊为肝硬化腹水。肝功能：麝浊10U，麝絮

(＋)，锌浊18U，谷丙转氨酶80U。舌质红，苔薄白，边有瘀斑，脉弦细微数。此鼓胀重症也。缘肝脾久损，气阴两伤，血瘀癖积，水湿停聚所致。拟扶正达邪、消瘀行水为治。

庵蔄子、泽兰、泽泻各15g，楮实子、赤小豆、白花蛇舌草、生黄芪各30g，莪术10g，木防己12g。

连进5剂，尿量渐增，腹水渐消，纳谷较馨。原方续进15剂，腹膨足肿全消，唯肝功能尚未完全正常，续予复肝散以巩固善后。

〔朱步先整理〕

31 苍耳子有通督升阳之功

苍耳子味甘苦，性温，善发汗，祛风湿，通鼻窍，以擅治鼻渊、风疹、痹痛著称。朱老对此品的应用另有会心，约之有三：一曰通督升阳，以解项背挛急。此症多系素禀不足，风寒湿之邪袭于背俞，筋脉痹阻而致。若缠绵不解，病邪深入经隧骨骱，每每胶着难愈，朱老治此症，常以苍耳子与葛根相伍，邪在筋脉则更配当归、威灵仙、蚕沙之类；邪已深入骨骱则更佐熟地黄、鹿衔草、仙灵脾、乌梢蛇、露蜂房之类；疗效历历可稽。朱老云："《得配本草》称苍耳子能'走督脉'，项背挛急乃督脉主病，用之既有引经作用，又有祛邪之功。"且《神农本草经》言其主"恶肉死肌"，盖风湿去而气血流畅，瘀去新生。二曰祛风解毒，配一枝黄花治流感发热，外邪袭表，肺卫首当其冲，鼻塞、咳嗽、寒热纷至沓来。苍耳子能抗病毒，一枝黄花凉而能散，能疏风、清热、解毒，凡风热流感，朱老常用此两味相伍，随症佐药，以祛风解毒，透窍发汗，病人服后，往往头痛、咽痒、鼻塞、咳嗽缓解，身热顿挫，且药价低廉，值得推广。三曰一味苍耳子疗湿胜濡泄。用风药治泻，古法早有先例，盖风能胜湿，清气上行，浊邪下趋，脾胃功能恢复，泄泻自瘥。夏秋之季，湿邪浸淫，濡泄多见，一味苍耳即胜其任，若加入辨证论治方药中，奏效更佳。

【病案举例】

胡某某，女，36岁，教师。感冒3日，恶寒轻，发热重（38.8℃），头痛鼻塞，咽痒咳呛，周身酸楚。舌苔薄白，脉浮数。外邪袭表，肺卫不宣，治宜疏宣达邪。

苍耳子、一枝黄花各15g，牛蒡子、信前胡、僵蚕各10g，桔梗8g，甘草6g，2剂。

药后热即挫解，余象亦平，休息1日即复。

〔朱步先整理〕

32 豨莶草具解毒活血之妙

豨莶草味苦性寒，入肝肾二经，能祛风湿、平肝阳、强筋骨，临床习惯用于风湿痹痛，中风瘫痪诸疾。中风瘫痪颇多湿热蕴结、络脉瘀滞之候，豨莶草能直入至阴，导其湿热；平肝化瘀，通其络脉，故能治之。所谓"强筋骨"，乃邪去则正自安之意也。朱老对此品的应用颇多发挥，常云："考之于古，验之于今，豨莶草有解毒活血之功，勿以平易而忽之。"《外科正宗》"七星剑汤"用之，该方治疗疔疮、痈疡甚验，足证其有解毒之功；《本草经疏》誉其为"祛风湿，兼活血之要药"，可见古人早认识其有活血作用。朱老经验，豨莶草重用至100g，配合当归30g，治风湿、类风湿关节炎效果很好，大能减轻症状，消肿止痛；随着风湿活动迅速控制，抗"O"、ESR 每见下降。又用此品治疗黄疸型肝炎，屡屡应手。此证多系湿热抟于血分所致，若迁延时日，瘀热胶结难解，一般利湿退黄之剂，殊难中的，必须凉血活血，解毒护肝始为合拍。凡黄疸缠绵不退，湿热疫毒稽留，朱老每从血分取法，以此品 30～45g 配合紫丹参、田基黄、石见穿等，多能应验，值得学习。

【病案举例】

陈某某，女，48 岁，干部。患黄疸型肝炎已两年余，时轻时剧，缠绵不愈；近日黄染加深，目肤暗黄晦滞，神疲纳呆，胁痛腹胀，便溏溺赤。舌边有瘀斑，苔白腻，脉细濡。一派寒湿夹瘀内阻之征，阳气不宣，土壅木郁，胆府疏泄不利，致黄疸久久不退。治宜温化寒湿，疏肝运脾，和瘀利胆。

制附子 10g，炒白术 20g，豨莶草 30g，茯苓 15g，干姜、甘草各 6g。5 剂。

药后，黄疸减退，精神较振，纳呆渐香，此佳象也，原方续服 5 剂；诸象趋平，调理而安。

〔朱步先整理〕

33　五灵脂降浊气而和阴阳

五灵脂乃寒号虫之所遗，味甘气温，气味俱厚，能入足厥阴、手少阴经。其与蒲黄相伍（失笑散），治恶露不行、脘胁刺痛、死血腹痛甚验，故一般均认为其系活血散血之要药，但尚未窥其全貌。朱老云："五灵脂能入血分以行营气，能降浊气而和阴阳，它的多种作用即可据此引申和参悟。"言简意深，发人深思。上溯古意，《普济本事方》以此药配合乳香、没药组成"铁弹丸"，配合草乌组成"黑神丸"，"治一切瘫痪风"，殆取其运行血中之气，通经活络之功；《严氏济生方》以此配合延胡索、蓬莪术、高良姜、当归，"治急心痛、胃痛"，殆取其行营气、消瘀止痛之功。其降浊气的作用是从《内经》治"鼓胀"用"鸡矢醴"推衍而来；"来复丹"引用之，颇有深意。章次公先生曾创制"灵丑散（五灵脂、黑丑各等份为末，每服3～6g）"，对痢疾、泄泻初起，胃肠积滞未消者，屡奏佳效，是为善用五灵脂者。朱老经验：凡痰瘀交阻、宿食不消、浊气腹塞，而致腹痛撑胀，此药悉可选用，往往可奏浊气下趋，阴阳调和，胀消痛定之效。

【病案举例】

王某某，男，44岁，工人。痢下白多赤少，日八九行，腹中切痛，里急后重，已3日。胸脘痞闷，不思饮食。舌苔白腻罩黄，脉滑数。湿热食滞，交阻阳明，倾刮脂液，化为脓血，病在初期，驱邪为急，拟予宣清导浊、化滞和中。处方：

桔梗、五灵脂、地枯萝各10g，炒枳壳6g，生白芍药15g，牵牛子4g，青皮、陈皮、生甘草各5g。

连进3剂，腹痛大减，后重已除，下痢减为日二行，无赤白黏冻。原方去五灵脂、牵牛子，加山药20g，续服3剂，调理而瘥。

此外，朱老还以之治疗肺胀（肺气肿），取得佳效。本病多继发于慢性支气管炎、哮喘等疾，由于肺脏膨胀，先贤根据症状推理而定名为"肺胀"，是十分确切的；同时在治疗上有"皱肺法"，创制"皱肺丸"治疗本病，具有良效。《百一选方》、《圣济总录》、《世医得效方》、《普济方》均载有皱肺丸，治久嗽、喘咳、痰红，其中《普济方》之皱肺丸，明确指出："治咳嗽肺胀，动则短气"，是完全符合肺气肿的证治的。该丸由五灵脂60g，柏子仁15g，胡桃8枚（去壳）组成，共研成膏，滴水为丸，如小豆大，甘草汤过口，每服15粒，每日2次。有祛瘀化痰、敛肺纳肾之功，对肺气肿之轻者有较好的疗效。

【病案举例】

方某某，女，61岁，农民。宿有慢性支气管炎，冬春为甚，近年来发作较频，咳逆气短，活动后更甚，胸闷欠畅。胸透：两肺透亮度增强。舌质衬紫，苔薄腻，脉细。此肺肾两虚，痰瘀阻滞之肺胀也，予敛肺纳肾法。

皱肺丸两料，每次15粒，每日2次。

服药两周后，咳呛显减，胸闷、短气改善，每晨继服该丸，晚服河车大造丸6g，逐步痊复。

〔朱步先整理〕

34　生槐角润肝燥以定风眩

槐角为槐树所结之实，苦酸咸寒，能凉大肠而止痔疮出血，泄湿热而愈淋带滞下。槐角之清利湿热，有别于龙胆草、知母、黄柏之类的苦寒沉降，胃气弱者亦可施用。朱老认为："生槐角能入肝经血分，泄血分湿热是其所长；又能润肝燥、熄肝风。"刿肝主藏血，主疏泄，其经脉环阴器、抵小腹，故便血、带下、热淋往往与之有关，而长于清肝、泄肝之槐角，均可建功。此外古人有"折嫩房角，作汤代茗，主头风，明目，补脑"之说，验之临床，信而可证。故此药除善泄下焦湿热外，不可遗其凉肝定风之功。凡肝经血热、风阳鼓动之眩晕，悉可选用。此味与川楝子相较，两者均能疏泄厥阴，但川楝子入肝经气分，槐实入肝经血分；肝气郁结不疏，川楝子宜之；肝郁血热风动，槐实宜之；临证不可不辨。

【病案举例】

周某某，女，38岁，教师。有眩晕宿疾，近因操持烦劳，旧恙复作，面时烘热，肢麻口干，心下漾漾欲吐，带下频仍。舌质红，苔薄黄，脉弦劲。肝阴不足，风阳上扰，拟养阴清肝，以定风眩。处方：

生槐角、川石斛各15g，决明子、生白芍药、夏枯草各12g，杭菊花、稽豆衣、车前子各10g，生牡蛎30g（先煎）。

连进5剂，眩晕已除，诸恙均减，嘱常服杞菊地黄丸善后。

〔朱步先整理〕

35 马鞭草祛瘀消积、清热解毒功奇

马鞭草味苦辛，性微寒，入肝、脾、膀胱经，具有活血、通经、利水、截疟、消积、治痢、清热解毒等多种功能。《千金方》有马鞭草鲜品治疟的记载。民间截疟一般取鲜草一握（干品30～60g）作煎剂于疟作前2小时服下。因它有很好的活血作用，可应用于跌仆损伤之症；又能通经，凡瘀阻冲任、经汛不行者，可与益母草、生山楂、丹参、泽兰、牛膝之属相伍应用。根据其入肝、脾及活血消癥、利水退肿双重作用，似吻合于肝硬化腹水"瘀结化水"之病机，故凡此病癥块癖积、水湿蕴阻、腹大如箕

之实证，可以选用。体虚者可与扶正之品同用，以消补兼行，往往既可见尿量增多，腹水渐消，又可见血活瘀行、癥块软缩之效。它擅消积化滞，治泻治痢，《医方摘要》以其与茶叶相伍，治疗痢疾，确有妙思，两味均能清肠，均含鞣质，通中寓塞，凡痢泻早期，证属湿热者咸宜。又具有清热解毒作用，可用于外症痈肿、喉痹等。《卫生易简方》治乳痈肿痛，以其与生姜加酒捣汁服。实践证明，凡乳痈初起，服此方盖被取汗，可建消散之功，此乃解毒、散结、消瘀多种综合作用使然。若乳痈行将化脓或脓已成，则无效。另外，夏秋间之暑湿流注，可重用本品配合金银花、连翘、僵蚕、白芥子、土贝母、木香等，对杜绝流窜、降低高热有效。以上仅举其应用之大概，而随症活用，存乎其人。

【病案举例】

张某某，男，31岁，工人。恙起2日，寒热身痛（39.1℃），有汗不畅，鼻塞流涕，食欲不振，大便溏泄，日二三行。舌苔黄腻，脉浮滑。外邪袭于卫表，湿热阻于中焦，所谓胃肠型感冒是也。当予疏肌达邪、化湿和中。处方：

马鞭草20g，连翘、清水豆卷各12g，飞滑石15g（布包），薄荷尖（后下）、桔梗各5g，六神曲、晚蚕沙各10g（包）。

连进2剂，身热降至正常，诸恙均释。

〔朱步先整理〕

36 川桂枝平降冲逆、温复心阳效捷

桂枝味辛甘，性温，入心、肺、膀胱经，有发汗解表、温通经脉、通阳化气之功。清代邹润安指出它的主要作用有六："和营、通阳、利水、下气、行瘀、补中。"朱老对桂枝的应用工夫娴熟。他遵仲景大法，用桂枝配麻黄以解表散寒，配白芍药以调和营卫，配人参以益气解表，配茯苓以通阳行水，配防己以温行水气，配黄连以平调寒热，配石膏以解表清里，配大黄以温下寒实，配丹皮以和营祛瘀，配龙骨、牡蛎以养心安神等。他认为桂枝加桂汤治"奔豚"其效确实；并据桂枝温阳通脉的作用引用于治疗心动过缓之证，屡屡建功，指出："欲温通心脉，桂枝用一般剂量即可；欲复心阳，常须用大量其效始著，多与甘草相伍。"兹将此两点分述如次。

奔豚究为何病？仲景描述其"从少腹起，上冲咽喉，发作欲死，复还止"。其状若江豚之上窜，发则有形，止则不见，可见是一种发作性的冲逆病。朱老认为："奔豚气之'气'字，殊堪玩味，盖其病乃气体循冲脉上下攻筑，多无实质可据。"从仲景说，"从惊发得之"，则其为情志发病，殆无疑义。此证的治疗，仲景主用桂枝加桂汤和奔豚汤，前者侧重伐肾邪，后者侧重折肝火，奔豚汤本文不加讨论，奔豚用桂枝，是取其温肾制肝、平降冲逆的作用。即使肾邪所致奔豚，亦往往夹肝邪为患，诚如朱丹溪所云"上升之气，自肝而出，中夹相火"，若无肝邪，恐不至如斯之冲逆。桂枝加桂汤治气体冲逆有效，但方中无一味理气之药，据此可以推断桂枝有疏理肝郁作用，证之临床，亦信而可证。再配合敛降肝火之芍药，则肾邪得伐，肝邪得制，冲逆自平。至于桂枝加桂汤所加之桂，是为桂枝，抑为肉桂，后世医家

意见不一，其实桂枝味薄质轻，肉桂味厚质重，欲兼宣通心肺之阳，则宜桂枝；欲散下焦沉寒痼冷，则宜肉桂；当据证而酌用。

【病案举例】

  昔年朱老治一许姓妇女，腹中攻筑，有气自脐下上冲至咽，窒塞难受，经常举发，迭经多方图治罔效，诊为奔豚病。处方：

  桂枝、大枣各15g，杭白芍药、旋覆花（布包）各10g，生甘草、生姜各5g，代赭石（先煎）30g，橘核、荔枝核各12g。

  连进2剂，自觉气自咽降至胸部；再进3剂，冲逆已平，诸恙均瘥。

桂枝善于温通心阳，与甘草同用，治阳虚心悸有良效，适用于心阳不振、心脉痹闭之证。朱老经验，凡冠心病、病态窦房结综合征引起之心动过缓，引用之有提高心率的作用，常以桂枝、黄芪、丹参、炙甘草为基本方，随症佐药。盖心阳虚者心气必虚，故用黄芪以补气；心阳虚则营运不畅，故用丹参以养血活血；阳以阴为基，心阳虚者必兼见心血虚，故用甘草以柔养。此四味共奏益心气、复心阳、通心脉之功。而其中关键，桂枝的用量须打破常规。朱老用桂枝，一般从10g开始，逐步递增，最多加至30g，服至口干舌燥时，则将已用剂量略减2～3g，续服以资巩固。若囿于常法，虽药已对症，但量小力弱，焉能收效。

【病案举例】

  李某某，女，49岁，干部。1980年7月10日初诊：自1971年起患心动过缓，心率一般在每分钟60次左右，多方求治，收效不著。今年6月间，突然头晕目眩，心悸心慌，昏仆于地。往某某医院就诊，经心电图检查：心室率每分钟41～43次，阿托品试验，即刻心率每分钟56次，8分钟后心率递降至每分钟43次。诊为病态窦房结综合征，使用复方丹参片及益气活血、温阳通脉的中药无效。顷诊面浮肢肿，胸闷心悸，神疲乏力，心率43次/min，BP 148/90mmHg，舌质衬紫、苔白腻，脉细缓无力。心阳失展，瘀阻水停，治宜温阳通脉。处方：

太子参、炙黄芪各20g，降香8g，川桂枝（后下）、川芎、当归各10g，炒白术15g。炙甘草5g。8剂。

二诊：药后症情如故，此非矢不中的，乃力不及彀也，重其制进治之。上方桂枝改为12g，加丹参15g、苏罗子12g，续服8剂。

三诊：进温阳通脉之品，心阳略振，心动过缓之象稍有改善，心率上升每分钟至45～47次，舌质淡苔薄，脉细缓，前法既合，当进治之。上方桂枝改为15g，续服8剂。

服此方后，心率上升至50～54次/min，面浮肢肿消退，又将桂枝加至18g，以上方再服8剂，活动后心率64次/min，静息仍在50～54次/min。续予温阳通脉，佐以养阴和络，毋使过之。处方：

太子参30g，川桂枝20g，丹参、炙黄芪各15g，川芎、降香、玉竹各10g，麦门冬8g，炙甘草5g。

连进20余剂后，心率维持在61次/min，精神振作，更以上方20剂量，配合蜂蜜1000g，熬制成膏，以巩固之。

此外，桂枝以其有温通之功，所有痹症，不论风寒湿热诸证，参用之多有良效，舌质淡，苔白厚者，用量宜15～20g；痛轻或苔黄或质微红者,用量宜6～10g。以其善于解肌,凡面瘫偏于风寒者,用桂枝、黄芪各20g,防风15g,甘草6g,收效较佳。慢性盆腔炎小腹隐痛着,得温较舒,舌质淡者,多为瘀阻冲任,寒凝胞脉,不宜用清热解毒之品,应予温经化瘀之桂枝、吴茱萸、小茴香、当归、艾叶、红花等,始可奏效。

〔朱步先整理〕

37 泻脾泄热法治实火口疳

口疳俗称口疮。由于口为脾之窍,舌为心之苗,故口疳常与心脾两脏相关。若心脾之火熏蒸,则口疳作矣。但火有虚实之分,病有常变之异,临证岂能一例衡之?属心经邪热者当泻心导赤;属脾经积热者当泻脾泄热,此实火论治之大略。若虚火论治,又当随症立法:思虑劳倦,损伤脾气,症见运化无权、虚火内生者,当补土伏火;劳心过度,阴液暗耗,症见口干口苦、心烦不寐者,当泻南补北,交通心肾;长期反复发作,阴伤及阳,虚阳浮越者,则温养下焦,引火归元。

朱老治疗脾经积热之口疳,以苦泄为重点,参用解毒、护膜、生肌之品,常应手收效。可用芦荟,配合决明子、马勃、木蝴蝶、甘中黄等。芦荟苦寒,入心、肝、脾三经,除善折肝火外,擅泻脾经积热,《儒门事亲》曾以其配合使君子治疗小儿脾疳。决明子能清肝、和胃、通便,朱老历验其为治疗消化性溃疡之效药,并引申于治疗口腔溃疡,它与芦荟相伍,诱导下行,使淫热从下而泄,遂不致炎上为患。马勃、木蝴蝶同用,清泄郁热,保护溃疡面,加速其愈合。甘中黄有良好的清热解毒作用。一般服此类方药后,大便每日恒增多1～2次,此积热下泄之证也,毋需过虑。

【病案举例】

王某某,男,38岁,工人。口疳已起10余年,时轻时剧,迭经中西药物治疗未见显效。口唇内及舌侧可见3枚黄豆大小溃疡,痛楚较甚,咽喉干燥,口中秽气,夜间烦懊难寐,二便尚调。舌质偏红,苔薄黄,脉弦滑。脾经积热熏蒸,虽为患已久,仍当先夺其实。处方:

芦荟、木蝴蝶各6g,决明子、生薏苡仁各15g,马勃5g,甘中黄8g,元参10g,生麦芽20g。

服上药5剂,口疳明显好转,口中秽气亦减。停药十余日,口疳又作,足见邪热未净,继进上方5剂,口疳渐愈。转予养阴泄热,护膜生肌,予决明子、玉泉散、川石斛、生地黄、北沙参、炙僵蚕、木蝴蝶等。连服5剂,多年夙疾遂告痊愈。

〔朱步先整理〕

38 温补镇摄法疗顽固失眠

不寐一症,原因甚多。清代林珮琴云:"阳气自动而之静,则寐;阴气自静而之动,则寤;不寐者,病在阳不交阴也。"证诸临床,不寐确以阴分亏虚、心火偏亢、阳不交阴居多,而养阴敛阳一法,较为常用。但由于禀赋的差异、病程的久暂以及施治的失当,阴阳的偏胜偏衰常互相移易,遂有徒执此法无效者。不得不为之通变。朱老指出:卫气行阳则寤,行阴则寐,言生理之常;但阴阳互根,若卫阳偏衰,失于燮理,又当予温补镇摄之法。然而无论养阴敛阳,或者益阳和阴,无非使阴阳归于相对平衡而已。

参用温阳药治失眠，先圣近贤，名论迭出。如章次公先生云："有些失眠病人，单纯用养阴、安神、镇静药物效果不佳时，适当加入桂、附一类兴奋药，每收佳效。"历代治失眠的名方，着眼两调阴阳者不乏其例，比如交泰丸，黄连泻心火之偏亢，降阳和阴；肉桂温肾化气，蒸腾津液，终成水火既济之功，而擅治心肾不交的失眠症。从此意扩充，不少具有燮理阴阳作用的方剂均有安寐之功。例如《金匮》桂枝龙骨牡蛎汤，原为虚劳病"男子失精、女子梦交"而设，但桂枝与芍药、龙牡相配，兴奋与抑制结合，故能调节神经功能的紊乱，朱老引用以治疗失眠症，确有交恋阴阳，安神定志之功。若偏于阴虚者，适当加入百合、生地等，获效亦佳。

凡失眠久治不愈，迭进养阴镇静之品无效者，朱老恒用温补镇摄法以补偏救弊。常以黄芪、仙灵脾、五味子、灵磁石为主药，补气、温阳、益精、潜镇，动静结合，益气而不失于升浮，温阳而不失于燥烈，随症化裁，屡获佳效。同时对长期失眠引起的神经衰弱症，亦有使其脑力渐复之功。

【病案举例】

王某某，男，45岁，干部。患失眠症已近一载，经常彻夜难以交睫，记忆力减退，头晕神疲，周身乏力，心悸阵作，夜有盗汗。曾间断使用西药谷维素、利眠宁等，并长期服用天王补心丹、朱砂安神丸等乏效。舌边有齿印，苔薄，脉虚大。精气亏虚，阳气浮越，当予温补镇摄。处方：

炙黄芪20g，仙灵脾、枸杞子、丹参各12g，五味子、炙远志、炙甘草各6g，灵磁石（先煎）15g，茯神10g，淮小麦30g。

服上方3剂，夜间即能入寐。连服10剂，夜能酣寐。

后嘱其常服归脾丸以善后。

〔朱步先整理〕

39　刘寄奴治瘀阻溺癃

刘寄奴味苦性温，入心脾二经，为活血祛瘀之良药。凡经闭不通、产后瘀阻作痛、跌仆创伤等症，投之咸宜。而外伤后血尿腹胀，用之尤有捷效。《本草从新》载其能"除癥下胀"。所谓"下胀"者，因其味苦能泄，性温能行也。而"除癥"之说，殊堪玩味，经验证明，此物对"血癥"、"食癥"等症均可应用。所谓"血癥"，盖因将息失宜，脏腑气虚，风冷内乘，血气相搏，日久坚结不移者也。在妇女则经水不通，形体日渐羸瘦，可予四物汤加刘寄奴、牛膝、红花、山楂之属。引申之，肝硬化腹水用之亦有佳效。而"食癥"，则因饮食不节，脾胃亏损，邪正相搏，积于腹中而成。此物民间用于治疗食积不消。凡食癥已成，或食积长期不消，以致腹中胀满，两胁刺痛者，以此物配合白术、枳壳、青皮等，见功甚速，大可消食化积，开胃进食。其"消癥"之说，确属信而可证。

刘寄奴亦可治痢，《圣济总录》载："用刘寄奴草煎汁服"，治"霍乱成痢"。历代医家沿用之，《如宜方》即以其与乌梅、白姜相伍，治"赤白下痢"。今人用其治疗细菌性痢疾颇验，想亦赖其化瘀消积之能也。此外，还以之治疗黄疸型肝炎，不仅可以退黄疸、消肝肿，并能降低转氨酶及麝浊。

朱老对刘寄奴的应用，不仅如上所说。常告我辈曰："刘寄奴的活血祛瘀作用，可谓尽人皆知，而其利水之功则易为人所忽略，良药被弃，惜哉！"《大明本草》虽有其主"水胀、血气"之记载，但后世沿用不广，以此品直接作利水之用者，当推《辨证奇闻》"返汗化水汤"。此汤"治热极，止在心头一块出汗，不啻如雨，四肢他处，又复无汗"，药用：茯苓30g，猪苓、刘寄奴各10g。并云"加入刘寄奴，则能止汗，而又善利水，而其性又甚速，用茯苓、猪苓，从心而直趋膀胱。"这是对刘寄奴功用的另一领悟。朱老认为，刘寄奴由于有良好的化瘀利水作用，因此可用于治疗瘀阻溺癃症，尤适用于前列腺肥大症引起之溺癃或尿闭。所谓溺癃，指小便屡出而短少也，久延可致闭而不通。而前列腺肥大则与瘀阻相关，凡瘀阻而小便不通者，非化瘀小便不能畅行。李中梓治"血瘀小便闭"，推"牛膝、桃仁为要药"。而朱老则用刘寄奴，其药虽殊，其揆一也。

前列腺肥大引起之溺癃，常见于老年病人，其时阴阳俱损，肾气亏虚，气化不行，瘀浊逗留，呈现本虚标实之症。若一见小便不利，即予大剂淡渗利尿，不仅治不中鹄，抑且伤阴伤阳，诚为智者所不取。朱老治此症，抓住肾气不足，气虚瘀阻这一主要病机，采用黄芪与刘寄奴相伍，以益气化瘀；配合熟地黄、山药、山茱萸补肾益精；琥珀化瘀通淋，沉香行下焦气滞，王不留行迅开膀胱气闭，组成基本方剂，灵活化裁；如瘀阻甚者，加肉桂、牡丹皮和营祛瘀；阳虚加仙灵脾、鹿角霜温补肾阳；下焦湿热加败酱草、赤芍药泄化瘀浊，收效较显著。

【病案举例】

张某某，男，68岁。患前列腺肥大症已5载余，曾使用有关西药治疗，收效不著，病情时轻时剧。半个月前，突然尿闭不通，当即住院治疗，经导尿并注射雌二醇等，病情有所缓解。顷诊面黄少华，腰酸肢楚，小溲频数而不畅，夜间尿次尤频，一般每夜有10～15次，唯量少而涓滴不尽，小腹坠胀。舌上有紫气、苔薄，脉细弦、尺弱。肾气亏虚，失于固摄，故小便频数；瘀滞留阻，水道不畅，故小便量少而涓滴。亟宜益肾化瘀，以展气化。药用：

生黄芪30g，刘寄奴、淮山药各20g，大熟地黄15g，山茱萸、丹参、牡丹皮、泽兰叶、王不留行各10g，肉桂（后下）5g，沉香片（后下）3g，琥珀末（分吞）2.5g，甘草6g。

连进5剂，小溲渐爽，尿次减少，诸症大减，续予原方出入，共服30余剂，排尿接近正常，精神转振。嗣后间断服药，一切正常，并以六味地黄丸长期服用以巩固之。

〔朱步先整理〕

40　白槿花泄下焦瘀浊

白槿花又称木槿花，其性味诸家本草所说不一。李时珍以为甘平、无毒，但尝其药汤有苦味，用之又可清热，似以甘苦、微寒较当。此物以擅治赤白痢著称，《冷庐医话》载："白槿花治赤痢甚效……凡是赤痢者，以花五六朵，置瓦上炙研，调白糖汤，服之皆愈。采花晒干，藏之次年，治痢亦效。"验之临床，信不诬也。其所以能治痢者，盖因其能清热解毒，一也；能入血分，活血排脓，二也；其性滑利，能缓解下痢之后重，三也。唯用于热毒痢较佳，寒湿痢则不相宜。可配合白头翁、秦皮、苦参、白芍药、山楂之属，随症治之。此物亦可用于湿热泄泻，凡肠间湿热逗留，泻下溏垢臭秽者，即可应用，朱老常以之与蛇莓相伍，收效较彰。若慢性泄泻，脾气亏虚，肠间湿热未清者，则在补脾扶正方中，参用泄化湿热之品。朱老常以仙鹤草、桔梗、白术、山药、白芍药等，配合白槿花以治之，曾创订"仙桔汤"，用治慢性痢疾及泄泻，屡奏殊功。

朱老精研本草，他从《本草纲目》关于本品能"利小便、除湿热"的记载中，受到启发，因而广泛应用于下焦湿热证，其中包括淋病、痢疾、泄泻及带下等疾患。先生治疗急性泌尿系统感染，常以此品配合生地榆、生槐角、生地黄、白花蛇舌草等，每收捷效。若肾盂肾炎，先生则以滋肾阴、泄湿热为主要手段，采用知柏地黄配合白槿花、生地榆、生槐角、血余炭等，因症活用。至于此证久延，阴伤及阳，而湿热未清者，先生把握主次，明辨标本，其制方一面用仙灵脾、仙茅、生地黄、熟地黄、山药等培补肾阴肾阳，一面用白槿花、白花蛇舌草、茜草根、乌贼骨等泄化下焦瘀浊，其效可操左券。

基于白槿花能泄化下焦瘀浊这一特定作用，朱老恒用其治疗肾炎，苟辨证确切，应用得当，即可见效。

【病案举例】

一张姓女孩，6岁，患急性肾炎，已延3个月余，长期使用青霉素，并配合益气、养阴、利尿之中药，尿检蛋白长期逗留在＋～＋＋之间，红、白细胞少许，症见周身轻度浮肿、尿色淡黄、脉细、苔薄。揣度病情，乃余邪未清、瘀浊逗留、肾阴亏虚之候，鉴于前曾多次使用培本之剂无效，爰以清泄法徐图之。乃予白槿花、龙葵各30g，研极细末，每日早、晚各服3g，服药5日后复查，尿检正常，周身浮肿尽消，嘱其将药末服完，遂告痊愈。至今四载余，一切正常。

由此可见清泄法亦有降低尿蛋白之功，值得深思。一般说来，尿蛋白的出现，多系脾肾亏虚，不能固摄精微所致，但若湿热瘀浊蕴结，肾气因病而虚者，非泄化瘀浊不为功。但无论或补或清，均应吻合病情，绝不可一见尿蛋白，先存成见，即投补益，而废弃辨证论治的精神。至于白槿花与龙葵并用之意，朱老指出："两物性皆滑利，滑可去着，能祛肾间湿热，排泄瘀浊毒素，邪去则正自安也。"两物祛邪又不伤阴，非淡渗之属所可同日而语。此例用药确当。故建功甚速，是白槿花之功，亦朱老善用白槿花之功也。

〔朱步先整理〕

41 黄芪配莪术治慢性胃疾，消癥瘕积聚

慢性胃疾和癥瘕积聚有其共性：由于久病耗气损精，而致气衰无力，血必因之瘀阻，因之常呈气虚血瘀之候。朱老认为此类病症应选益气活血、化瘀生新之品，方能奏养正消积之功。《本草汇言》谓："黄芪补肺健脾、实卫敛汗、驱风运毒之药也。"王执中《资生经》曾载："执中久患心脾疼，服醒脾药反胀。用蓬莪术面裹炮熟研末，以水与酒醋煎服立愈。"张锡纯《医学衷中参西录》治女科方又有理冲汤用黄芪、党参配三棱、莪术之例，彼指出："参、芪能补气，得三棱、莪术以流通之，则补而不滞，而元气愈旺。元气既旺，愈能鼓舞三棱、莪术之力以消癥瘕，此其所以效也。"朱老对此颇为赞赏，并加发挥，他常用生黄芪20～30g，莪术6～10g为主，治疗慢性萎缩性胃炎、消化性溃疡、肝脾肿大及肝或胰腺癌病人，颇能改善病灶的血液循环和新陈代谢，以使某些溃疡、炎性病灶消失，肝脾缩小，甚至使癌症病人病情好转，延长存活期。朱老临床具体运用这两味药物时，根据辨证施治原则，灵活掌握其剂量、配伍，如以益气为主，黄芪可用30～60g，再佐以潞党参或太子参；如以化瘀为主，莪术可用至15g，亦可加入当归、桃仁、红花、地鳖虫等；解毒消癥常

伍参三七、虎杖、白花蛇舌草、蜈蚣。临床实践证实，凡胃气虚衰、瘀阻作痛者，以两味为主，随症制宜，胃痛多趋缓解或消失，食欲显著增进，病理变化随之改善或恢复正常，可见其大有健脾开胃、扶正祛邪之功。朱老指出："黄芪能补五脏之虚，莪术善于行气、破瘀、消积。莪术与黄芪同用，可奏益气化瘀之功，病变往往可以消弭于无形。因为黄芪得莪术补气而不壅中，攻破并不伤正，两药相伍，行中有补，补中有行，相得益彰。再细深究，《神农本草经》首言生黄芪善医痈疽久败，能排脓止痛；次言大风癞疾，五痔鼠瘘，皆可用之。性虽温补，而能疏调血脉，通行经络，祛风运毒，生肌长肉，以其伍蓬莪术，恒收祛瘀生新之功。故临床运用可使器质性病变之病理性变化获得逆转。"

【病案举例1】

高某某，女，60岁，退休工人。胃疾20余载，经治而愈。去年因连续食用党参煨桂圆而致口干咽燥，乃致胃疾又作。近5个月来，食欲显减，胃脘胀痛不适，形体消瘦，便干如栗，三日一行。舌质衬紫，苔白腻，边有白涎，脉细小弦。证属气血亏虚、痰瘀互阻、中运失健，姑予益气血，化痰瘀，运中土，徐图效机（1981年10月胃镜检查：浅表萎缩性胃炎、胃溃疡）。处方：

生黄芪20g，太子参、全当归、桃仁、杏仁各10g，戈制半夏2g（分2次冲），蓬莪术、鸡内金各6g，生麦芽15g，绿萼梅8g。

进药5剂，食欲增进，脘痛已缓。仍以上方出入加减，共服药62剂，诸恙均除，胃镜复查未见任何异常。

【病案举例2】

姚某某，女，53岁，工人。右上腹疼痛已数月，全身乏力，口干欲饮，纳可。舌质淡红，苔薄白，脉细。某医院检查：巩膜无黄染，眼球血管弯曲显著。心肺正常，腹部稍隆起，肝肋下8cm，质Ⅱ度，脾未触及。肝功能：SGPT正常。ZnTT 19U，TTT 6U，γ-GT 47U。B超：肝大8cm，肝区波形活跃度差，较密-密集中小波。肝经疫毒已久，气血凝聚，结而为癥；但羔延既久，正气亏虚，宜软坚扶正并进。处方：

生黄芪、虎杖、生麦芽各20g，莪术6g，太子参、紫丹参各15g，参三七末（分吞）2g，鸡内金8g，川石斛10g，甘草5g。

进药6剂，腹胀已除，唯夜寐不实。苔薄，脉细弦。今日复查：肝大明显缩小，肝下界于右肋下5cm处扪及，超声波波形明显改善，此佳象也。效不更方，原方继进之。又服中药10剂，肝肋下3cm处可扪及，自觉已无所苦，嘱服原方20剂。目前，症情稳定，精神颇爽，调理善后之。

〔张肖敏整理〕

42 僵蚕配蝉蜕疗疮疡痈肿，除温热疫毒

余师愚《疫病篇》云："疫毒发疮，毒之聚者也。初起之时，恶寒发热，红肿硬痛，此毒之发扬者……总是疮证。"又陈平伯《外感温病篇》曰："风温毒邪，始得之，便身热口渴，目赤肿痛，卧起不安，手足厥冷，泄泻，脉伏者，热毒内壅，络气阻遏，当用升麻、黄芩……之属，升散热毒。"对疮疡痈肿、温热疫毒之病症作了具体论述，并指出其病因，乃是外感风湿、湿热，内有蕴毒凝聚肌肤、侵及脏腑而成。因此，清热毒，化湿浊，乃其治疗大法。朱老临床常选僵蚕配蝉蜕，治疗此类疾患，

每获佳效。朱老谓："僵蚕其功能散风降火，化痰软坚，解毒疗疮，故于风热痰火为患之喉痹喉肿、风疹瘙痒、结核瘰疬等症均适用之，且对温邪感染最为适宜，是故杨栗山之《寒温条辨》首推本品为'时行温病之要药'。蝉蜕体气轻虚而性微凉，擅解外感风热，并有定惊解痉作用，为温病初起之要药。清代温热学家杨栗山氏称其'轻清灵透，为治血病圣药'，有祛风胜湿，涤热解毒之功，故《寒温条辨》治温热病的主要方剂中，有十二首均用之。"其所以奏效之理，诚如邹澍在《本经疏证》中所说：以其疏泄，故"阴中之清阳既达，裹缅之秽浊自消"。《本草纲目》曾述蝉蜕，主疗一切风热之证。朱老认为，两药气味俱薄，浮而升，阳也。可拔邪外出，发散诸热。且僵蚕有化顽痰之功，对于长年痼疾，夹有痰瘀者甚效。朱老临床应用，甚为广泛，常配伍金银花、紫花地丁、赤芍药、野菊花等施治。临床观察，两者配伍还有抗病毒之作用，常配伍银翘、豆豉、苍耳子、羌活治疗病毒性感冒；配伍黄芩、黄连、石膏、金银花治疗病毒性腮腺炎；配伍炙露蜂房、豨莶草可使乙型肝炎病毒表面抗原阴转。

【病案举例1】

钱某某，男，42岁，农民。恶寒发热，T 38.5℃。小腿皮肤焮热肿胀，疼痛较剧，色如丹涂。舌红苔微腻，脉弦数。此乃热毒炽盛，发为丹毒。拟方清热解毒。

炙僵蚕12g，蝉蜕、黄柏各6g，黄芩、金银花各10g，萆薢15g，土茯苓20g，生甘草5g。药服5剂而愈。

【病案举例2】

王某，男，28岁，工人。神疲肢乏，肝区隐痛，纳谷不馨，大便时溏，症历月余。舌质偏红，舌苔白腻，脉濡滑。体检：肝脾未及。肝功能：SGPT 96U，HBsAg

阳性。此乃脾虚湿盛、肝郁气滞，治宜健脾化湿、疏肝解郁。处方：

白僵蚕、炒白术、川楝子、车前子（包）、炙露蜂房各10g，软柴胡6g，淮山药、生麦芽各20g，蝉蜕、生甘草各5g，豨莶草30g。

10剂药后谷丙转氨酶正常，唯HBsAg仍阳性，上方去川楝子、车前子，继服45剂后，复查两次HBsAg均阴转。

〔张肖敏整理〕

43 土茯苓治头痛、疗痛风

土茯苓甘淡性平，入肝、胃两经，功可解毒，除湿利关节。古籍谓其擅治梅毒、淋浊、筋骨挛痛、脚气、疔疮、痈肿、瘰疬诸疾。近代又有用于防治钩端螺旋体病的报道。朱老经过实践验证，证明其为治疗湿浊上蒙清窍所致之头痛及痛风之要药，或可补前人之未逮也！

头痛病因纷繁。土茯苓所主之头痛，乃湿热蕴结、浊邪害清、清窍不利而作痛。若延之日久，经脉痹闭，则痛势甚烈。斯时祛风通络之剂难缓其苦，唯有利湿泄热，祛其主因，配合祛风通络之品，始克奏功。而朱老独到之经验，在用量上突破常规，一般每日用60～120g，随症配伍多可获效。

至于痛风疾患，朱老云："此乃嘌呤代谢紊乱所引起，中医认为系湿浊瘀阻、停着经隧而致骨节肿痛、时流脂膏之证，应予搜剔湿热蕴毒，故取土茯苓健胃、祛风湿之功。脾胃健则营卫从，风湿去则筋骨利。"此证确以湿毒为主因，但往往兼夹风痰、死血为患。朱老治此证，恒以土茯苓为主药，参用虫蚁搜剔、化痰消瘀之品，屡收佳效。

【病案举例1】

孙某，女，40岁，工人。1981年5月6日就诊，头痛宿疾已历六载，痛无定时，痛剧如裂，常觉口干。舌质衬紫，苔薄黄腻，脉细弦。此乃湿热瘀阻，清窍不利。治宜清热化湿，祛瘀通窍。处方：

土茯苓60g，蔓荆子、川芎、菊花各10g，甘草5g。

药服10剂，头痛未作。乃继予10剂，间日服1剂以巩固之，迄今未复发。

【病案举例2】

周某某，男，28岁，工人。1979年8月9日就诊诉：10年前右足趾因不慎扭伤之后，两足趾关节呈对称性肿痛；尔后约5年，两手指及膝关节呈对称性游走性肿痛。诊为类风湿性关节炎。是年7月下旬发现右手拇指、示指有多个结节，且液化溃出白色凝块及淡黄色液体［后查血尿酸952μmol/L，病理活检确诊为"痛风石"。X线摄片提示双足趾跖关节第5跖骨头外缘有半圆形掌齿状小透亮区。诊断为"痛风"］。嗣后两上肢、指关节、髋、膝、距小腿关节疼痛，每气交之变增剧。平素怯冷，**面㿠**无华，形瘦神疲。曾服西药"别嘌呤醇片"，因胃肠道反应停药。舌淡苔薄，脉细数［T 37.5℃，ESR 32mm/h，尿检：蛋白（+）］。乃湿浊留滞经脉，痹闭不利之咎。治宜化湿浊，通经络，蠲痹着。处方：

土茯苓60g，全当归、草薢、汉防己、桃仁泥、炙僵蚕各10g，玉米须20g，甘草5g。20剂。

1979年10月25日：60剂后，复查血尿酸714μmol/

L，ESR 12mm/h，尿检正常。病人手足之结节、肿痛渐趋消退。药既获效，嘱继服。1979年11月25日，又服药30剂，唯感关节微痛，肿胀、结节已除，复查血尿酸357μmol/L，嘱再服10～20剂，以善其后。

〔朱琬华整理〕

44　茅苍术升清气、除癖囊

茅苍术辛苦温，入脾、胃二经，为燥湿健脾、解郁辟秽之要药。朱老受许叔微用苍术丸治"膈中停饮……已成癖囊"之启示，遂用苍术饮治胃下垂，竟效如桴鼓。朱老认为，《本事方》所云"脾土也，恶湿，而水则流湿，莫若燥脾以胜湿，崇土以填科臼，则疾当去矣。于是悉屏诸药，一味服苍术，三月而疾除"，确有至理。盖脾虚之证，运化失健，势必夹湿，湿浊不得泄化，清气岂能上升。而胃下垂多属脾虚中气下陷之候，故恒嘱病人每日以苍术20g泡茶饮服。服后并无伤阴化燥之弊，盖以其能助脾散精也。

【病案举例1】

孙某某，男，33岁，干部。1979年1月25日来诊。宿有胃疾，形体瘦长，肢乏神疲，得食脘痛，且感坠胀，漉漉有声，平卧稍舒。消化道钡餐透视：胃下垂，胃小弯在髂嵴连线下11cm。舌淡苔薄，脉细软。证属脾气虚弱，中气下陷。治宜健脾益气，升阳举陷。处方：

①苍术20g，10包，每日1包，泡茶饮服。

②炙黄芪20g，淮山药30g，炒白术15g，陈皮6g，炙升麻、柴胡各5g，茯苓、炒白芍药各12g，炙甘草

5g。7剂。

二诊（2月1日）：药后自觉脘部稍舒，精神亦振，纳谷渐馨，余无特殊，苔薄脉细。药既获效，率由旧章。上方继服10剂，嗣即单服苍术50剂后，诸恙均除，消化道钡餐透视：胃小弯在髂嵴连线下3cm。

【病案举例2】

秦某某，女，62岁，家庭妇女。1980年8月2日诊：恙延半载，脘腹坠胀，纳减便难。消化道钡餐透视：胃下垂在髂嵴连线下7cm。舌红苔薄，脉细弦。证属中虚气滞，胃阴不足。治宜补中行气，兼益胃阴。处方：

①苍术20g，10包，每日1包，泡茶饮服。

②炙黄芪15g，淮山药30g，川石斛、火麻仁各12g，炙鸡内金、刺猬皮各10g，甘草5g。10剂。

共服药45剂，症情平复。消化道钡餐透视：胃小弯在髂嵴连线下2cm。

此外，本品乃湿证之圣药，善于"泄水开郁"，对顽固性水肿，于辨治方中参用之，颇收佳效，唯热甚者不宜用。由于其具"敛脾精，止漏浊"之功，与玄参合用，一燥一润，善降血糖，可加于糖尿病的辨治方中。

〔朱琬华整理〕

45 枸杞子治肝病齿衄、阴虚胃痛

枸杞子甘平，滑润多脂，为滋肾养肝、益精生津之妙品。其止血作用，方书记载甚少，仅《本草述》提及"诸见血证，咳嗽血"。朱老通过大量的临床实践，认为此品具有止血之功，对慢苁蓉各60g，熟地黄90g，共研细末，蜜丸如绿豆大，每服6g，早晚各1次，开水送下)"治疗此症，收效甚佳。现花蜘蛛难觅，改用锁阳90g亦可。

【病案举例】

岳某某，男，34岁，干部。由于工作过度，紧张劳累，体气日见虚弱，近3年来，阳事痿而不举，神疲腰酸。舌质淡苔薄，脉细尺弱。此肝肾亏损，宗筋失养，故痿而不举，可予蜘蜂丸一料消息之。药服一周即见效机，继服而愈。

二是治慢性支气管炎，久咳不已，不仅高效而且速效，真是一味价廉物美的止咳化痰佳药。露蜂房治咳，仅《本草述》提到"治积痰久嗽"，余则甚少见之，但民间亦相传其有治咳定喘之功，乃验之临床，信不诬也，殆亦温肺肾，纳逆气之功。每取露蜂房末3g（小儿酌减），鸡蛋1枚（去壳），放锅内混合，不用油盐炒熟，于饭后一次服，每日1～2次，连服5～7日可获满意之效果。

〔朱步先整理〕

47 葎草的妙用

葎草味甘苦，性寒，能清热解毒，利水通淋，并可退虚热。除内服外，煎水外洗可治皮肤湿疹，鲜草捣敷可疗蛇虫咬伤，焙干研末外掺可医湿疹破溃，诚为价廉易得之良药。朱老经过多年临床实践，扩大了葎草的应用范围，兹举数端，约述于后。

(1) 散结除蒸

前人经验，萹草擅退虚热。《新修本草》载其"除疟，虚热渴"；寇宗奭亦指出：用本品"生汁一合服，治伤寒汗后虚热"。均属信而可证。朱老经验，本品对温热大病后的虚热有良效。如治湿温病后期余邪未清，营卫未和，因而低热缠绵，自汗恶风者，常以本品伍白薇，配合小剂量之桂枝汤，参以清化除邪之品，多能中鹄，恒历验而不爽。

本品除清热除蒸外，《名医别录》载其"主瘀血"，知其兼可化瘀散结。民间经验，以本品作丸，可治愈瘰疬，朱老因而将本品移用于治疗肺结核之低热，效佳。临床以本品配合养阴清肺之沙参、天门冬、麦门冬、百合、黄精、十大功劳叶，多能使痨热迅速挫降；若配合西药抗痨，建功尤捷。

根据本品散结、除蒸、利水多种功用，朱老常用其治疗渗出性胸膜炎。此症与"悬饮"相类，多因饮、热阻于胸胁，以致三焦不利，而呈现寒热、胸痛、气促等见症。在辨证论治方中加用萹草（干品30～60g，鲜品加倍），确有助于渗出液的吸收，使身热尽快下挫。朱老曾以本品独用，治愈数例包裹性胸膜炎，足见此药之奇效。

【病案举例】

1978年5月：一王姓男病人，18岁，学生，前来就诊。其病起于1976年3月，始则恶寒发热，咳嗽胸痛，左侧尤甚，饮食不振。经某医院胸透检查，诊断为左下包裹性胸膜炎，有少量积液。经使用青霉素、链霉素注射，配合服用异烟肼、维生素B_6等，治疗1个月余，症状有所改善，但胸透检查，结果仍为"左侧包裹性胸膜炎"。继用前法间断治疗2年余，数次胸透结论同前。形体日渐羸瘦；手心如烙，胸胁作痛，纳谷不馨。朱老嘱其用鲜萹草120g煎汤代茶饮，连服1个月，诸症次第减轻。胸透复查为：左下胸膜肥厚。遂告基本治愈。

(2) 通络止痛

葎草大剂量使用，可以驱逐停潴于胸胁之饮邪；使用一般剂量，可以祛除经络之湿热，具通邪止痛之功，可用于治疗痹证。痹证证候各异，究其成因，总缘正气亏虚，风、寒、湿、热之邪入侵，留着经隧骨骱，阻遏气血运行所致。一般说来，风寒痹证以温经散寒、祛风通络为常法，而湿热痹证则当以燥湿泄热、宣通痹着为主。朱老对热痹的治疗，常以本品配合虎杖、寒水石为主，随症选用其他药物，奏效殊捷。而热痹之红细胞沉降率增速、抗"O"增高者，亦多能较快地降至正常。

【病案举例】

一张姓女病人，48岁，工人。起病1周，始则恶寒发热，周身关节走注作痛，继则两下肢出现多个蚕豆大小之结节，色红且痛，经使用西药保泰松等治疗，收效不著。顷诊身热未清（T 37.8℃），口苦而干。舌质红，苔薄黄少津，脉浮数。此热痹也，良由风湿热邪搏于血分所致。当予化瘀通络，泄热宣痹为治。处方：

葎草、青风藤、忍冬藤、桑枝各30g，虎杖20g，寒水石、赤芍药各15g，牡丹皮、地龙各10g。

连进5剂。体温正常，痹痛大减，结节基本消失。续予上方加桃仁10g、红花6g，又服10剂，诸恙若失。

此外，朱老治疗久痹之虚热，常用本品配合银柴胡、白薇、秦艽等，加养营和络之品，收效亦佳。

(3) 利水泄热

具有利水泄热之功的萆草,不仅是热淋之效药,而且可以用于肾炎的治疗。急性肾炎相类于"风水",乃风水相搏,致使肺失宣肃,不能通调水道,下输膀胱,水邪泛溢肌肤而成。在疏风宣肺剂中加用萆草,能促使浮肿尽快消退,有助于肾功能之恢复。

朱老治疗慢性肾炎选用萆草,必具备肾阴亏虚、湿热逗留之见症。斯时尿蛋白长期不消失,既有肾虚不足之"本",又见湿热逗留之"标"。治本固为要务,而祛邪亦不可忽;盖湿热留恋,必然伤阴,病之淹缠,良有以也。

【病案举例】

一曹姓女病人,45岁,技术员。患慢性肾炎已两年余,面浮足肿,时轻时剧,尿蛋白长期在＋~＋＋之间,红细胞、白细胞少许,腰酸肢楚,烘热头眩。舌质偏红,苔薄黄,脉细微数。迭进补肾摄精之品乏效。肾阴亏虚,湿热久踞,治宜养阴化邪。处方:

生地黄、石韦、龙葵、菝葜、熟女贞子各15g,萆草、马料豆、淮山药各30g。

连进10剂,浮肿逐渐消退。仍以上方出入化裁,共进40余剂,浮肿未再作,尿检正常,病情稳定。

〔朱步先整理〕

48　小麦的佳效

小麦为心之谷,善养心气,本草家多谓本品"面热、皮凉"。今临床所用系整小麦之陈者,则其性之平和可知。张仲景《金匮要略·妇人杂病篇》之甘麦大枣汤，主治"妇人脏躁，悲伤欲哭，象如神灵所作，数欠伸"。相似于今之癔病。即用小麦，配合甘草、大枣，以益气润燥，宁神除烦。历代医家相当重视此方，许叔微《本事方》、陈自明《妇人良方》都载有使用本方之验案。叶天士对本方的应用尤具独到之功夫，屡起大证。仔细分析脏躁之临床表现，皆系精神方面的疾病，"躁"，则是烦乱不安的意思。据此，脏躁之"脏"，指心脏也。小麦善养心气，润躁除烦为主药。本方除治脏躁外，又可用于小儿夜啼、自汗盗汗、惊悸怔忡等症。临床凡神经官能症见头眩健忘、心悸怔忡、心神烦乱、夜寐不实、多梦纷纭者，以此汤为主，随症加味，多收殊效。有人以此汤制成糖浆剂，定名为"脑乐"，治疗脑神经衰弱，甚受病者欢迎。甘麦大枣汤尚可治疗百合病。考百合病多系心肺阴虚、余热逗留所致。然亦有不少病人表现为心肺气虚者，虽为气虚，却不任参、芪之温补，此方甘平，用之最为熨帖，其小麦用量一般为30～60g，少则效微。

"甘能缓急"，小麦亦有缓解急迫的作用，《金匮要略·肺痿肺痈咳嗽上气篇》载："咳而脉浮者，厚朴麻黄汤主之。"方中之小麦，即取其能缓急镇咳。后人用小麦治冲咳、痉咳有一定效果，即受仲景此方用小麦之启迪也。

汗为心液，心气虚则汗外越，故小麦又有补心气、敛汗之效能。一般治汗多用浮小麦，即干瘪之小麦，淘之浮于水面者，小麦"面热、皮凉"，浮麦有皮无肉，故其性甘凉，尤擅敛虚汗，朱老喜常以浮麦与玉米茎心（即玉米茎剥去粗皮）配伍，治疗虚汗烦热，极有功效。单用浮麦炒焦为末，每服6g，每日2次，连服1周，亦效。如无浮麦，陈小麦亦可。唯煎煮时以小麦完整不烂为佳。

小麦之苗亦供药用。张锡纯《医学衷中参西录》盛赞麦苗有治黄疸之功，然以麦苗绞汁治黄疸，实早见于《千金方》。陈藏器《本草拾遗》亦谓麦苗"主酒疸目黄",并可"消酒食暴热"。这是值得认真研究的。

小麦之麸皮亦有敛汗作用,可用治盗汗自汗,近人更用于糖尿病,其法用麦麸与面粉按6:4的比例,加适量食油、鸡蛋、蔬菜拌和蒸熟代饮食,在1～3个月内可使尿糖、血糖下降,体重增加,全身情况显著好转。又,麦麸或浮小麦炒香,研细,每用6～10g,开水冲服,对于尿血、血淋亦有一定效果,可供参考。

〔何绍奇整理〕

49 仙灵脾为燮理阴阳之妙品

仙灵脾亦名淫羊藿。味辛甘,性温,入肝肾二经,功擅补肾壮阳,祛风除湿。凡肾阳亏虚所致之阳事不举,小便淋漓,经脉挛急,风湿痹痛,老人昏眊,中年健忘诸症,用之恒有佳效。朱老擅用此品,常谓:"仙灵脾温而不燥,为燮理阴阳之佳品。"其用大剂仙灵脾.(20～30g)配合熟地黄、仙茅、鹿衔草,起顽痹之大症,取其温肾阳、逐风湿之功;用仙灵脾配合丹参、合欢皮、炙甘草,治阳虚之心悸、怔忡,取心阳根于肾阳之意;用仙灵脾配合高良姜、荔枝核,治多年之胃寒痛,取益火生土之意。至于配合紫石英治妇女宫寒痛经、闭经、不孕;配合黄荆子、五味子、茯苓治水寒射肺之咳喘;配合吴茱萸、川芎治寒厥头痛;均能应手收效。爰举验案三则,藉见随症应用之一斑。

【病案举例1】

武某某,女,46岁,教师。子宫全切除术后半年,怯冷烘热阵作,四肢及眼睑肿胀,入暮尤甚,夜间躁扰不宁,难以入睡。全身乏力,二便尚调。舌质淡衬紫,苔薄白,脉细。揣度脉证,乃手术后损伤冲任,阴阳失燮之候也。治宜补益气血,燮理阴阳。

仙灵脾、潞党参、紫丹参各15g,仙茅、茯苓、炒白术各10g,炙黄芪、淮小麦各30g,生地黄12g,生牡蛎(打碎)20g,甘草5g,大枣6枚。10剂。

二诊:夜寐较实,怯冷已除,唯烘热,肢肿未已,苔薄白,脉弦细。上方加泽兰、泽泻各10g。10剂。

药后神疲好转,烘热退,肿胀消,能操持家务。原方间服,10余剂后遂能上班工作。

【按】 冲任二脉起于胞中,根于先天。冲为精血终聚之所,任为阴经之承任。奇脉之精血,阴中涵阳,浑然一体,一有亏损,则阴阳失却动态平衡,是以怯冷烘热诸症蜂起。病人因行子宫全切除术,损伤冲任,故见症如斯。朱老取仙灵脾、仙茅温润和阳,生地养阴,牡蛎潜降,庶几阴平阳秘,余药为补气养血之品。此方先后天并调,意在互相资生,阴阳相燮,气血兼补,故诸恙悉退矣。

【病案举例2】

潘某某,女,40岁,会计。1982年7月21日:经事淋沥,将及半载,迭进清营摄血之剂未效。诊得形体丰腴,头眩神疲,怯冷倍于常人,稍事活动,即感疲乏,腰酸气坠,漏下色红,时多时少。舌质胖苔薄,脉细,重按无力。此形盛气衰、气不摄血之候。治宜益气温阳,以固冲任。

仙灵脾、炙露蜂房、潞党参、补骨脂各12g,炙黄芪、煅乌贼骨各15g,仙鹤草、淮山药各20g,茜草炭10g,甘草5g。5~10剂。

二诊(1982年8月6日):服上方13剂后,神疲较振,腰酸腹坠亦释,经事淋沥之量显著减少,每次数滴,日行数阵。舌质淡胖衬紫，苔薄腻，脉细。前法既合，毋庸更张。上方加炮姜炭3g，10剂，漏下遂断。

【按】 一般而论，崩证势急，漏下则连绵不断而势缓。但崩证不愈，可致漏下，漏下不愈，亦可崩败。凡暴崩宜补宜固，漏下宜清宜通，此为常法。此证因漏下半载，阴伤及阳，医者囿于常法，见血投凉，故尔无效。朱老见其形体丰腴，但怯冷乏力，断为形盛气衰之候，遂予益气温阳，固摄冲任，确是治本之图。其中仙灵脾配合炙露蜂房益肾调冲，是朱老独到之经验；茜草根配合乌贼骨，能行能止，无兜涩留瘀之弊。阴阳得以燮理，残瘀得以潜消，漏下自已。

【病案举例3】

李某某，男，46岁，工人。3年前罹黄疸之疾，经治已愈。近半年来因将息失宜，遂觉神疲异常，周身乏力，食欲不振，大便时溏。经某医院确诊为早期肝硬化，肝功能不正常，肝大肋下3cm，质Ⅲ度，并予活血化瘀之剂，药如当归尾、赤芍药、三棱、莪术、丹参、生山楂等，连服30余剂，更觉神疲不支。顷诊诸恙如前，面黄少华。舌质淡衬紫，苔薄白，脉弦细尺弱。此肝肾阳虚、精血亏损之症，宜益肾温阳，以治其本。

仙灵脾、仙茅、炙黄芪各15g，熟地黄20g，山茱萸、云茯苓、紫河车各10g，淮山药30g，炙甘草6g，鹿角霜12g。10剂。

药后诸恙均减，精神渐振，仍予上方续进30余剂。嗣经复查肝功能已恢复，肝在肋下1cm，肝质Ⅱ度，续予师订之"复肝丸"，调治而愈。

【按】 对早期肝硬化的治疗，当区别虚实，不可妄行攻逐。证有"瘀"之表现，近世流行活血化瘀之治法，但若不审瘀之由来，拘守化瘀一法，未有不偾事者。盖乙癸同源，肾精亏虚，肾阳不足，必然导致肝之气阳亦虚；肝气不足，则疏泄无力，气虚则血涩不利，因而瘀阻；肝木不能疏土，势必影响中焦运化。这一恶性循环，均基因于下焦之虚乏。朱老治慢性肝炎、早期肝硬化等，凡证属肾阳不足者，均以温肾培本为主，选用仙灵脾配合仙茅、熟地黄、山药、鹿角霜、紫河车等温润不燥，以填下焦，疗效历历可稽。

〔朱琬华整理〕

50　葶苈子乃泻肺强心之佳药

葶苈子味辛苦，性寒，入肺、膀胱两经。长于下气行水，对于痰浊内阻、壅阻气道、气逆喘咳者，或水肿胀满而体气不虚者，用之多收佳效。然葶苈子有甜苦之分，《本草纲目》云："葶苈甘苦二种，正如牵牛黑白二色，急缓不同。……大抵甜者下泄之性缓……苦者下泄之性急。"朱老认为肺热咳喘多选甜葶苈，而泻水消肿则以苦葶苈为胜。

(1) 泻肺除饮

葶苈子苦降辛散，其性寒凉，故能泻肺止喘，利水消肿。朱老凡遇咳喘气阻，痰涎壅盛，而舌苔腻者，均于辨证方中加用葶苈子10～15g，服用一两剂后，恒奏显效。因其苦寒善泄，"通利邪气之有余，不能补益正气之不足"，故虚人须慎用，或与山药、白术等品同用始妥。

【病案举例】

张某某，男，81岁，干部。宿有慢性支气管炎史，经常咳喘，痰多气促，行走或活动后更甚，近日又发作较剧，面目浮肿，痰多如涌，气逆咳喘，难于平卧，苔微黄腻，脉弦滑。此痰浊阻肺，气失肃降之候，治宜泄化痰浊，降逆定喘。处方：

葶苈子、杏仁泥、黄荆子各15g，竹沥夏、白苏子、黛蛤散（包）各10g，化橘红、甘草各6g。4剂。

复诊：药后痰量大减，咳喘渐平，苔腻亦渐化，效不更方。原方葶苈子减为10g。续服3剂。

药后即趋平复，以参蛤散加味（自制方：红参须20g，蛤蚧1对，麦门冬、五味子、紫河车各30g，化橘红20g。研末，每次3g，每日2次。对慢支、哮喘、肺气肿、肺心病均获佳效）善后巩固之。

葶苈子泻肺定喘，师法前贤：仲景之葶苈大枣泻肺汤治悬饮；己椒苈黄丸治饮留肠间，与热互结而腹满、口干舌燥之痰饮病，均以葶苈子为主药。章次公先生对痰饮咳喘者，常取葶苈子30g，鹅管石40g，肉桂10g，共研细末，每次6g，每日2次，既能温化饮邪，又可涤痰定咳，收效甚佳。朱老常谓："痰饮病概括了现代医学之慢性支气管炎、支气管哮喘、渗出性胸膜炎、胃肠功能紊乱及幽门梗阻等病，以上诸病凡见面目浮肿、咳喘气逆、痰涎壅盛、呕吐痰水，而肺气不虚者，均可参用葶苈子，颇能提高疗效，缩短疗程。"

(2) 抗御心力衰竭

心力衰竭的病理以虚为本，总属五脏俱虚，因虚致实，产生水饮、血瘀，上凌心肺则悸、喘。由于葶苈子有强心苷的作用，能使心收缩加强，心率减慢，对衰竭的心脏，可增加排血量，降低静脉压，因此风心病及肺心病并发心力衰竭者均可用之。多年来，朱老对心力衰竭病人善用扶正祛邪法取效。常以葶苈大枣泻肺汤为主，随症加味，能使临床症状和心力衰竭较快地缓解或消失；多数病人不仅稳定病情，而且可以恢复工作能力。凡见心慌气短、动则加剧，自汗，困倦乏力，苔白质淡，脉沉弱者，乃心脾气虚之证，宜加用炙黄芪、党参、白术、炙甘草，以益气健脾；两颧及口唇发绀、时时咯血、脉结代、舌质紫瘀者，系心体残损、肺络瘀阻之证，应加用化瘀和络之品，如丹参、苏木、花蕊石、桃仁、杏仁、炙甘草等；如阳虚较甚，怯冷、四肢不温，足肿，舌质淡胖苔白，脉沉细而结代者，需加用附片、仙灵脾、鹿角片、炙甘草等品以温肾助阳。

【病案举例】

周某某，男，54岁，工人。患风心病已7载，迭治未瘥。近旬来，咳喘气促，伴见咳血，面浮足肿，数用抗感染、强心、止血等西药，咳血仍未止，胸痛气急，心悸怔忡。舌边瘀斑甚多，苔薄，脉弦。心体残损，宿瘀内停，瘀血乘肺，肺络受损，诸象以作。治宜益气培本，消瘀宁络。处方：

太子参30g，葶苈子15g，苏木、煅花蕊石（研分吞）、麦门冬、炙甘草各10g，参三七末2g（分吞），大枣10枚。

药服2剂，咳血减少，咳喘趋缓，续服3剂，血止喘定，调理而安。

对于慢性肺源性心脏病并发心力衰竭者，朱老除辨证用药外，多加用葶苈子末，每次4g，每日3次，食后服，奏效甚佳。一般在服药后三四日，尿量增加，浮肿渐退，服药至两周时，心力衰竭显著减轻或消失，且无任何副作用。

〔朱又春整理〕

51 益母草应用举隅

益母草味辛微苦，性微寒，入心、肝二经，长于活血祛瘀，为妇女经事不调、产后瘀阻腹痛诸疾之要药。其子名茺蔚子，又名小胡麻、三角胡麻，主治略同，尤擅解郁平肝、活血祛风之长。至于两者区别，李东垣谓"根茎花叶专于行，子则行中有补也"。朱老则认为："二味活血祛瘀之功近似，若论利水，则益母草为胜。"

(1) 消风止痒

《神农本草经》早有"瘾疹痒，可作浴汤"的记载，内服之功亦相近似。朱老认为："益母草的消风止痒作用，全在其能入血行血，盖血活风自散也。"风疹之疾，初起当侧重宣肺，盖肺主皮毛，肺气开，风气去，痒遂止耳。若久发营虚，风热相搏，郁结不解，则痒疹此起彼伏。顽固者痞瘰硬结难消，令人奇痒难忍，甚或心烦不寐。此时当宗"久病多虚"、"久病多瘀"之旨，以营虚为本，以瘀热不散、风气不去为标，采用养营、活血、清风之品，方可奏功。朱老恒以四物汤为主方（重用生地黄至30g），伍入益母草、紫草、红花、白鲜皮、白蒺藜、徐长卿等。奏效较捷。

【病案举例】

王某，女，34岁，痒疹已起2个月余，曾经泼尼松、马来酸氯苯那敏等治疗，尚可控制，但停药复作，又服祛风止痒之中药多剂，收效不著。就诊时痞瘰布于周身，其色或白或赤，并可见多处搔破之指痕，每逢外出吹风则疹出尤多。舌苔薄，脉浮弦。此因久发体虚，卫外不固，兼之营中郁热未清，风邪留着。亟宜益气固表，活血消风。乃予：

生黄芪20g，防风6g，生地黄30g，当归、赤芍药各10g，川芎5g，益母草、豨莶草、徐长卿各15g。

连进5剂，瘙痒锐减，疹块渐消。继服10剂，顽疾得瘥。

(2) 平肝降压

益母草之降压作用，已为现代药理实验所证实，但决非泛泛使用，它主要适用于肝阳偏亢之高血压症。《杂病证治新义》之"天麻钩藤饮（天麻、钩藤、生石决明、山栀子、黄芩、川牛膝、杜仲、益母草、桑寄生、夜交藤、朱茯神）"有平肝阳、降血压之作用。分析此方，除用潜阳、泻火、平肝诸品外，尤妙用牛膝、益母草之活血和血、降逆下行，使肝木柔顺，妄动之风阳得以戢敛，其"新义"殆在于斯。朱老指出："益母草有显著的清肝降逆作用，对产后高血压症尤验，但用量必须增至60g，药效始宏。"当肝阳肆虐，化风上翔，出现血压增高、头晕肢麻时，或久病夹有痰湿、瘀血，伴见面浮肢肿、身痛拘急者，均可适用。朱老曾制"益母降压汤"，药用益母草60g、杜仲12g、桑寄生20g、甘草5g。头痛甚者加夏枯草、生白芍药各12g，钩藤20g，生牡蛎30g；阴伤较著者加女贞子12g，川石斛、大生地黄各15g。

【病案举例】

一周姓女，93岁，夙患高血压，长期服用降压片。今测血压为178/106mmHg，经常头晕且胀，肢麻身痛。近半个月来，又增腹中隐痛，腹泻日三四行，更觉疲乏难支。舌苔薄，脉弦劲。缘风阳偏亢，脾土受戕。治予潜阳熄风，抑木安中。药用：

益母草、生牡蛎（先煎）各30g，桑寄生、钩藤（后下）各20g，白芍药12g，乌梅肉6g，木瓜10g，甘草5g。

连进8剂。血压下降至150/88mmHg，腹泻已止。

仍从原方出入，调理而安。

(3) 利水消肿

用益母草利水消肿，必须大剂量。曾验证：若每日用 30～45g 时，利尿作用尚不明显，用至 60～120g 时（儿童酌减），始见佳效。鉴于其具有活血、利水之双重作用，故对于水、血同病，或血瘀水阻所致之肿胀，堪称的对之佳品。应用概况是：

①用于肝硬化腹水：此症与肝脾肾关系最为密切，乃气血水相因为患，其病位在肝，恒多"瘀积化水"之候。朱老治疗腹大如鼓、腹壁青筋显露之鼓胀，在辨证论治的前提下，恒以益母草 120g（煎汤代水煎药）加入辨证方药中，常可减缓胀势，消退腹水。

②用于急、慢性肾炎：急性肾炎多系外感风邪水湿，或疮疡湿毒内攻等，致使肺脾肾三脏功能失调，水湿泛溢肌肤而成。益母草除能利水外，尚可清热解毒，《新修本草》载："能消恶毒疔肿、乳痈丹游等毒"，不失为治疗急性肾炎之要药。常用处方：益母草 90g，泽兰叶、白槿花各 15g，生甘草 5g。风邪未罢，肺气不宣加生麻黄 5g；内热较甚加生大黄 5g、生黄柏 10g；气血虚弱加当归 10g、生黄芪 15g。至于慢性肾炎，则要从久病肾气亏虚，络脉瘀滞，以致气化不行，水湿潴留着眼，补肾、活血兼进，藉以扩张肾脏血管，提高肾脏血流量和增强肾小管排泄功能。常在组方时选加益母草。

用于其他原因之水肿。临床可见一类浮肿，尿常规检查无异常发现，一般肿势不剧，以面部和下肢较为明显，常伴见面色少华、头晕乏力等症状。朱老认为，此类浮肿基因于气血亏虚，肝脾失和。盖气虚则鼓荡无力，血涩运迟，络脉瘀滞，以致水湿留着。故此类浮肿，乃虚中夹瘀之候也。朱老习用生黄芪（30g）与益母草（60g）相伍，以扶正气、化瘀滞、行水湿。配合茯苓、白术健脾，当归、白芍药养肝；天仙藤、木瓜舒筋化湿，收效较显著。

此外，益母草治血尿，急性者配小蓟、白茅根、苎麻根；慢性者伍仙灵脾、血余炭、枸杞子有效。

〔朱步先整理〕

52　徐长卿配伍琐谈

徐长卿辛温无毒，《神农本草经》称其主"疫疾、邪恶气、温疟"，有辟秽作用，故古人用其辟瘟疫。《肘后方》载其能治"注车注船"之候："凡人登车船烦闷头痛欲吐者，宜用徐长卿、石长生、车前子、车下李根皮各等份，捣碎以布囊系半合于衣带上，则免此患。"今人用此品煎服治登山呕吐、晕车晕船，即受其启迪。由此推勘本品有镇静作用。归纳后世的实践，本品的主要作用还有：理气镇痛，用于脘腹疼痛，风湿痹痛；解毒消肿，治疗毒蛇咬伤；祛风止痒，用于风疹瘙痒不已。朱老运用此品，配伍他药，治疗多种疾病，疗效甚佳，兹介绍如下。

(1) 徐长卿配白鲜皮祛风止痒

隐疹（又称风疹块）一症，多系风热搏于营分所致，严重者痞瘰遍体，瘙痒不已。辨证治疗，以消风止痒为大法。久发不已者，恒需参用和络消瘀之品；若卫气已虚，又当益气固卫。徐长卿不仅能祛风，又能镇静止痒，故为治此症之佳品。临床实践证明，本品有抗过敏作用，既可入煎剂，又可作外洗剂。内服常与白鲜皮为伍，加用于辨证论治之方药中。外治常用徐长卿、白鲜皮、苍耳草、蛇床子各30g，煎成后俟温时熏洗之，止痒效果较为明显。婴儿湿疹多起于6个月之后，严重者由周身及于面部，瘙痒难熬，搔破后脂水淋漓，此症顽缠，不易速愈。朱老拟一方：徐长卿、生地黄各 12g，赤芍药 9g，紫草、炒枳壳各 5g，白鲜皮、焦山楂各 10g。随症加减，收效较显著。如丁某，男，1.5岁，患婴儿湿疹已起 2 个月余，疹瘰此起彼伏，面部搔破。曾用马来酸氯苯那敏等西药治疗罔效。经与上方服 8 剂而瘥。

(2) 徐长卿配姜黄宣痹定痛

痹痛一症，多因风、寒、湿、热邪之侵袭，着于经脉所致。尽管其见症各异，施治有温凉之殊，而宣通痹着实为要务。根据朱老之经验，徐长卿与姜黄相伍，行气活血，有利于痹着之宣通，有明显的驱邪镇痛作用。风湿痹痛，加用虎杖、鹿衔草等，有较好的疗效。至于顽痹，因病邪深伏经隧，急切难解，应以益肾蠲痹为主，在对症方药中加用徐长卿，可以缓解疼痛之苦。

【病案举例】

1978 年朱老去广州讲学，曾在某医院为一尿酸盐沉积引起的"痛风"病人会诊。斯时病人左足拇趾第二关节肿痛，痛楚不堪，经西药治疗半年未愈，朱老诊为湿毒蕴结，经脉痹闭，予泄化湿毒、宣痹定痛方。药用：

土茯苓、生薏苡仁、淮山药各 30g，生黄芪、木防己、泽泻、怀牛膝各 12g，徐长卿 15g，片姜黄 9g。

1981 年该病友函述，此方连服 30 余剂，肿痛尽消而出院，3 年未复发。

(3) 徐长卿配乌梅治不服水土之泄泻

腹泻多因脾胃运化不健，水谷不分，并入大肠所致，故前人有"泄泻之本，无不由于脾胃"之说。亦有因不服水土而致泄泻者。对此，朱老喜用徐长卿配乌梅，伍以补脾药治之，以调整机体的适应性，促进肠胃的消化吸收，尽快改善临床症状。

【病案举例】

王某某，女，48岁，东北人。来南通工作月余，腹泻日两三行，迭经胃苓汤出入治疗，10余剂罔效。细询其无饮食不洁史，亦不恣食厚味，腹时隐痛。舌苔薄腻，脉细弦。乃予：

四君子汤加徐长卿、炙乌梅肉、青皮、陈皮。

连服3剂，腹泻即瘥。续予原方5剂以巩固之。

〔朱步先整理〕

53 太子参配合欢皮，功擅调畅心脉、益气和阴

"萱草忘忧，合欢蠲忿。"合欢皮，性味平甘，功擅宁心悦志，解郁安神。《神农本草经》谓能"安五脏，和心志，令人欢乐无忧"。盖心为君主之官，心安则五脏自趋安和。太子参，其用介于党参之补、沙参之润之间，其性不温不凉，不壅不滑，确系补气生津之妙品。两味相伍，治疗心气不足、肝郁不达的情志病，确有调肝解郁、两和气阴之功，而无"四逆"、"四七"辛香升散、耗气劫阴之弊；疏补两济，平正中庸，实有相须相使、相辅相成之妙。

情志、血脉同受心肝两脏所主宰和调节，而心脏疾患的心悸心痛、胸闷乏力等见症，除本脏致病外，恒与木失疏泄攸关，盖气滞则血瘀，心脉失畅，怔忡、惊悸作矣。因此，在治疗心脏疾患时，朱老指出：须注重心肝同治，特别是气机郁结、气阴两耗的冠心病、心肌炎、心律失常等病症，心肝同治尤多，用药首选太子参、合欢皮，随症施方，每每应手取效。用此两味，意在益气和阴、舒畅心脉，令心气旷达，木气疏和，则胸痹心痛即可蠲除。

(1) 胸痹

【病案举例1】

范某某,女,68岁,城镇居民。胸膺作痛,板滞不舒,气短如窒,夜寐欠安。舌苔薄腻,脉弦代。心电图示:房性期前收缩,部分未下传,左室肥厚,心肌损害。此气机失畅、心脉痹阻之候,治宜益心气,通心脉,宣痹散结,调气宽胸。予:

太子参20g,合欢皮、全瓜蒌、紫丹参各15g,薤白、郁金、降香、苏罗子、火麻仁各10g,炙甘草12g。

服药5剂,心气复展,胸痹渐开,胸痛气窒减轻。再服5剂,胸痛消失。

【病案举例2】

吴某某,女,50岁,干部。夙有冠心病、乙型肝炎病史。近日胸闷殊甚,神疲乏力,纳谷欠香。舌质衬紫,苔薄腻,脉细。证系久病痰瘀互阻心脉,心气失展,治予调畅心脉、豁痰化瘀。

太子参、合欢皮各15g,全瓜蒌20g,三七末2g(分2次冲服),薤白、法半夏、川芎各10g,生山楂12g,甘草5g。加减共服15剂,胸膺宽舒,纳谷知香,体力渐复。

【按】 上述两例,均有心气不足、胸阳失旷之见症,故均用太子参配合欢皮,以益心气,畅心脉。范案兼见气机失畅,故选苏罗子、降香、郁金调气通络;吴案瘀滞之症明显,故用三七、山楂活血化瘀。此同中之异也。

(2) 心悸

【病案举例】

陈某某,男,23岁,工人。心悸怔忡,不能自持,伴有头晕胸闷,舌红苔少。心率106次/min,期前收缩4次/min。此症肝失调畅、气阴两亏,法当调畅肝脉、益气养阴:

生地黄、生白芍药、合欢皮、太子参、麦门冬、玉竹各15g,生牡蛎(先煎)20g,功劳叶12g,炙甘草10g。

服药5剂,心悸、头晕、胸闷悉减,心率降至92次/min,期前收缩偶见。原方去功劳叶,加珍珠母(先煎)20g继续服用。

【按】 此证心阴不足,阴不敛阳,故心率增速。方中太子参合炙甘草、麦门冬、生地黄、玉竹,益气养阴;牡蛎潜阳,合欢皮宽胸畅脉,故获效机。

(3) 眩晕

【病案举例】

陆某某,女,38岁,工人。头晕、心慌、胸闷、喉梗塞,四末欠温。舌偏红,脉细。BP 90/60mmHg。证属气机失调、阴阳失燮,当予益气阴、畅肝木。

太子参、黄芪、黄精各15g,合欢皮、丹参各12g,川芎、仙灵脾各10g,甘草6g。

加减服用12剂,眩晕止,症悉退。

【按】 此证舌质偏红,阴虚也;四末欠温,阳不足也。阴阳失调,脑失涵养,此眩晕之由来。方以甘平为主,配合仙灵脾柔润和阳,合欢皮系对胸闷喉塞而设。

(4) 喘息

【病案举例】

张某某，女，60岁，城镇居民。病始干咳，近日情怀不舒，喘息不平，喉间痰鸣，两胁作胀，口干，苔中剥，脉细弦。经某医院检查，诊为神经官能症。证为肺气失肃、肝失条达。治宜肺肝兼顾。

太子参、杏仁各12g，合欢皮、百合、黄荆子各15g，淮山药20g，麦门冬、绿萼梅、炙僵蚕各10g，甘草5g。

加减服23剂，喘平症安而愈。

【按】 证系肝气犯肺而喘逆，方取太子参、合欢皮益气调肝，百合、黄荆子、杏仁肃肺。

(5) 脏躁

【病案举例】

邵某某，女，35岁，教师。无悲自哭，涕泪交流，举发无常，胸闷太息，每于情绪激动而加重。证乃脏躁，治当和缓心气，解郁柔肝。

太子参、朱茯苓各15g，夜交藤、淮小麦各30g，合欢皮、石菖蒲、仙灵脾各12g，甘草3g，大枣12枚。服12剂后，因他病就诊时云：已2个月未发。

【按】 脏躁证用甘麦大枣汤为常法，加太子参、合欢皮益气调肝，更为合辙。

(6) 不寐

【病案举例】

张某某,女,43岁,干部。夜不安寐已延2个月之久。心慌胆怯,虚烦忧郁,头晕善忘。舌苔薄白,脉细软数。此心气不和、虚热内扰之候,拟除烦降火,舒郁安神为治。

太子参、合欢皮、柏子仁、酸枣仁各15g,夜交藤、秫米各20g,知母12g,川芎、甘草各6g。

加减共服13剂,夜卧安、虚烦宁。

【按】 太子参配合欢皮,与酸枣仁汤合用,方随症立,疗效自见。

〔戴坚整理〕

54 片姜黄配海桐皮,效专行气活血、通络定痛

肩关节周围炎属于"痹证"的范畴,多见于中年以后的病人,故有"五十肩"之称。由于此际气血渐衰、肝肾渐亏,气血衰则关节失于濡养,肝肾亏则其所合之筋骨松懈,故虽见肩周疼痛,屈伸不便,若依寻常痹证治法,漫投祛风散寒逐湿之剂,往往无效。朱老经验,此病必须以补肝肾、培气血为主,辅以蠲痹通络之品,补中有通,始能开痹闭。扶正常用熟地黄、当归、桂枝、鹿角胶、仙灵脾、黄芪、白术等。开痹常用防风、赤芍药、羌活、威灵仙、红花、炒白芥子等祛风、活血、化痰药,尤喜加用姜黄配海桐皮这一"对药"。

姜黄,又名片子姜黄,功擅理气散结,古人谓其"兼理血中之气","能入手臂止痛"。陈藏器云:"此药辛少苦多,性气过于郁金,破血立通,下气最速,凡一切结气积气,癥瘕瘀血痛疽,

并皆有效，以其气血皆理也。"（转引自《本草求真》）是以严用和《济生方》蠲痹汤、孙一奎治臂背痛方皆用之。饶有兴味的是，严氏蠲痹汤中有黄芪、当归益气养血，孙氏治臂背痛方中有白术补脾扶正，是皆宣痹不忘扶正之意。姜黄横行肢节，行气活血，蠲痹通络，是治疗肩臂痹痛之要药。海桐皮祛风湿，通经络，达病所，疗伤折，有止痛、消肿、散瘀之功，古方用以治百节拘挛、跌仆伤折。据朱老多年经验，姜黄与海桐皮同用，其效益显，虽两者皆耗气耗血，但用于大队养肝肾、补气血药中，即无此弊。如上述常用的配伍方法，补中有通，主次分明，契合此病病机，故屡用屡验。如能配合针灸、推拿，更可收事半功倍之效。

【病案举例】

宣某某，男，56岁，工人。近数月来肩臂酸楚，其势逐步加剧，不能高举、后伸；夜卧时难于左侧睡，否则即疼痛加剧。舌苔薄，脉细。此肝肾、气血亏损，经脉痹闭不利之证。治宜养肝肾、益气血、通络脉。

熟地黄、炙黄芪、海桐皮各15g，片姜黄、当归各12g，桂枝、甘草各6g，红花、赤芍药各10g。5剂。

药后左肩臂酸楚疼痛显减，已能高举后伸，嘱其以原方继服5剂巩固之，并适当锻炼，慎避风寒。

〔何绍奇整理〕

55　鲤鱼消水有殊功

鲤鱼为寻常服食之品，但独擅消水之功。晋代葛洪即用鲤鱼消水，唐代孙思邈亦倡之，宋代《太平圣惠方》、《圣济总录》均收载了不少以鲤鱼为主药的消水方剂，内容精湛，足资效法。由是可知用鲤鱼消水，渊源有自。考葛洪《肘后备急方》，用鲤鱼的处方数处见之。如卷四《治卒大腹水病方第二十五》之"鲤鱼赤豆汤"，卷三治《卒身面肿满方第二十四》之"鲤鱼醇酒汤"，卷三还载有用鲤鱼、泽漆、茯苓、泽泻、桑根白皮组成的消水方剂，以其配合泻肺行水之品，复方图治，立意甚超。至宋代，《太平圣惠方·食治水肿诸方》载："治水气，腹大脐肿腰痛，不能转动"，用赤小豆五合，桑根白皮三两，白术三两，鲤鱼（一头）三斤，以水一斗，放一处煮，候鱼熟，取出鱼，尽意食之。并告诫："勿食盐"。又"治水肿，利小便，鲤鱼粥方"，用鲤鱼一头，商陆二两，赤小豆三合，紫苏茎叶二两。两方配伍奇巧，其中鲤鱼粥方取紫苏茎叶之理气发汗，商陆之逐水，鲤鱼、赤小豆之和中消水，兼扶正气，开鬼门，洁净府，竭尽治水之能事。从前人用方之意扩充。以鲤鱼为主，结合辨证用药，广泛用于肝硬化腹水、血吸虫病腹水、肾炎水肿，疗效历历可稽。

《千金要方》用鲤鱼治疗妇人诸种水气病颇具特色。如该书《妇人方》之"鲤鱼汤"，"由鲤鱼一头重二斤，白术五两，生姜、芍药、当归各三两，茯苓四两组成，主治妊娠肿大，胎间有水气"。此证近似于今之妊娠期羊水增多症，此方系从仲景真武汤化裁而出，即以仲景原方去附子，加当归、鲤鱼，变温肾行水之方，为调营安胎、崇土消水之剂。朱老多年来以此方治疗此病及子肿之头面、遍身浮肿，多获佳效。有服一两剂即愈者，其效之捷，令人惊叹！病人服此方后，不久即腹内鸣响，旋即小便增多，肿势渐消，且无副作用，亦不碍胎气。我们在实践中体会到，上方如不用鲤鱼，疗效即差；如仅用鲤鱼煎汤或以鲤鱼少加陈皮、生姜、赤豆之类煎服，亦同样有效；如易以鲫鱼或其他鱼类，疗效即明显降低。是知鲤鱼之消水，确有殊功。

鲤鱼不仅消水，且安胎气，《太平圣惠方·食治妊娠诸方》载有用鲤鱼为主的两则安胎方剂，构思甚为精巧。其一，"治妊娠，因伤动，腹里疞痛，宜服安胎鲤鱼粥方"，由"鲤鱼一斤、苎麻根二两、糯米五合"组成。以方测证，此方殆适用于妊娠早期因劳累损伤胎气，以致胎漏行红，欲作小产者。其二，"治妊娠，胎脏壅热，不能下食，心神躁闷，鲤鱼汤方"，用"鲤鱼长一尺、生姜一两、豆豉一合、葱白一握"。推究此方，殆适用于妊娠之外感高热证，其邪热有伤胎之势，诸药相伍，具扶正达邪、安胎解热之功，可供临床参用。

鲤鱼具有扶正、补土、消水、安胎之多种作用，而随症化裁之妙，又在善用者变通之。

【病案举例】

陈某某，女，34岁，农民。夙患血吸虫病，近年来，形体消瘦，食欲不振，腹部逐渐胀大，某医院确诊为肝硬化腹水，经中西药物治疗效果不显。顷诊肝区刺痛，炕热体倦，腹大如鼓，小溲不多，大便尚调，月经虽行而量少，其色紫黑。舌质偏红，苔薄黄，脉弦数。肝功能检查：SGPT 60U，TTT 13U，白蛋白、球蛋白倒置。证属鼓胀。缘肝脾两伤，癥块癖积，疏泄失职，血瘀水停所致。当予调养肝脾、化癥消瘀、疏络行水为治。处方：

北沙参、丹参、泽兰、泽泻各15g，制黄精、石见穿各20g，生牡蛎（先煎）30g，路路通、炙䗪虫各10g。

连进5剂，未见显效。仍予原方，每日1剂，另嘱每日觅鲤鱼一尾，去鳞甲、内脏，加赤小豆60g，不放盐，煮服。第二日尿量显增，半个月后腹水退净。续予原方去泽泻，加生黄芪30g，嘱隔日服1剂，共进20余剂，此间未饮鲤鱼汤，但小便一直正常，后予复肝散善后巩固，半年后复查，肝功能正常，基本治愈。

〔何绍奇整理〕

56　石斛除痹奏佳效

石斛甘淡微咸，性寒，入胃、肺、肾经，为清养肺胃之阴之要药。《神农本草经》言其"除痹"，此意颇为难解。盖痹者闭也，其治以宣通开闭为要义，清养滋补之石斛何能开闭？实为一大疑团。清代周岩《本草思辨录》对石斛有一段论述，颇能发人深思。其曰："石斛得金水之专精，《神农本草经》强阴两字，足赅全量。所谓阴者，非寒亦非温，用于温而温者寒，用于寒而寒者温。《名医别录》逐皮肤邪热痱气，是温者寒也。疗脚膝疼冷痹弱，是寒者温也。要不出《神农本草经》除痹、补虚两端。痹何以除？运清虚之气，而使肾阴上济，肺阴下输也。虚何以补？布黏腻之汁，而使撼者遂定，豁者遂弥也……大凡证之恰合夫斛者，必两收除痹、补虚之益。若专以之除痹，专以之补虚，则当弃短取长，而制剂之有道可矣。"如斯观之，则石斛之除痹，必与《神农本草经》"补五脏虚劳羸瘦"之说联系而论，方能得其真谛。

许叔微《普济本事方·风寒湿痹历节走注诸病》"增损续断圆"，"治荣卫涩少，寒湿从之痹滞，关节不利而痛者"，由续断、薏苡仁、牡丹皮、山药、桂心、白茯苓、黄芪、山茱萸、石斛、麦门冬、干地黄、人参、防风、白术、鹿角胶组合成方，"荣卫涩少"，是方证之着眼点。此必是荣卫两虚，肝肾不足，而寒湿逗留者，即虚痹之类，徒事搜风、散寒、化湿无益。盖祛风蠲痹套药，有伤津耗液之弊。气虚津涸，脉为之不利，痹闭难以宣通。增损续断丸方，以益气养荣、补益肝肾为主，佐以祛风通络之品，实为治本之图。方中用石斛，诚如周岩所云，殆取除痹、补虚两义。

朱老对石斛除痹的应用，以痹证久延，肝肾阴伤，呈现筋脉拘挛作痛，形体消瘦，或午后低热，舌红少苔，脉细数者，用之为多。恒以石斛配首乌、白芍药、地黄、鸡血藤滋养肝肾阴液，钩藤、天麻、豨莶草、秦艽、桑寄生、木瓜祛风通络，桃仁、红花活血定痛，有较好的效果。其中石斛的用量，一般为15～30g，少则效差。先生的经验，此类痹证，当根据中医肝主筋、肾主骨的理论，注重滋养肝肾，俾源头得畅，则脉涩者方可转为流利。而祛风通络之药，又当避开辛燥，以防伤津耗液。又阴虚脉涩不利，易致血瘀，故又当适当选用活血化瘀之品，如桃仁、红花之属，此类痹证，不宜急切图功，当守方常服，多进自可获益。

〔朱步先整理〕

57　石菖蒲功擅治痰

　　石菖蒲辛温芳香，为开窍要药，常用于治疗健忘、多寐、神昏、癫狂、惊痫、中风失语等神志方面的疾患，而究其主要作用，乃在于入心涤痰，痰浊去，气血通，神明自复矣。

　　石菖蒲涤痰开窍的卓越作用，被广泛用于治疗急性热病及杂病之痰蒙清窍症。急性热病之神昏，多系热邪内陷所致。邪热鸱张，极易熏灼津液，炼而为痰，痰热蒙蔽心窍，则谵妄神昏作矣！雷丰《时病论》的"祛热宣窍法"即为此而设，"治温热、湿温、冬温之邪，窜入心包，神昏谵语或不语、舌苔焦黑，或笑或痉"等，方中既用犀角、连翘配牛黄至宝丹以清心泻火，而雷氏又特别指出："凡邪入心包者，非特一火，且有痰随火升，蒙其清窍"，故复以川贝母化痰，鲜石菖蒲开窍，以"救急扶危于俄顷"。此方之重点，侧重于祛热，涤痰宣窍为其次；盖痰由热生，若不重点治热，则本末倒置，徒治痰无功，此方配伍洗练，不失为热病神昏之效方，临床屡用有效。痰火盛者，随症加入天竺黄、郁金、竹沥之类收效尤著。至若湿温证，痰浊蒙蔽心包，症见身热不甚，神志呆钝，表情淡漠，时明时昧，喉间痰鸣，舌苔白而厚腻者，非菖蒲之化浊辟秽、涤痰开窍不为功，可选《温病全书》菖蒲郁金汤（鲜石菖蒲、郁金、炒山栀子、连翘、菊花、滑石、竹叶、牡丹皮、牛蒡子、竹沥、姜汁、玉枢丹）。痰湿盛者，可配苏合香丸以"温开"；痰热盛者，宜配至宝丹以"凉开"。此证必俟痰浊去、机窍开，神志始得渐苏。《随息居霍乱论》之菖阳泻心汤（菖蒲、黄芩、半夏、黄连、紫苏、厚朴、竹茹、枇杷叶、芦根），系从仲景泻心汤法脱化而来，治痰浊壅闭、神志昏迷、胸膈痞塞之症甚效，盖以菖蒲之涤痰化浊，配合芩、连之苦降，夏、朴之辛开，而奏通闭开痞之功。诚如清代周岩云："王孟英菖阳泻心汤，以菖蒲偶竹茹、枇杷叶等味亦妙。内用仲圣泻心汤三物，以菖蒲代生姜，盖义各有当也。"大能启人慧思。

　　用石菖蒲治疗杂病有关神志方面疾病的方剂甚多，常用的有《千金方》之孔圣枕中丹（龟板、龙骨、远志、石菖蒲），此方可用于治疗健忘。考健忘多由思虑伤及心脾，或房事不节，耗损真阴，以致神明不安、脑力不济所致。然多夹痰浊，故安神益志、宁心化痰并重，在补益中寓宣通之意，枕中丹之意甚妙。此外，《千金方》之定志小丸（人参、茯苓、菖蒲、远志），开心散（药物同上方，唯用量与剂型不同）等方皆用石菖蒲，均为心气不足兼夹痰浊者而设。王秉衡《重庆堂随笔》云："石菖蒲舒心气，畅心脉，怡心情，益心志，妙药也。"认为其功乃在于"祛痰秽之浊而卫宫城"，"宣心思之结而通神明"。可谓一语破的。

　　从前贤心法扩充，在治冠心病之心气虚而夹痰者，症见胸闷短气，精神抑郁，多寐健忘，舌质淡、苔白腻，脉弦滑，恒用人参、酸枣仁合甘麦大枣汤以补其心气，温胆汤加远志、石菖蒲以化痰开窍，契合冠心病本虚标实之病机，故屡奏效机。朱老近年来对心肌炎或冠心病而见心律不齐、心悸怔忡，夹有痰浊、苔白腻者，恒以石菖蒲、炙远志各3g，泡汤送服"刺五加片"，每服4片，每日3次，颇收佳效。盖取菖蒲、远志宁心化痰，调畅心气；刺五加增强机体抵抗力，调节心脏功能，三者合用，相得益彰，宜其效著也。又梅核气一病，多由情怀抑郁、痰气交阻所致。石菖蒲既长于治痰，又兼有理气之功，故用之甚为合拍。临床上常在半夏厚朴汤等方剂中加用此药，可以提高疗效。常见慢性气管炎病人服石菖蒲后，可使痰量锐减，其专于治痰之功，于兹可见矣！

〔何绍奇整理〕

58　紫石英效专温摄

紫石英甘温，入心、肝经，有降逆气、暖子宫、镇心安神之功。早在《金匮要略》中，即载有"风引汤（紫石英、寒水石、石膏、滑石、白石脂、赤石脂、大黄、干姜、龙骨、桂枝、甘草、牡蛎）"，以"除热瘫痫"，方中即用紫石英，历代医家，通过不断的实践，不断扩大了此药的应用范围。

一般说来，石药之性偏于燥，而紫石英温润，此点颇堪注意。质重而润，又能深入血分，故可通奇脉，为温养奇经、镇逆安冲之要药。早在《神农本草经》即记载其治"女子风寒在子宫，绝孕十年无子"。其治宫寒不孕之作用，为历代医家所赞许，可见经得起实践之检验。朱老治宫寒不孕证，亦喜用此药，多以其配合仙灵脾、鹿角霜、淡苁蓉、沙苑子等，随症辅以其他药物，有较佳效果。

冲脉为血海，起于胞中，夹脐上行，至胸中而散，若寒客胞中，则冲气因之上逆。逆于胃，则脘痛嗳气；逆于肺，则喘逆迫促。冲脉隶于阳明，若胃气虚馁，冲气更易上干。朱老经验，胃痛之因冲气上干者，多见于血虚夹寒之病人，其见症为面色萎黄或少华，脘嘈心悸，胃痛阵作，嗳气频仍，亦有见脐下动悸者，舌淡苔薄，脉弦细。若从肝气犯胃论治，往往乏效，盖理气之品，多易伤津耗液故也。常用六君子汤，以山药易白术，加当归、紫石英、川楝子、小茴香、沉香，每应手收效。其所以以山药易白术者，盖因白术升脾阳，不利于冲气平降之故。山药既可健脾，又能养胃安中，用之较为合理。

紫石英功擅降冲纳气，故为治疗喘逆之要药。一般而论，咳喘在肺为实，在肾为虚，发时治肺，平时治肾。但见症往往虚实夹杂，呈现咳喘痰多，动则喘促尤甚，气短乏力，心悸不宁等见症，则宜虚实兼顾，标本同治，肺、脾、肾三脏并调，可用紫苏子、杏仁、旋覆花下气豁痰；党参、山药、茯苓、甘草益气补脾；紫石英、补骨脂、五味子补肾纳气。执此法而化裁之，每可获效。对于肺肾两虚，咳喘乏力，或喘而易汗之虚喘，应梦散（人参、胡桃肉）不失为对症之良方，而朱老用此方，恒伍入紫石英，或再加紫河车之填补，自较原方疗效为优。

紫石英能镇心安神，所以常用于心悸、怔忡之候。昔张文仲治"虚劳惊悸"，用"紫石英五两，打如豆大，水淘一遍，以水一斗，煮取三升，细细服，或煮粥食"。是单用此药而收效者。此药常用于阳虚之心悸，桂枝甘草汤加黄芪、紫石英，是朱老治疗心阳虚之心悸常用方。若心之气阴两虚，呈现舌红苔少，夜寐不宁，心动过速，脉细数而弱者，则予益气养阴宁心方中加用之，以收安奠心君之效。药如太子参、麦门冬、五味子、玉竹、生地黄、枸杞子、炙甘草、柏子仁、紫石英等。

崩漏之成因甚多，然则冲任不固，乃是共性，络伤血溢，取药固摄下元，调理冲任，以堵缝隙，实为要着。震灵丹（禹余粮、赤石脂、紫石英、代赭石、乳香、没药、朱砂、五灵脂）是治疗崩漏下血量多，或纯下瘀血，以致头目昏晕、四肢厥冷之良方。观其方义，是在堵截中寓有化瘀，深得通塞互用之理，凡崩漏数日未已，漏下夹有瘀块，可仿震灵丹之意，取紫石英、赤石脂、乌贼骨收摄冲任，丹参、茜草养血化瘀，川断、杜仲补益肾气。在此基础上随症加减，历验不爽。

【病案举例】

谢某某，女，34岁，工人。体气素虚，经常头眩神疲，心悸气短，怯冷倍于常人，纳谷欠香，腰酸腿软，经行量多，有时淋沥多日始净；带下绵注，质稀。舌质淡苔薄，脉细软。此肾元亏虚、冲任不固、带脉失约之候，治宜温肾阳，摄下元，调冲任，束带脉。

紫石英20g，仙灵脾、赤石脂、炒白术各15g，煅乌贼骨12g，茜草炭、鹿角霜、炙露蜂房各10g，甘草6g。5剂。

药后神疲较振，漏下已止，白带亦少，原方续进10剂而安。

〔朱步先整理〕

59 阿魏消积破癥，内服外治咸宜

阿魏系伞形科植物阿魏的树脂干燥而成，味苦辛，性温，有特异之臭气。早在唐代，阿魏即开始用于临床，如《唐本草》载："阿魏，味辛平，无毒，主杀诸小虫，去臭气，破癥积，下恶气"（《千金翼方》所载与此相同）。宋、明以降，更以之作为心腹冷痛、痞积、腹胀、疟疾、痢疾要药。如《济生方》"阿魏丸"，即以阿魏（醋化开）、木香、槟榔、胡椒为丸，生姜皮煎汤送下，治气积、肉积、脘腹胀满作疼，或引胁肋疼痛，或痛连背膂，不思饮食。另一同名方以阿魏（酒浸化）配官桂、炮莪术、炒麦芽、炒神曲、青皮、莱菔子、巴豆霜，主治略同。分析两方，皆以阿魏为主药，配合理气、温通、散结之品，以奏消积破癥之功。而《痧胀玉衡》所载一方，由阿魏、延胡索、苏木、五灵脂、天仙子、莪术、陈皮、枳实、三棱、厚朴、槟榔、姜黄、芍药、降香、沉香、香附、莱菔子、砂仁组成，治食积壅阻痧毒，气滞血凝，疼痛难忍，头面黑色，手足俱肿，胸腹胀满之症，其用阿魏，殆在于"下恶气"。

朱老所用之"阿魏丸"，系近人聂云台氏所拟，方用：阿魏30g，水飞雄黄10g，黄蜡60g。制法：先将黄蜡烊化，加入阿魏及雄黄粉搅匀，然后放入石臼中捣极融，捻为丸，如梧子大，成人每服3～5粒，幼儿1～2粒（切碎吞），每日2次，食前开水送下。对于腹部胀气、冷痛、伤食、顽固性泄泻经年累月不瘥（包括肠结核）、急慢性痢疾（包括阿米巴痢）、小儿疳积膨胀或腹有肿块，以及肠寄生虫等症，均可应用。疫病流行期间，每晨服1～2粒，有预防感染之作用。如伤面食者用面汤下；伤肉食者用山楂汤下；伤于瓜果者用丁香汤下；痢疾、泄泻用木香、黄连汤下；疟疾用草果（去壳）、乌梅汤下，其效更佳。

【病案举例】

张某某，男，54岁。慢性痢疾，经常发作，作则腹痛便下黏液，迭药未已，苔、脉无著变，乃径予阿魏丸，每服3粒，每日2次；3日见效，5日而愈，迄未再发。

整理者曾在朱老指导下，治疗一位阿米巴痢病人，用阿魏丸每日3次，每次4粒，1周即获痊愈。

朱老指出："大凡阿魏所治之病，为有形之积滞，虽其味甚劣，但不损胃气。对胃肠积滞所致之恙，其效尤捷。"缪仲淳《本草经疏》认为："辛则走而不守，温则通而能行"，可谓一语破的。能知此义，则用阿魏之道，思过半矣。对病久气虚而兼积滞者，使用阿魏丸，应与四君子汤、异功散一类顾护脾胃之方配合应用，消补兼行。类此配伍者，有《张氏医通》"阿魏麝香散（阿魏、肉桂、麝香、人参、白术、神曲、水红花子）"为先例。

阿魏既可内服，又可外治，对痞块癥瘕，当内服外治结合，以提高疗效，内服以阿魏为主药，配合白术、白芥子、三棱、莪术、鸡内金、川芎、红花、丹参等，为丸缓消之。另以阿魏、山甲珠、三棱、莪术、生川乌、生草乌、蜣螂、芦荟、血竭、官桂、乳香、没药、木鳖子、雄黄等熬膏（用黄丹收膏），用时加冰片、麝香少许，贴于患处，止痛、消癥之力甚著。朱老经验，此膏外贴，治腹部癥块（包括肝脾大、良性肿块），确有殊功，一般连续使用2～4周，可以奏效。朱老对肠炎腹痛泄泻。或消化不良，便溏者，均取阿魏一粒如黄豆大，切碎，置脐上；以暖脐膏一张贴之，颇为奏效。

〔朱步先整理〕

60 紫菀辛润宣肺、二便滞塞俱效

紫菀为祛痰止咳药，《神农本草经》谓其"主咳逆上气，胸中寒热结气"，是其用于咳喘痰嗽的最早记载，而其利尿通便之特殊作用，方书所载不多见。最早用紫菀利尿，见于唐代孙思邈《千金要方》："治妇人卒不得小便，紫菀末，井华水服三指撮。"其后，宋《太平圣惠方》以紫菀配黄连、甘草治小儿尿血，水道中涩痛，用意均颇奇特。用紫菀通大便，则始于宋人史载之，据云蔡京病大便秘结,太医治之不得通,史当时初至京城,无医名,闻之,则上门施伎,却为守门者所阻,待其后诊过蔡京之脉,即云:"请求二十钱。"蔡惊问:"何为?"史云用来买药,即用紫菀研末送服,须臾大便即通,史于是名满开封。朱老指出:紫菀所以能通利二便,是因其体润而微辛微苦,观其药材,须根皆可编成辫状,故紫菀又有"女菀"之别名,其性润可知。润则能通,辛则能行,苦可泻火,故用于二便之滞塞有效。且肺为水之上源,肺气为痰火所壅,则治节不行,不能通调水道,于是小便不利;肺与大肠相表里,肺气不利,大肠失于传导,则大便亦不得通;由斯观之,紫菀所治之二便不利,必有肺气不宣之见症,非一切二便不利皆可治之也。推之凡清金润肺、消痰降气药,皆具有通利二便之功用,如瓜蒌、苏子、马兜铃、杏仁、桑白皮皆然。此说颇能开人悟境,记之以供同道参考。

〔何绍奇整理〕

61　白薇轻清虚火、透泄血热

白薇味苦咸,性寒,入肺、胃、肾经。其有清虚火、除血热等多种作用,为治疗阴虚内热,肺热咯血,大出血后虚烦血厥,热淋、血淋之要药,并可治风温灼热多眠、温疟等。

最早用白薇的方剂见于《金匮要略》,该书《妇人产后病脉证治》篇治"妇人乳中虚,烦乱,呕逆"之"竹皮大丸(生竹茹、石膏、桂枝、甘草、白薇)",有"安中益气"之功,方中即用此药。尤在泾对此方颇有中肯的分析:"乳子之时,气虚火胜,内乱而上逆也。竹茹、石膏甘寒清胃;桂枝、甘草辛甘化气;白薇性寒入阳明,治狂惑邪气,故曰安中益气。"此方殆用白薇治疗血虚烦乱,以其能利阴气,清血热也。后世"白薇汤",擅治妇人"郁冒血厥",方由白薇、当归、人参、甘草组成,其用白薇至为精当,盖血虚则阳热上冒,阴阳之气不相顺接,所以致厥。方中人参益气,当归养血,以补不足,尤堪咸寒之白薇,清热安中而抑阳亢,斯郁冒可除,血厥可愈。

白薇不仅可用于杂病,亦可用治热病,盖以其在清热中寓有透解之意。《通俗伤寒论》之"加减葳蕤汤(玉竹、生葱白、桔梗、白薇、豆豉、薄荷、炙甘草、红枣)",为治疗素体阴虚,感受外邪,而致头痛身热、微恶风寒、无汗或汗不多、咳嗽心烦、口渴咽干、舌赤、脉数之良方,方用玉竹、炙甘草、红枣滋养营阴,以益汗源;葱、豉、薄荷达表透邪;白薇轻清凉解,确属轻灵有效。白薇能入血分,按照温病卫气营血辨证之层次,用药或表或清之次第,凡病在卫气阶段,似不宜早用。经验所及,用白薇的着眼点有:①肺热较重。白薇能清肺金,凡以肺热咳嗽(特别是久咳)或咳嗽痰中带血为主症者可以用之。②热病后余热未清可以用之。③阴虚外感证早期亦可用,但必与养阴、透解之药同用。

《名医别录》载白薇"疗伤中淋露",《本草经疏》释曰:"《名医别录》疗伤中淋露者,女子荣气不足则血热,血热则伤中,淋露之候显矣。除热益阴,则血自凉,荣气调和而前症自瘳矣。"此药能入冲任,以清血海伏热,故对月经先期及漏下等症,凡属胞宫伏热者,均可酌用,近代名医程门雪先生治不明原因之发热,用白薇与鹿角相伍,配伍巧妙。从白薇入冲任,鹿角通督脉,两味并用,能燮理阴阳的角度来理解,觉得别有悟境。朱老治低热证,腰酸肢楚,头晕神疲,妇女可见月经不调,带下频仍,属肾虚为主者,恒以白薇与生地黄、巴戟天同用,随症加用不同的药物,其意亦在于燮理阴阳。而对于妇女围绝经期综合征,当戢敛虚火,平调阴阳,从调理冲任着手,以白薇、白芍药、牡蛎、仙灵脾、女贞子、盐水炒知柏等,组合成方,多能收较佳之效。

朱老擅治痹证,无论是风湿或类风湿关节炎,凡属热证或寒热错杂证,见低热缠绵、午后较甚,舌尖红、舌苔薄黄,脉来较数者,每于辨证论治方中,加用白薇、秦艽、老鹳草,其退热较速,痹痛亦随之缓解。夏秋间湿热为病之人多,有运用苦泄、辛开、淡渗、芳化诸法后,诸恙均退,唯后期低热缠绵,周身困倦,纳谷不香,示湿热伤阴,余邪留恋,朱老每取白薇、石斛、豆卷同用,对于屏退低热,促进消化功能之恢复,有所助益。

【病案举例1】

卫某某,女,34岁,教师。流产后体气未复,即行工作,经常头眩神疲,口干心烦,低热掌烷,夜寐不实,多梦纷纭,腰酸腿软,带下绵注,经行量多。舌质微红,苔薄,脉弦细带数。此冲任伤残、肝肾亏损、虚热逗留之征;治宜养肝肾,益冲任,清虚热。

白薇、仙灵脾各12g,生地黄20g,枸杞子10g,夜交藤30g,生白芍药、女贞子、炙龟板各15g,甘草6g。6剂。

二诊:低热渐清,口干心烦趋平,腰酸带下轻减。苔薄脉细。肝肾之阴稍充,冲任亏损渐复,宗前法继进之。

上方生地黄改为熟地黄15g,加紫河车8g。6剂。

三诊:精神渐振,自觉爽适,苔薄脉细,再予养肝益肾,以善其后。

枸杞子、女贞子各12g,生白芍药、制黄精各15g,紫河车、仙灵脾、当归身各10g,甘草6g。6剂。

【病案举例2】

秦某某,女,42岁,工人。3年前四肢小关节肿痛,时轻时剧,继则低热缠绵,逗留在37.5℃~38℃,ESR

98mm/h，RF阳性，确诊为类风湿关节炎，迭进中西药物，尚未控制其活动。目前低热未已，口干，晨僵明显，小关节对称性肿胀变形，艰于活动，颇以为苦。舌质红，苔薄腻，脉弦细。寒湿袭踞经脉，痹闭不利，蕴久化热。治宜蠲痹通络，养阴泄热。

生地黄45g，白薇、川石斛各15g，秦艽、乌梢蛇、地鳖虫各10g，炙僵蚕、广地龙各12g，青风藤30g，甘草6g。6剂。

二诊：药后低热挫降，关节僵肿稍退，此佳象也。舌尖红苔薄，脉弦细。药既奏效，毋庸更张，进治之。上方继服6剂。

三诊：阴损见复，低热已清，关节肿痛续见减轻，改予益肾蠲痹丸治之。每服6g，每日2次，食后。

2个月后复查ESR为16mm/h，类风湿因子已转阴，嘱其继服上丸2个月以巩固之。半年后随访，已临床治愈，恢复工作。

〔朱步先整理〕

62 僵蚕散风定痉、化痰软坚

僵蚕乃家蚕感染白僵菌而致死的干燥虫体，又名"天虫"，味咸辛而性平，入心、肺、肝、脾四经。本品对温邪感染最为适用，是故杨栗山之《寒温条辨》首推本品为时行温病之要药。因其功能散风降火，化痰软坚，解毒疗疮，故为风热痰火为患之喉痹咽肿、风疹瘙痒、结核瘰疬等症均适用之。一般与大贝母、元参等同用，对喉风、痄腮、瘰疬等有佳效。配白及治空洞型肺结核亦有一定效果。与蝉蜕（2∶1）同研粉，每次4g，每日3次，治流感发热及风热型伤风感冒效佳；兼治风疹瘙痒。配紫苏子、牛蒡子、朱砂、生姜等能治癫痫。单用僵蚕研末吞服，可治头风作痛。与全蝎相伍，善于熄风定痉，适用于小儿惊搐。配白附子、全蝎，擅治口眼㖞斜。由于本品具有轻宣表散之功，对风热壅遏而痘疹不能透达者，最能表而达之。

僵蚕主要含脂肪及蛋白质，白僵菌还含甾体 11α 羟基化酶系，用于合成类皮质激素。是否因其能增强机体防御能力和调节功能，而达到愈病之目的，尚待进一步探索。其醇水浸出液对小鼠和兔有催眠作用，煎剂有对抗士的宁所致的小鼠惊厥作用，可以与熄风定痉作用相印证。

其主要功效，朱老归纳为 3 点：

（1）散风泄热

僵蚕散风泄热之功甚著，朱老认为，热病初起常证兼表里，倘表里同治，内外并调，多能收事半功倍之效，有截断、扭转之功。早年即采用聂云台氏创制之"表里和解丹"治疗多种热病初起而见有表里证者，或病起已三五日而尚有表证存在者，服后常一泻而脉静身凉，或显见顿挫，续服数次可瘥。盖其功能疏表泄热，清肠解毒，可表里两解，缩短疗程，不论成人、小儿，除正气亏虚或脾虚便溏，或发热极轻，而恶寒较甚者外，均可服之。处方：僵蚕 45g，蝉蜕、甘草各 30g，大黄 135g，皂角、广姜黄、乌梅炭各 15g，滑石 180g，共研极细末，以鲜藿香汁、鲜薄荷汁各 30g（如无鲜者，可用干品各 45g 煎取浓汁代之），鲜萝卜汁 240g，泛丸如绿豆大；成人每服 4～6g，妇女、体弱者酌减；小儿 10 岁左右服 2g，6～8 岁服 1～1.5g，2～5 岁服 0.5～1g，每日 1 次，连服 1～3 日，热退即勿再服。

【病案举例】

荣某某，女，43 岁，工人。恶寒发热，体温 38.9℃，周身酸楚，已起3日，曾服成药，得汗未解，口黏不爽，胸脘痞胀不适，2日未更衣。舌苔白中黄腻，脉浮数。此风热外袭、湿滞中阻之候，治宜两顾，予表里和解丹10g，分2次服，每日1次。药后5小时许得畅便一行，当晚热即下挫至37.7℃，自觉困惫缓释。翌日续服1次，热退至正常，诸象若失。

荨麻疹古称㾦瘟，多为风热客于营分而致，应予祛风泄热，凉血活血；僵蚕长于散风泄热，对风热型荨麻疹，甚有佳效。常用僵蚕、姜黄、蝉蜕、乌梢蛇、生大黄各等份，共研细末，每次5g，每日2次。如久治未愈，而气血亏虚者，宜佐以益气养血之品；脾虚者又应参用补脾渗湿之剂。

(2) 解毒定痉

《神农本草经》以僵蚕为治"小儿惊痫夜啼"之品，后世以之组成治小儿惊风搐搦之处方甚多。朱老曩年取《保婴集》治惊风方（青蒿虫若干，捣和朱砂、轻粉，制丸如粟粒大，一岁一丸，其效"十不失一"）加僵蚕、全蝎两味，治小儿高热、惊搐，效甚验捷，因而定名为"解热定痉丸"。处方：僵蚕20条，全蝎12只，飞朱砂10g，轻粉12g，共研极细末，加青蒿虫（青蒿节间有小虫，须在秋分前后剥取，否则即羽化飞去）若干捣和为丸，如绿豆大。每服2～4粒，每日2～3次，待热挫搐止即停服。

【病案举例】

汪某某，男，5岁。发热3日，服药未解，入暮为甚，高达39.7℃，烦躁不安，惊搐时作，龂齿谵妄。舌苔黄腻质红，脉数。此温热之邪袭踞气分，热极动风之候。予解热定痉丸24粒，每服4粒，每日3次。药后4小时许，热即挫降，惊搐略缓；次日神烦已安，热挫降至37.3℃，善后而愈。

此外，单味僵蚕粉，每服3～5g，每日2次，对哮喘之轻者，有缓解作用，可解痉定喘，化痰止咳，散风泄热。但虚喘、寒喘勿用。

(3) 化痰软坚

《本草纲目》赞其善于"散风痰结核，瘰疬……"本品长于化痰软坚，诸凡痰核、瘰疬、喉痹，均有佳效。

乳腺小叶增生症，属之"乳癖"范畴，多因肝气不舒、痰气交凝、冲任失调而致，治宜疏肝解郁、化痰软坚、调协冲任。以僵蚕为主组成之"消核汤（僵蚕12g，露蜂房、当归、赤芍药、香附、橘核各9g，陈皮6g，甘草3g）"，具有佳效，一般连服5～10剂，即可奏效；如未全消者，可续服之。

【病案举例】

仇某某，女，29岁，工人。左侧乳房有核两枚，逐步增大，一枚如核桃大，一枚如银杏大，月经期或情绪激动之后较甚，已经3年余，迭药未消。舌苔薄白，脉弦细。此肝郁痰气交凝之乳癖也，可予消核汤。

服上方5剂后，肿核明显缩小，续服5剂而愈。并嘱晨服逍遥丸，晚服归脾丸巩固之。

"瘰疬"多由肝肾两亏，痰火内郁，结而为核，其核肿硬未化脓者，可用僵蚕、大贝母各2份，全蝎1份，研为细末，另用元参、夏枯草各1份煎取浓汁泛丸如绿豆大，每食后服4g，每日2次。能软坚散结，化痰消核，坚持服用，能取得良效。

"慢性咽炎"相似于中医之阴虚喉痹，多由痰热蕴结日久，耗伤肺肾之阴，而致虚火上烁咽关使然。病人咽部嫩红灼痛，咽壁有颗粒小泡突起，梗然欠利；讲话较多则咽部不适，发音欠扬，常有口干咽燥之感。舌质红苔薄，脉弦细或带数。治宜养阴清热、化痰利咽。验方"咽痛散"：炙僵蚕、炙全蝎、黄连各8g，炙露蜂房、金银花、代赭石、生牡蛎各10g，共研细末，分作20包。每服1包，每日2次，食后2小时，用生地黄、麦门冬、北沙参各6g泡茶送服。连服3～5日咽部即感爽适，继服之即可痊复。

【病案举例】

华某某，男，48岁，教师。患慢性咽炎已近5载，咽部干燥，梗然不适，讲课较多，其势更甚，发音嘶哑。舌质偏红苔薄，脉弦细而数。阴虚之体，痰热阻于咽关，治宜泄化痰热，养阴利咽。

予咽痛散一料，药未尽剂，症即趋平。

此外，僵蚕还具降糖之效，可用于糖尿病，研粉吞服，每次4g，每日3次。又善消息肉，对声带、直肠、宫颈之息肉，可取本品加乌梅各15g煎服，或加于辨治方中，收效更佳。

〔朱建华整理〕

63 白头翁功效探析

白头翁，味苦性寒，入大肠、肝、胃经。具有清热、凉血、解毒作用，为治疗热毒血痢之要药。方书载其能治疗齿痛、血痔，均与其能清泄胃肠邪热攸关。若齿痛系虚火为患，或痔疮出血已久，症见气不摄血者，此品即不相宜。

以白头翁为主组成的方剂,最著名的当推白头翁汤(白头翁、黄连、黄柏、秦皮),此方用治热毒痢疾,确有奇功,历代延用不衰。《金匮要略》治"产后下利虚极",立"白头翁加甘草阿胶汤",实为治疗阴虚热痢之滥觞。苦能坚肠,寒可清热,为热痢所必需;但苦味有化燥之嫌;草、胶甘润,能养血润燥,以缓痢下之艰涩,为虚证所当投,但有留邪之弊;苦甘化合,润燥得宜,相须为用,方意美善,对后人启迪良多。

《伤寒论》云:白头翁汤治"热利下重",治疗热利,其义甚明,而治下重之理,则引起历代医家探索之兴味,此汤列入《伤寒论·厥阴篇》,寓意良深。痢之病位虽然在肠道,但与肝火下迫有关,唯使肝火戢敛,郁勃之性得以升达,斯下重可除。张山雷《本草正义》论白头翁:"向来说者皆谓苦泄导滞,专以下行为天职,且有苦能坚骨、寒能凉骨之语,惟何廉臣著《实验药物学》,独谓其气质轻清,为升散肠胃郁火之良药。……味苦又薄,合于经文轻清发散为阳之旨,其主热毒滞下,虽曰苦固能泄,而升举脾胃清气,使不陷下,则里急后重皆除,确是此药之实在真谛。何翁此论,洵有特别见解。"此论清新,耐人寻味。考白头翁"升散肠胃郁火"之说,唐容川氏亦有阐发,其在《本草问答》中云:"白头翁,无风独摇,有风不动,色白有毛,凡毛皆得风气,又采于秋月,得金木交合之气,故能熄风。从肺金以达风木之气,使木不侮土是也,故功在升举后重,而止痢疾。"又谓:"白头翁所以治下痢后重者,升散郁结故也。"唐、何二贤之论,竞相仿佛,白头翁在苦泄之中寓有升散之意,是其不同于其他苦寒沉降之品之处。本草中有载其味苦辛者,其"辛"只能从其有升散之功来理解,不少本草学专著还载其能治"瘰疬",并有"明目"之功,可从其有清肝达郁的作用来理解,若拘于苦寒清热解毒,其义殆不可通。但此物毕竟以苦泄为主,所以张山雷又说:白头翁"但终是苦泄宣通一路,不能竟以升散郁火四字简直言之，与升麻、柴胡作一例看耳"。

根据朱老经验，白头翁不仅可用于急性热痢，亦可用于慢性痢疾及慢性肠炎。如脾气亏虚，肠间湿热未清，症见下痢缠绵不愈，泻下夹有黄色黏冻，腹中隐痛，倦怠乏力，纳谷不馨，食后脘闷腹胀，舌边有齿印，苔薄腻，脉濡滑，常予太子参、山药、扁豆、茯苓补脾益气；白头翁、白槿花、山楂清肠化滞；白芍药、木香、青皮抑木镇痛；桔梗、枳壳调理升降；再随症加减，常服可获根治。

凡肝火下迫，湿热下注之带下，可选用白头翁，取其既能清热燥湿，又有升散郁火之功。其见症以带下黄白，连绵不断，质稠黏，有腥味，小溲短赤为特征，伴见性急易怒，腰际酸楚，少腹隐痛，妇检多为宫颈炎。朱老常以白头翁汤去黄连，加薏苡仁、山药、莲子肉、樗白皮等益脾固带；牡蛎、白芍药平肝潜阳，效果较佳。

〔朱步先整理〕

64　蒲公英应用琐谈

蒲公英遍地皆有，寻常易得，而其功用颇为神奇。本品味甘苦，性寒，能化热毒，擅疗疔疮、恶肿、结核，又能疗喉痹肿痛，并可利尿通淋，种种治效，难以尽述。朱老对本品的应用另具手眼，择其数端，简介于后。

(1) 清胃定痛

前辈医家对蒲公英能治胃脘作痛早有认识，如清代王洪绪《外科证治全生集》载：本品"炙脆存性，火酒送服，疗胃脘痛"，其效甚佳，当是实践经验之总结。从蒲公英之性味分析，其所主之胃痛，当属热痛之类，而王氏之应用，既炙脆存性，又送服以火酒，则其寒性已去，只存其定痛之用了，王氏可谓善用蒲公英者矣！近贤章次公先生治胃溃疡病，具小建中汤证者，恒以此汤加入蒲公英30g，疗效甚高。这一配伍方法，乍看似属温凉杂凑，不知章先生既重视整体，又针对此病之胃黏膜充血、水肿、溃疡之局部病灶，而拟定辨证与辨病相结合的处方也。其立法制方之妙，匪夷所思矣。朱老总结了前人的经验，根据切身的体会，认为："蒲公英的镇痛作用不仅在于它能清胃，还在于它能消瘀，凡胃脘因瘀热作痛，用其最为相宜。而胃溃疡之疼痛，配合养胃之品，又可奏养胃消瘀、镇痛医疡之功。如能选用其根，晒干研末吞服，效尤佳良。"

【病案举例】

一王姓女，37岁，教师。夙患胃脘痛，此次发作已3日，自觉痛如火灼，嘈杂易饥，口干口苦，大便干结，小溲近黄，前医误予辛香止痛之品，药后疼痛有增无减；苔薄黄，脉弦。此火热作痛也，当予清胃定痛之剂。药用：

蒲公英30g，赤芍药12g，生甘草5g，清宁丸4g（吞）。

药后大便畅行，脘痛顿挫，善后调治而愈。

(2) 消痈散肿

蒲公英为治疗痈疡之佳品，尤擅治乳痈。乳痈一证，妇女在哺乳期易于罹患，多系情怀不适，胃热熏蒸，乳汁排泄不畅、郁结而成。由于乳头属肝，乳房属胃，而蒲公英专入肝、胃二经，具有消肿散结之能，故治此证效著。朱老经验，使用蒲公英治乳痈，宜辅以理气散结之品，可以提高疗效。常用蒲公英（30～60g），配合陈皮（10～15g）、生甘草（5～10g）为基本方，红肿焮痛加漏芦、天花粉；乳汁排泄不畅加王不留行、白蒺藜；局部硬结较甚加炮甲片、皂角刺。均以黄酒为引,其效历历可稽。
(3) 排脓治痢

痢疾一证,好发于夏秋之交,多因湿热积滞蕴结肠中,阻遏气血之运行,化为脓血下注所致。故清化湿热、行气导滞之法最为常用。朱老用蒲公英治湿热痢初起有良效,其义有二:一者本品具清热解毒作用,能清解肠中血分之毒热;二者本品有缓下作用,能解除下痢之后重。约言之,功擅解毒排脓故也。凡湿热邪毒交阻,痢下红白如脓,后重不爽者,在清肠治痢方中,加用蒲公英(一般用30g,鲜者其功尤胜,但需用至60g),可以顿挫病势,进而缩短疗程。

【病案举例】

王某,男,27岁,工人。先染时邪,继又恣啖荤腥,遂寒热交作,身痛无汗,下痢红白黏冻,日十余行,腹中疼痛,里急后重,舌苔薄黄根腻,脉浮滑。病甫二日,当疏肌达邪,清肠解毒兼进。处方:

葛根12g,荆芥、防风各6g,苦桔梗、炒枳壳、生甘草各5g,杭白芍药、焦楂肉各15g,蒲公英30g。

二服而热退身和,下痢日仅三四行,仍予原方出入,调理而安。

(4) 清肝达郁

蒲公英除有清肝泻火作用外,并能"达肝郁"。证诸前贤,朱丹溪《本草衍义补遗》指出:本品能"散滞气",已隐然有达郁之意矣!盖蒲公英花发甚早,得春初少阳之气,所以饶有生发之性,与苦寒沉降之品有间。清肝兼可达郁,此蒲公英之长也。朱老进而指出:"凡肝寒而郁者,宜用桂枝;肝热而郁者,宜用蒲公英,临证不可误也。"各种肝炎病人,症见肝经郁热征象,可随症选加蒲公英。本品除清肝外，又能利胆，故朱老常用其治疗胆囊炎。胆囊炎急性发作，以"胆胀"而痛为主症，尽管临床表现不一，究其病机，总缘气滞、郁火、湿痰、瘀血互阻，以致胆失通降也。恒以化痰行瘀、利胆散结为治疗大法，此所以宜选用蒲公英也。

【病案举例】

苏某，女，39岁，工人。凤患胆囊炎，1周来，右胁胀痛甚剧，牵及右肩亦痛，午后低热，口干口苦，胸闷嗳气，纳少神疲，间有黏痰上泛，大便干结，恒三四日始行。舌尖红，苔薄黄，脉弦滑。此痰热夹瘀互阻，胆失通降。其午后低热，亦痰热久郁伤阴之故。遂予：

蒲公英20g，茵陈、川石斛各15g，决明子、黛蛤散（布包）、丹参各12g，黄郁金、茜草根各10g。

连进5剂，胁痛大减，低热亦退，纳谷渐增，仍予原方调理20余剂而安。

〔朱步先整理〕

65 五倍子敛肺涩肠、解毒医疮

五倍子为角倍蚜寄生在盐肤木上所形成之虫瘿，性平，味酸咸涩，无毒，入肺、胃、大肠三经。效广用宏，其效能可概括为①敛肺止咳；②涩肠止泻；③固络止血；④止汗固精；⑤收提脱坠；⑥解毒医疮。既可内服，又能外敷。因其收敛作用较强，故凡新起之咳嗽、痢疾或便秘者，则不宜使用。朱老在临床之际，善于发挥本品之特长，屡奏佳效，兹举其要，简介于下。

(1) 肺虚久咳

久咳不已，肺气虚散，需补敛兼施，宜五倍、五味并用。朱老盛赞丹溪所言："五倍子属金与水，噙之善收顽痰、解热毒，佐他药尤良。黄昏咳嗽，乃火气浮入肺中，不宜用凉药，宜五倍、五味敛而降之。"乃善用五倍子之经验之谈。此等久咳，朱老认为多属慢性支气管炎而体质偏虚者，新感暴咳不宜也。

【病案举例】

> 杨某某，女，62岁，工人。旧有慢性支气管炎，经常举发，咳呛频仍，气逆痰少。舌质淡苔薄，脉细。肺气虚散，气失降纳之候，治宜敛肺定咳。
>
> 五倍子、核桃肉各150g，共研细，蜜丸如绿豆大，每早、晚各服6g，开水送下。
>
> 连服5日，咳呛略稀，继服旬日而平。嗣后虽仍偶见发作，继服上丸仍效。

(2) 各种出血

本品含有丰富之鞣质，能加速血凝而达到止血之效，内服外敷均可。对于鼻出血、牙宣、咯血、吐血、崩漏、便血、尿血，无实火者，均可内服或外敷。一般单用五倍子或伍以半量之枯矾，共研细末，米粉糊为丸，如梧子大，每次10～20粒，米汤送下，每日两三次，食后服，有良好的止血之效。鼻出血、牙宣可取末外搽。

【病案举例】

> 谢某某，男，38岁，工人。经常便血，或多或少，顷又发作，此肠风下血也，乃疏下方。
>
> 五倍子、枯矾各15g，研细。水泛丸，如梧子大，每

次12粒，每日2次，食后服。

药后便血渐少，4日而止。逾半载又发作，仍服该丸而愈。

(3) 慢性泻痢

泻痢初起，属实、属热，宜清、宜导；而久泻久痢，则宜止、宜敛。五倍子其性不仅收敛，且有抗菌作用，故于慢性泻痢甚合。《本草纲目》以之治泻痢之附方，即有六首之多，其中脾泄久痢方，配伍精当，临床应用，颇收佳效。对于非特异性结肠炎，亦有一定效果。

【病案举例】

胡某，男，48岁，干部。有痢疾史，饮食不节或受寒即发作，作则腹痛隐隐，肠鸣便泄，日四五行，质稀，间杂黏液。舌苔薄白，脉细软。此脾虚久痢也，可予脾泄久痢方观察之。

五倍子（炒）60g，仓米（炒）90g，白丁香、细辛、木香各9g，花椒12g。为末。每次3g，蜜汤下，每日2次。

连服3日，腹痛痢下次数有所减轻，继服5日，已基本正常，后以香砂六君丸善后之。

(4) 宫颈糜烂

主症为带下绵绵，甚则腥臭，多见于慢性子宫颈炎病人，宫颈呈糜烂状，如以五倍子、枯矾各等份为末，取消毒纱布一块，蘸药末贴塞于子宫颈部，每日换药1次，有消炎止带、收敛生肌之功，奏效较速。

【病案举例】

戚某，女，39岁，工人。患慢性宫颈炎已2年余，近数月带下绵注，色黄而腥臭，少腹微感坠痛。舌苔薄黄，脉小弦。经妇科检查为宫颈糜烂Ⅱ度。此体虚而湿热下注者，乃予倍矾散外用之。连用3日，带下显见减少，继用1周，带下已净，少腹亦不坠痛；经妇科检查，宫颈糜烂已趋敛愈。

〔朱胜华整理〕

66　牛蒡子疏散宣透、止咳利咽

牛蒡子味辛苦、性凉，入肺、胃经，具有疏散风热、宣肺透疹之功；又能消肿解毒，擅治风热咳嗽、咽喉肿痛、风疹瘙痒、痈肿疮毒诸疾。牛蒡子的诸种作用，可从其性味及归经中获得理解，味辛能散，味苦能降，性凉解热，故对风热客于上焦，痰热阻于肺胃者甚为适用。此品甚为坚硬，不炒则药性不发，故习惯上炒香捣碎用之。其性滑利，能通大便，风热痰浊阻于上焦而肠腑不通者，用之尤宜。

《本草正义》对牛蒡子的作用颇有妙解："凡肺邪之宜于透达，而不宜于抑降者，如麻疹初起犹未发泄，早投清降，则恒有遏抑气机，反致内陷之虞。惟牛蒡子则清泄之中，自能透发。且湿热之病，大便自通，亦可稍杀其势，故牛蒡子最为麻疹之专药，余如血热发斑，湿热发㾦，皆以此物外透其毒，内泄其热，表里兼顾，亦无疑忌，非其他之寒凉清降可比。""外透其毒，内泄其热"二语，可谓扼牛蒡子功用之要。正因为其善通大便，所以该书又指出："苟非热盛或脾气不坚实者，投之辄有泄泻，则辛泄苦降，下行之力为多。"热病而望其外透内泄者宜之，虚寒或脾阳素虚者不可妄投。

近代医家张锡纯对牛蒡子的应用颇有发明,不仅用于外感咳嗽,亦用于内伤咳嗽。如"醴泉饮"、"治虚劳发热,或喘或嗽,脉数而弱",药用:生山药、大生地黄、人参、玄参、生赭石、牛蒡子、天门冬、甘草。并谓:"牛蒡子与山药并用,最善止嗽。"盖山药"能补肺补肾兼补脾胃","牛蒡子体滑气香,能润肺又能利肺",并能"降肺气之逆",两味同用,补散相济,则肺脏自安。正因为牛蒡子体滑而能通大便,张氏用其治痢,可谓特识。如治病已数日,下痢赤白,腹疼,里急后重之"燮理汤(生山药、金银花、生杭白芍药、牛蒡子、甘草、黄连、肉桂)"方中即用此味。张氏取其"能通大便,自大便以泻寒火之凝结",即可缓后重之苦,其旨微矣。

朱老之用牛蒡子,于风热外感初起,表气未疏,寒热心痛,咽痒咳嗽之证,恒喜用之。尝与桑叶、杏仁、连翘、薄荷、豆豉、桔梗、荆芥等味同用。临床所见,凡咳嗽咽痒、咳痰不爽者,用牛蒡子后往往咳痰爽利,足证其有滑痰之功。风热邪毒上壅,恒易引起扁桃体发炎,甚或红肿疼痛,汤水难以下咽,斯时牛蒡子颇堪选用,取其能疏风散肿。常用方药如:桔梗、甘草、牛蒡子、僵蚕、薄荷、玄参、山豆根;痰多加川贝母、瓜蒌皮、橘红。又,风热引起之牙龈肿痛,多与胃经有关,以足阳明胃经循上齿龈,手阳明大肠经循下齿龈之故。牛蒡子在疏解中有苦泄之功,是以在辨证论治方药中用之有效。并有降糖作用,对糖尿病肾病尤为合拍,不仅降血糖,还可消除蛋白尿。

〔朱步先整理〕

67　柴胡能升能降

柴胡主升，前人书中屡言之，如张洁古《医学启源》云："柴胡，少阳、厥阴引经药也……引胃气上升，以发散发热。"自其高足李东垣有补中益气汤之制，藉柴胡生发之气，与参、芪、术同用，振清阳而举下陷，故后世强调柴胡为升药者多，对于柴胡又为降药则论者甚鲜。

《神农本草经》谓柴胡"主心腹肠胃中结气，饮食积聚，寒热邪气，推陈致新"。知其有疏通肠胃的功能，虽未明指其可以通便，亦可于言外得其旨矣。柴胡的通便作用，可从小柴胡汤的适应证中受到启发，《伤寒论》谓："阳明病，胁下鞕满，不大便而呕，舌上白苔者，可与小柴胡汤。上焦得通，津液得下，胃气因和，身濈然汗出而解。"成无己为本条作了下列的注解："阳明病，腹满不大便，舌上苔黄者，为邪热入腑，可下；若胁下鞕满，虽不大便而呕，舌上白苔者，为邪未入腑，在表里之间，与小柴胡汤以和解之。"方有执释本方之机制谓："上焦通，鞕满开也；津液下，大便行也……胃和则身和汗出而病解。"要之，小柴胡汤所主之便秘，绝非燥屎内结，乃三焦气机不行，津液无以下输所致之"不大便"，小柴胡汤能枢转少阳，疏能三焦，俾气机调畅，津液得下，而大便自通矣。若用柴胡剂以通热结津干之燥屎，殊非所宜。

柴胡能升能降，李东垣早已有说："欲上升则用根，酒浸；欲中及下降，则生用梢。"根升梢降，这是药物效用的一般规律。朱老认为，柴胡的能升能降作用，并不在东垣所说的生用、制用、用根、用梢上（何况现时药房已无根梢之分），唯在其用量之大小上。用于升提，一般用量为 3～10g；用于下降，一般用量为 20～30g，以上均指汤剂用量。

据朱老经验，大量柴胡的应用，一是外感热病（感冒、疟疾、肺炎、肠伤寒等）过程中，既非表证之可汗而发之，又非里证之可清可下，而见寒热往来，或发热持续不退，胸胁苦满，大便不通，用之清热通便；二是杂病中常见之肝气郁滞，胁肋胀满，便下不爽，或有便意而不能排出者，用之助其疏泄，即前人所谓"于顽土中疏理滞气"之意，以上证候，虽有外感、内伤之别，但其舌上必有白苔，且多较垢腻，方可任柴胡之疏达，此为辨证之眼目，不可忽之。如血压偏高，而舌质红绛者，不宜应用。

【病案举例】

孙某某，男，38 岁，工人。5 日前饮食不节，复感外邪，头痛肢楚，恶寒发热，得汗寒解，而发热不挫，T 39.2℃，朝轻暮重，胸胁苦满，大便不解者已 3 日。舌苔白黄而垢腻，脉弦数。可予和解导滞法。

柴胡、青蒿子、晚蚕沙、一枝黄花各 15g，全瓜蒌 20g，炒黄芩、鸡苏散、莱菔子各 10g。2 剂。

药后得畅便，热即挫解，休息 2 日而复。

此外，对心动过缓、变态反应性皮肤病（湿疹、荨麻疹、过敏性皮炎、玫瑰糠疹）、特发性浮肿，在辨治方中加用柴胡，多能提高疗效。

〔何绍奇整理〕

68　木瓜既涩又通

木瓜味酸性温，入肝、脾经，具有利筋骨、祛湿热、消水肿等多种作用。以其味酸，故能生津止渴，似属收涩之品；然其又具宣通之性，能入脾消胀，入胃宣化湿热，是在宣通中寓有生津之功，作用可谓特殊。木瓜之酸涩作用，古代有一段传奇性的记述，《本草备要》引郑奠一曰："木瓜乃酸涩之品，世用治水肿腹胀，误矣。有大僚舟过金陵，爱其芳馥，购数百颗置之舟中，举舟人皆病溺不得出，医以通利药罔效，迎予视之，闻四面皆木瓜香，笑谓诸人曰：彻去此物，溺即出矣，不必用药也。于是尽投江中，顷之，溺皆如旧。"其收涩之性，竟有如此者，殆难置信。

木瓜之应用，或取其酸涩，或取其宣通，与配伍用药很有关系，殊堪重视。宋代陈无择《三因极一病证方论》"茱萸丸"，"治脚气入腹，腹胀不仁，喘闷欲死"，用吴茱萸、木瓜两味相伍，立意精深。盖足络蕴伏之湿浊上冲，是以腹胀、喘闷诸恙以作，取吴茱萸下气散寒，木瓜宣通湿浊（借吴茱萸之辛味以行之），故可奏功。若以木瓜之酸涩以解之，此方之义，必不可通。清代医家王孟英用木瓜很有巧思，如治"范廉居之室人，患恙，苔腻，口酸，耳鸣，不寐，不饥，神怠，脘痛，头摇，脉至虚弦，按之涩弱"，用当归、白芍药、枸杞子、木瓜、川楝子、半夏、石斛、茯神、竹茹、兰叶、白豆蔻组合成方，王氏谓此方为"养营调气、和胃柔肝"之法。其用木瓜，在于配合白芍药、枸杞子等以柔肝。又如王氏治"时疫霍乱"，立"蚕矢汤"一方（蚕沙、薏苡仁、豆卷、通草、黄芩、黄连、山栀、半夏、吴茱萸、木瓜），方中亦用木瓜，此证乃感受暑湿疫疠之邪，内郁化火,清浊相混,上吐下泻,导致阴津耗失,筋脉失养,转筋挛急,证情危重。其用木瓜,殆取柔肝舒筋,缓解挛急,和胃化浊之功。

朱老擅治痹证,对于湿痹与热痹用木瓜之处颇多,如湿浊留于关节,下肢重着,酸楚疼痛,或下肢浮肿,舌苔白腻,脉濡者,用木瓜必配以温经镇痛之品,药如附子、苍术、独活、木瓜、牛膝、威灵仙、当归等味。若系湿邪化热,湿热痹着,则用苍术、黄柏、威灵仙、木瓜、豨莶草、牛膝、萆薢等味。至于痹证久延,肝阴受损,筋脉失柔,以致周身掣痛,午后低热,舌红少苔,脉细数者,必须大剂滋填,养血柔肝,方可图治,切忌祛风套剂,常选何首乌、豨莶草、干地黄、石斛、络石藤、白芍药、木瓜、炙甘草、当归、阿胶等味,方中用木瓜,取其柔肝舒筋之用也。

〔朱步先整理〕

69 莱菔子功用三辨

(1) 辨莱菔子非冲墙倒壁之品

莱菔子,即萝卜子,为下气、消痰、消食药。韩悉《韩氏医通》用莱菔子配伍紫苏子、白芥子组方,名三子养亲汤,治老人咳嗽多痰;朱丹溪《丹溪心法》用莱菔子配伍山楂、神曲、半夏、茯苓、陈皮、连翘,名保和丸,治食积,皆为名方。唯丹溪指出:"莱菔子治痰,有推墙倒壁之功。"朱老认为未免过甚其词,不足为训。盖莱菔为寻常菜蔬,其子虽辛味过于根,只不过下气之功用稍强而已,何得以"推墙倒壁"目之!附会者则以气虚人不可用,良药之功,几为其所泯,不亦冤哉?朱老指出,善识莱菔子者,当推张锡纯氏。《医学衷中参西录》云其"乃化气之品，非破气之品"，"盖凡理气之药，单服久服，未有不伤气者，而莱菔子炒熟为末，每饭后移时服钱许，借以消食顺气，反不伤气"。转思《韩氏医通》三子养亲汤亦用三子微炒，击碎，谓代茶水啜用。"推墙倒壁"云乎哉！朱老治痰喘，如急、慢性支气管炎，肺炎，百日咳等，常用此味，一方面是依据传统用法，莱菔子善行气，气顺则痰降，咳喘自安；另一方面是据现代药理研究，证明莱菔子含抗菌物质——莱菔素，对肺炎球菌、葡萄球菌、大肠埃希菌、链球菌等均有一定抑制作用。临床用之，颇能应手。此亦吾师融新旧学理于一炉，以追求疗效的学术思想之一斑。

(2) 辨莱菔子生升熟降之不确

前人又谓莱菔子生用性升，炒用性降，朱老认为，此说又确又不确。生莱菔子味辛较甚，故生擂之水吞服后探吐，可吐风痰、毒物、饮食，此谓之升犹可。而治肺炎、气管炎、痢疾里急后重，腹胀、食积等，亦屡用生者入汤剂之中而效，岂可谓之升乎？至于何以用生者不用熟者？以莱菔素即含在莱菔子油中，经炒焙之后，其作用即削弱故也。

(3) 辨人参与莱菔子并用无妨

又有谓人参补气，莱菔子破气，故服人参不宜同时服食萝卜及莱菔子者。朱老指出：此庸浅之见，不可从。人参补气，而补益药何止人参；莱菔子善消，而消伐药又何止此一味！即两者同用，也无非补消兼施之理，仲景之枳术汤，就以枳实、白术同用；厚朴生姜半夏甘草人参汤即以人参、甘草与厚朴、半夏同用，同一理也。《本草新编》说得好："或问萝卜子专解人参，一用萝卜子则人参无益矣，此不知萝卜子而并不知人参者也。人参得萝卜子，其功更神，盖人参补气，骤服气必难受，得萝卜子以行其气，则气平而易受。"张锡纯也说服莱菔子"能多进饮食，气分自得其养"。若用以行气开郁，正需要"参、芪、术诸药佐之"。可见二者不能同用之说不能成立。

〔何绍奇整理〕

70　马齿苋清热活血

马齿苋酸寒无毒，以其叶绿、梗赤、花黄、根白、子黑，故又有"五行草"之称。早在唐宋时期，即用以治疗小儿疳痢（《食疗本草》）、赤痢（《太平圣惠方》），近人用马齿苋预防和治疗细菌性痢疾、肠炎以及小儿单纯性腹泻，疗效颇佳，而其所以有效之故，却少见论述。朱老认为：马齿苋除擅解毒外，兼具清热活血之长，细菌性痢疾、肠炎，属于中医湿热痢的范畴，湿热之邪，聚于肠道，气血壅遏不通，故症见腹痛、里急后重、便下赤白。马齿苋既能清热解毒，又能凉血活血，且其性滑利，滑则能通，以缓滞下之苦，正与湿热痢病机相契合，故用之往往有效。反之，脾胃虚寒之泄泻、久痢，用之则其效不佳。

马齿苋之功，并不专在治湿热痢一隅，举凡实热便秘、热淋、血淋（急性肾盂肾炎）、肠痈（急性阑尾炎及腹腔脓肿）、丹毒、疮肿、瘰疬、妇女湿热带下以及消化系恶性肿瘤等疾病，均可用之。此药内服、外治咸宜，外科之丹毒、疮疡、湿疹、肛周脓肿、急性乳腺炎、暑令疮疖等，用鲜药一握，洗净，捣烂外敷，干则易之（每日6～8次），可收捷效。如同时以马齿苋为主药，作汤剂内服，其效更佳。

【病案举例】

车某某，女，32岁，工人。患右小腿丹毒，局部皮肤焮红、灼热、疼痛。手不可近。舌红，脉数。亟宜清热解毒，凉血散血。处方：

马齿苋90g，生地黄25g，牡丹皮10g，赤芍药12g，小蓟、金银花、连翘各15g，生甘草6g。5剂，每日1剂。

外用马齿苋洗净捣烂，如泥状，敷于患处，用纱布固定，每日换药五六次，一周后即获痊愈。

朱老治疗急性肾盂肾炎，常以马齿苋为主药，伍入石韦、白花蛇舌草、滑石、生地榆、黄柏等；肠痈多用马齿苋伍入红藤、忍冬藤、赤芍药、败酱草、制乳香、酒炒大黄、桃仁；急性乳腺炎常用鲜马齿苋与鲜蒲公英相伍，名之"二鲜汤"，其疗效较单用鲜蒲公英为高。

此外，马齿苋配鱼腥草、赤小豆治盆腔炎；伍王不留行、泽兰治前列腺炎；配合清胃和中之品治湿热中阻型之萎缩性胃炎、幽门螺杆菌阳性者均有良效。

马齿苋入药，用量宜大，一般干者用30～60g，鲜者可用至200g。此药可作一般菜蔬食用，且春夏季于庭院中极易大量采集，实热便秘病人，常用马齿苋做菜，大便即通畅，并且还可防治痔疮和肛裂之疼痛出血。

〔何绍奇整理〕

71　补阴妙品楮实子

楮实子，为桑科植物楮树或构树之果实。楮与构两者同属同类，唯楮为小乔木，构为灌木，上部之叶不分裂，其他完全相同，入药之功效亦同（见叶橘泉《本草推陈续编》）。甘寒无毒，入肝、脾、肾三经，为"补阴妙品，益髓神膏"（《药性通考》），功能补肝肾，壮腰膝，疗盗汗，退骨蒸，起阳痿，通二便，又能清肝热，退目翳。为虚劳及老弱之要药，乃利水而不伤阴之妙品。杨氏还少丹（地黄、山药、肉苁蓉、杜仲、牛膝、枸杞子、山茱萸、远志、小茴香、巴戟天、五味子、楮实、茯苓、石菖蒲）用之。此方加续断、茯神，去茯苓，则为"打老儿丸"。此两方均为朱老治虚劳常用之方，谓其阴阳兼调，温润和平，而无偏胜之弊。但自宋以后至今，用楮实者颇少。朱老指出："如此良药，且处处有之者，竟尔废用，实属可惜。"而究其废用之理，一云"久服滑肠"。楮实确含大量之油质，据文献记载，含油量达30%左右。但正因其富含油脂，足以润沃枯朽，且老弱多阴虚肠燥，大便艰涩，用楮实正合"燥者润之"之理，为何不可用之？二云"久服令人成骨软"。此李时珍之言，李氏又引《济生秘览》，以楮实煎汤可治骨髓，便以为软骨之明证。此道听途说之言，不足为训。黄宫绣《本草求真》竟尔谓楮实乃纯阴之品，其所以久服令人骨痿者，乃其性属阴寒，虚则受其益，过者增其害，云云。纯属"纸上妙语"，益阴之药多多，何独楮实一味服之为害乎？任何药物，贵在实践中加以体会，以明其性味、效用，切忌人云亦云，或凭空推理，否则良药之功，竟遭泯灭，实属憾事。

〔何绍奇整理〕

72　催眠止痒夜交藤

夜交藤即何首乌之藤茎或带叶的藤茎。味甘微苦，性平。朱老认为：在诸多安神药中，以夜交藤催眠作用最佳。盖阳入阴则寐，夜交藤入心肝二经血分，功擅引阳入阴故也。此品善于养血，故用于血虚所致的失眠，最为适宜。因其性平和，其他各种原因所致的失眠，亦可作为佐使药用之。唯其用量宜大，少则不效。朱老处方一般恒用30g，重症失眠则用至60g，每每应手。

【病案举例】

章某，男，48岁，教师。患失眠2年余，屡服人参归脾丸、安神补脑液不应，每晚需依赖服地西泮片，始能维持2～3小时睡眠。心烦不安，胁胀口苦，面红。舌边尖红，脉细数。缘由情志失畅，肝郁化火，劫灼阴血，血不荣心，故彻夜不寐。治宜养心肝之阴，清浮越之热。方用：

细生地、桑椹子各15g，玄参、知母各10g，川黄连6g，白芍药、茯神、酸枣仁、麦门冬各12g，生甘草3g，夜交藤30g。7剂。

药后，能在不用地西泮的情况下睡3小时。药既奏效，毋庸更张。原方夜交藤加至60g，续服12剂。

三诊时病人欣喜来告，每晚已可熟睡五六小时，嘱用上方10剂，蜜丸，每丸重10g，每日1丸，夜2丸，以巩固疗效。

夜交藤又有活血、通经、止痒之功。《本草从新》谓其"行经络，通血脉"，《本草纲目》谓其主治"风疮疥癣作痒，煎汤洗浴"。临床上常以之治疗老人身痒，盖高年阴血多虚，血虚生风故痒，夜交藤有养血、活血之功，洵为当选之佳品。内服常配生地黄、红花、徐长卿、银花藤、牡丹皮等。沐浴时用夜交藤200g煎汤擦身，其效尤佳。

〔何绍奇整理〕

73　葛根解痉通脉、升举元气

早在《神农本草经》中对葛根的功效就有这样的记载："气味甘辛平，无毒，主消渴、身大热、呕吐、诸痹、起阴气、解诸毒。"《名医别录》又指出："疗伤寒中风头痛，解肌发表出汗，开腠理，疗金疮止痛、胁风痛。"汉代张仲景尤善用葛根，《伤寒论》中或用其清热解痉，或用其升清止利，配伍精密，独具匠心。后世更有所发展，如《千金方》载张文仲用其治疗中风等，颇有特色。朱老临证经常使用葛根配伍他药，治疗各种疾病，收效显著。如用葛根与升麻相伍，疗小儿麻疹透发不畅，取其药性轻扬升发，方可透热助疹外出。风药多燥，独葛根能止渴，故对热病津伤者可用生葛根配麦门冬、花粉同用，以复津伤等。兹举其几例配伍用药之经验简介如下：

（1）医虚泻，升清降浊

泄泻一症，临证中常分为急、慢性两大类。急性者多以湿胜合并风、寒、热邪所致；慢性者多以湿邪久留，伴见脾胃虚寒、清气在下为多见，治疗常用运脾化湿之法。张景岳说："泄泻之本，无不由脾胃。"朱老则认为："久患泄泻，胃土已虚，清气在下，厥阴肝风振动。"故在清肠疏垢中以不伤本元为前提，创"仙桔汤"一方，用于慢性过敏性结肠炎及慢性痢疾经常发作者，屡获佳效。方中力持清肠必兼苏胃，养阴当避滋腻，培土不用温燥，剔垢仅取轻疏的观点，取其甘以理中，酸以制肝，苦以燥湿，温以散寒之意。方虽平淡，实胜于大剂补敛或疏导之品，符合"轻可去实"之意。对顽固性久泻者，必重用葛根，临证中每用即效。究其实质，是因其有升发清阳，鼓舞胃气上行之功。

【病案举例】

钟某某，女，52岁，1984年10月26日初诊。慢性结肠炎已历2年余，体重减轻十余斤，溏泻每日3～5次，夹有不消化食物、黏液，脘腹胀闷，时有嗳气，服土霉素之后腹泻次数略有减少，但停药诸症复见。舌苔薄白，根微腻，脉细弦。肝脾不调，湿热蕴阻肠间，治宜疏肝调脾，清肠止泻。药用：

仙鹤草、煨葛根各30g，桔梗、煨木香各9g（后下），生白芍药、炒白术、白槿花各15g，徐长卿12g，甘草6g。5剂。

二诊（11月3日）：药后便溏次数显减，大便渐见成形。前方合拍，效不更方，续以上方进之。连进10余剂，腹泻已止，大便亦转正常，唯稍有饮食失宜，则便溏又作，久泻脾虚，湿滞易停，续进上方10剂，嘱其隔日1剂以资巩固，治疗后观察半年，腹泻一直未发。

（2）疗骨痹，解痉通脉

增生性关节炎是关节退行性变性，继而引起骨质增生的一种进行性关节病变，其中以颈椎增生引起的颈椎综合征较为常见。此病属"骨痹"之范畴，病人以项强、肢麻、眩晕、胸痛等症为苦。朱老对顽固性骨痹，以益肾壮督治其本，蠲痹通络治其标为大法。认为：葛根善治项强，能扩张脑血管及心血管，并有较强的缓解肌肉痉挛的作用，故对颈椎增生者除辨证用药外，必加葛根一药，其用量可加大至30～45g，无任何毒副作用。

【病案举例】

何某某，男，58岁，教师。宿有颈椎增生病史，颈臂掣痛，左臂手指酸麻不适，口渴欲饮。舌红苔薄少津，脉细弦。此乃骨痹之阴虚者。治宜养阴和络、益肾蠲痹。药用：

葛根30g，川石斛10g，生地黄、骨碎补、鹿衔草、赤芍药、白芍药各15g，炙全蝎末（分吞）3g，炙僵蚕12g，鸡血藤20g，炙甘草6g。10剂。

药后颈臂麻痛显释，自觉较舒，舌质红已不甚，脉细，前法续服10剂，间日1剂，药未尽剂而瘥。

(3) 治消渴，升举元气

消渴是以多饮、多食、多尿，形体消瘦，尿有甜味为特征的病证，其病理变化主要是阴虚燥热。朱老认为：消渴一证，初起先宜养肺清心，久则滋肾养脾，升举元气。盖肾为本、肺为标，而中气的盛衰则始终贯穿于全病程。临证常以黄芪为主药，得葛根能升元气，而佐以山药、山茱萸、知母、花粉，大滋真阴，使阳升而阴应，自有云行雨施之妙；用鸡内金、茯苓助肾强脾而生津；用五味子、山茱萸取其酸收之性，封固肾关，不使水饮急于下趋，此消渴立法用药之大要也。然临证中须辨证明确，不可执着，因其证之寒热，与其资禀之虚实不同耳。

【病案举例】

徐某某，女，46岁，工人，1982年1月6日初诊。多饮多尿、多食善饥十余年。腰酸乏力，脘腹作痛，脉弦细，苔薄腻。尿糖（＋＋＋），空腹血糖15.68mmol/L。证属消渴，治宜滋肾养胃，益气生津。处方：

生黄芪、天花粉各20g，葛根30g，山茱萸、白术各15g，知母、鸡内金各10g，蚕茧6g，茯苓12g。7剂。嘱控制饮食，每日主食量在300g（6两）以内。

二诊（1月14日）：药后尿糖（＋＋），腰酸乏力、脘腹痛诸症减轻，大便干燥，小溲量多，饮一溲一。脉细弦，苔白腻。肾虚摄纳不固，约束无权，当滋阴固肾。处方：

制黄精、山茱萸各15g，葛根、天花粉各30g，知母、鸡内金各10g，金樱子12g，蚕茧、麻仁丸（分吞）各6g。14剂。医嘱同前。

三诊（1月29日）：尿糖微量，空腹血糖10.4mmol/L，溲量有所减少，头昏乏力，夜寐欠安，偶有心悸，脘腹痛已消失。舌尖红苔薄，脉细弦带数。此乃心肾失调，治宜兼顾。处方：

制黄精12g，葛根、天花粉各30g，山茱萸15g，知母10g，蚕茧6g，川连1g，肉桂0.3g，五味子、酸枣仁各10g。14剂。

饮食仍控制如前，服药后尿糖阴性，空腹血糖正常，余症均有明显改善，基本稳定。

此外，对β受体功能亢进症，重用葛根（30~50g），配龙骨30g，党参、麦门冬、酸枣仁各20g，五味子15g，并随证加味，一般服药1个月后，症状、心电图等均有明显改善。对抽动-秽语综合征（TS）在辨治方中加用本品，颇能提高疗效。用葛根50g煎汤于饮酒前服，可防醉酒；有痛风发作史者，每日煎汤代茶饮，有预防复发之功。

〔朱建平整理〕

74　地榆护胃抗痨、蠲痹通淋

地榆性微寒，因味苦酸涩，又名酸赭或涩地榆，具解毒医疮之功，故俗呼之为"流注草"，入肺、肝、肾、手足阳明经，是一味常用的凉血止血、清热解毒良品。擅治诸般血证及痔漏、痈肿、湿疹、金疮等，为外敷治疗烧烫伤的著名单方。现代研究证明，本品有较强的收敛止血作用和广谱抗菌作用，故其实际医疗作用，远非上述数点。朱老对本品研究精深，别具匠心，在应用上，治病范围广泛，疗效历历可稽；在炮制上，发现该药生用止血作用较炒炭为优，主张一概生用，不必炒炭；在剂量上，突破常规，一般用 10~20g，大量用至 30~60g，未见不良反应，而建功尤捷。兹择数端，略述于次。

(1) 护膜治胃

地榆外用治水火烫伤效果卓著，为众所皆知，它能控制创面渗出，起到预防和控制感染，消除疼痛，促进新皮生长、创面迅速愈合等作用。朱老于斯触类旁通，巧将本品移用于内科消化性溃疡之胃痛及上消化道出血之呕血黑便。谓地榆不但长于清热凉血、收敛止血，而且对溃疡病的壁龛有护膜疗疡之功，非仅出血时服，尚可作为溃疡病常规治疗药物。治溃疡病他常以之与温中补虚或疏肝和胃之剂并用；治上消化道出血，每随症加入温运脾阳、养血摄血之黄土汤中，或用本品单味即单方地榆汤清泄郁热、凉血止血，屡获佳效。

【病案举例】

赵某某，男，42 岁，干部。胃脘痛已 8 年余，经常胃痛吞酸，食后两小时许痛作，冬春较剧，便难不爽，三年前经钡餐检查确诊为胃小弯溃疡，去年曾吐血，今又发作，量多盈盂，色紫成块，口干欲饮。舌质红苔黄，脉弦。证属胃有郁热，迫血妄行，予地榆汤以凉血止血。

生地榆 45g，水煎服，2 剂。

二诊：药后胃部颇适，吐血渐止，舌质红略淡，苔黄稍化，脉小弦。前法既合，继进2剂，并用生地榆60g，延胡索、乌贼骨各30g，共研细末，每服3g，每日3次，食前服，以善其后。4个月后钡餐检查，壁龛已愈合。

(2) 抗痨散结

痨乃结核病之通称，发于肺者称肺痨，生于颈部为瘰疬，此两者临床最为常见，概因体质虚弱，痨虫传染所致，皆有阴虚火旺之潮热、盗汗征象，前者尚见咳嗽、咳血等肺失清肃，阳络灼伤之症；后者恒呈颈部坚块，破溃成瘘等肝经郁火，痰瘀互结之征。朱老习以生地榆抗痨散结治疗肺痨、瘰疬，乃取其清热解毒、疗疮除瘘之功。他认为本品对上述证候具有较好疗效，《神农本草经》："止汗"、"除恶肉"，《名医别录》："除消渴、补绝伤"、"止脓血，诸瘘、恶疮"，《药品化义》："解诸热毒痈"，《大明本草》："吐血鼻衄"等记载，均是有力佐证。现代实验亦证明，本品煎剂对人型结核分枝杆菌有完全抑制作用。朱老在实践中体会到，该药味苦性寒对结核潮热，尤具卓效。

【病案举例】

一陈姓肺痨病人，连续发热4个月，迭治未愈，经用生地榆30g，青蒿子、老鹳草各20g，百部15g，甘草5g，一药而热挫，再药而平。

对于浸润型或空洞型肺结核，朱老常采用以地榆为主药的"愈肺丸（生地榆150g，小蓟、石韦、制黄精各90g，研极细末，另取生地榆300g煎取浓汁泛丸如绿豆大，每服6g，每日2次）"，可取得一定疗效。对于颈淋巴结结核，亦每以地榆为主，配合疏肝理气，化痰软坚，散瘀解凝之品而组成的"消瘰汤〔生地榆20g，柴胡4g，赤芍药、白芍药、炙僵蚕、紫背天葵各

12g，小青皮6g，炙蜈蚣（研吞）2g，生牡蛎30g，甘草5g]"，收效较为满意。

(3) 蠲痹清热

地榆治痹，医林鲜见，其实《神农本草经》早有"止痛"，《本草纲目》亦有浸酒"治风痹"之记载。朱老擅治痹证，对痹痛化热或湿热之痹，因瘀热内阻而见发热缠绵，关节热痛者，恒投生地榆于辨证施治方药中，多配伍老鹳草、知母、青蒿子、秦艽、虎杖等清热除蒸、蠲痹通络之品，每可应手，并能使红细胞沉降率、抗"O"得到较快下降。乃用其敛戢邪热，除痹止痛之功也。或有虑曰地榆性寒味涩，恐于痹无益？殊不知本品微寒而不凝，性涩而不滞，止血尚能行血，敛热又可化瘀，《本草选旨》有"以之行血"、"以之治血中之痛"之说，况临床治痹每加入大队活血祛风、蠲痹通络剂中，何弊之有？

【病案举例】

周某某，女，23岁，教师。低热缠绵，两腿酸楚，关节疼痛，五心烦热，腰腿怕冷，已5个月，抗"O" 833U，ESR 40mm/h，诊为风湿关节炎。曾用青霉素治疗周效，ESR、抗"O"仍未下降，遂来就诊。舌质微红，苔薄腻，脉细弦。乃湿热流注经隧，痹闭不利，治宜化湿热，通痹着。

生地榆30g，生地黄、老鹳草、寒水石、徐长卿、生石膏（先煎）各15g，全当归12g，酒炒桑枝30g，肥知母、仙灵脾各10g，桂枝（后下）6g，甘草5g。5剂。

二诊：药后症情好转，腿已温，药既奏效，原方续服10剂。

三诊：精神渐复，低热已平，手心仍烘热，复查

ESR 18mm/h，抗"O"500U。舌苔微腻，脉细弦。病情逐步缓解，湿热亦趋泄化，痹闭已获疏通，阴损尚未悉复，原方损益，以善其后。上方加银柴胡12g，连服25剂而获痊愈。

(4) 清利通淋

淋证乃湿热毒邪，注于下焦，膀胱不利使然，依临床表现之不同，主要有热淋、血淋及劳淋之分，与现代医学的泌尿系感染相似。朱老治淋常用生地榆，并视为常规要品，他将这味善治下焦血分湿热之药，扩用于治疗下焦气分淋证，实为一大创获。生地榆所以能治淋者，盖缘其能解毒抗菌消炎，一也；擅入下焦除疾，二也；性涩可缓尿频，三也。本品通中寓涩，祛邪而无伤肾耗阴之弊，诚非其他淡渗清利之品所可比拟。凡遇急性泌感或慢性泌感急性发作，皆相适宜。热淋者，可配合八正散；血淋者，可配合小蓟饮子；劳淋者，可配合知柏地黄汤等，随症活用。朱老通过长期实践，以本品为主制订的"清淋合剂"（生地榆、生槐角、半枝莲、白花蛇舌草、大青叶各30g，白槿花、飞滑石各15g，生甘草6g。上为1日量，煎成合剂100mL，每次50mL，每日服2次），疗效明显，具有抑制多种杆菌、球菌的广谱抗菌作用，对常用抗生素治疗无效的病例仍然有效，无任何不良反应，曾系统观察100例，总结成文发表详见《朱良春医集》172页。

【病案举例】

沈某某，女，39岁，工人。旬前突发小溲频数刺痛，口干腰酸。尿常规：红细胞（＋＋＋），白细胞（＋＋），蛋白（＋），脓球（＋）。尿培养：大肠埃希菌＞10万。苔中舌边尖红，舌苔中黄，脉滑数。此湿热蕴注下焦，而肾阴有耗损之征者,径予清淋汤治之。

生地榆、生地黄、生槐角、白花蛇舌草各30g,白槿花12g,甘草5g。4剂。

二诊:药后尿频急刺痛已缓,尿常规亦好转,药既奏效,守方不变,原方6剂。

三诊:症情稳定,上方地榆、白花蛇舌草、生槐角、生地黄用量减为15g,继进8剂以巩固之。

四诊:尿培养已转阴,以知柏地黄丸善后之。

以上仅举大概,朱老应用远不止此。总之,地榆是一味很有前途的止血、清热、抗菌、消炎的药物,值得探索,以尽其用。

〔姚祖培整理〕

75 桑椹子滋补肝肾、养血熄风

桑椹子即桑树之果实,桑树在我国大部分地区均产,而以南方各省为多。《神农本草经》载有桑上寄生、桑根白皮、桑叶、桑耳,而独遗桑椹。张路玉《本经逢原》说:《神农本草经》桑根白皮条下之"主伤中,五劳六极羸瘦,崩中,脉绝,补虚益气",皆言桑椹之功。李时珍《本草纲目》,亦沿旧例,将桑椹之功,误列于根皮之下,"所以世鲜采用"。如此良药,且采集又易,却不为人所注目,殊为可惜。

桑椹子色紫红,老熟则黑,入肝肾二经,性味甘酸而寒,为滋补肝肾、养阴熄风之要药,朱老指出:举凡肝肾阴虚所致之糖尿病、高血压病以及老人精亏血少之耳鸣、怔忡、不寐、腰酸脚弱、便秘,悉为妙品。诚如《本草经疏》说:"桑椹,甘寒益血而除热,为凉血补血益阴之药。消渴由于内热津液不足,生津故止渴；五脏皆属阴，益阴故利五脏。阴不足则关节之血气不通，血生津满，阴气长盛，则不饥而血气自通；热退阴生，则肝心无火，故魂安而神自清宁。"入药水浸洗净晒干用，汤剂一般用量以15～30g为宜，脾虚泄泻者忌之。鲜者可作水果食用。桑椹子熬膏便于久服，对肝肾阴虚者尤为适宜。制法：在桑椹子成熟季节，采集颜色紫黑、颗粒饱满、干净之果实，清水洗净，然后用纱布作袋，挤取其汁，置砂锅或搪瓷锅中，文火慢熬，加冰糖、蜂蜜收膏，置冰箱中保存，每服一二匙，每日3次，殊有佳效。

〔何绍奇整理〕

76 黄明胶止血养血、消瘀散痈

黄明胶为黄牛皮所熬之胶，又称牛胶、水胶、明胶。此药从晋唐就有记载，《千金方》用干胶（即黄明胶）为末，酒和之，温服，治虚劳尿精；《食疗本草》用其治疗久咳不愈，吐血咳血；《肘后方》则用以治疗妊娠下血不止。明代李时珍《本草纲目》谓其"治吐血、衄血、下血、血淋、妊妇胎动血下"。《本草汇言》更说它是"止诸般失血之药"，"与阿胶仿佛通用，但其性平补"，更"宜于虚热者"。《医林纂要》亦谓黄明胶"补肺清金，滋阴养血"。朱老根据上述记载，在过去阿胶紧缺的情况下，径用黄明胶代替阿胶，用于诸般血证，及阴虚内热，阴虚咳嗽，其效不逊阿胶。其用法用量亦同阿胶，汤剂须开水或药汤乘热烊化，或火上炙黄，然后研末分次吞服。唯一般药房多不备此味，须于杂货店或建材处购买，以黄明胶多为木工熬化作黏合剂用也。

黄明胶还有一些特殊功用，则为阿胶所不及者：①治风湿疼痛：黄明胶烊化，入生川乌、生草乌、生南星、白芷、冰片、赤芍药末、姜汁适量，搅拌至匀，作膏药贴痛处。也可只用黄明胶、姜汁二味作膏药用，每日1换。对疼痛、麻木均有较好疗效。②治跌打损伤：用黄明胶焙烤后研末，温黄酒送下，成人每次12g，每日2次。③治疮疖初起：用黄明胶烊化，和入食醋，敷于患处，疮疖初起，即可消散。如此观之，黄明胶又有活血散痛之功矣。

〔何绍奇整理〕

77　生大黄推陈致新、延缓衰老

众所周知，大黄是一味攻下结毒、通利湿热之品，故《本草正义》谓其"迅速善走，直达下焦，深入血分，无坚不破，荡涤积垢，有犁庭扫穴之功"。因之世人咸目之为峻厉之剂，而不轻用之。实则大黄不仅能攻病祛邪，而且有"调中化食，安和五脏（《神农本草经》）"之功。朱老以其亲身之体验，认为大黄确有推陈致新，延缓衰老，降低胆固醇、三酰甘油及利胆消石之功。朱老过去一度血脂偏高，同时伴有冠心病及慢性胆囊炎、胆结石症，由于经常交替服用脾约麻仁丸和青宁丸，保持大便通畅，所以血脂一直正常，冠心病稳定，同时，精力充沛，看不出是耄耋之人，机体衰老现象，似乎有所延缓。临床以之施治有关病人，确收推陈致新，延缓衰老之功。兹举其应用大黄之经验数则如下。

(1) 利胆消石

朱老治疗急、慢性胆囊炎及胆结石症在辨证施治原则下，始终坚持加用大黄，其剂量视症情缓急而酌定轻重，急、实者重用20～40g，缓、虚者则用5～10g，或用青宁丸，每次3～5g，每日1次。以保持大便通畅为度，有泄化湿热、利胆消石之功。恒与柴胡、郁金、蒲公英、黄芩等伍用。

【病案举例】

孙某某,女,42岁,干部。宿有慢性胆囊炎合并胆石症,经常发作,作则寒战高热,右胁放射至肩背部疼痛,呕吐,汗多。舌质红,苔黄腻,脉数。此湿热蕴于胆经,郁遏不泄之证,亟予清泄利胆之品。

生大黄20g,柴胡、姜半夏各10g,炒黄芩15g,广郁金、蒲公英、金钱草各30g,芒硝(分冲)4g,甘草6g。2剂。

二诊:药后得畅泄数行,寒热、疼痛显著缓解,自觉较适,前法损益。

上方大黄改用10g,柴胡改为4g,黄芩减为5g,余同前。续服4剂而临床痊愈。

继以青宁丸,每次2g,每日2次以巩固之。迄今观察半年余,未见发作,B超复查,结石影已见缩小,胆囊毛波已由(+++)减为(+)。

(2) 延缓衰老

人体衰老与动脉粥样硬化有密切关系,动脉硬化又与血脂水平高低相关:因为引起动脉粥样硬化病变的胆固醇主要来源于血脂,降血脂有助于动脉粥样硬化斑块逆转。所以降低血脂水平也就成为延缓衰老的措施之一。其次,人到老年阶段,由于细胞衰老,器官功能减退,脂褐质在脑细胞中的积累,随年龄的增长而增加,脂褐质在细胞中阻碍细胞的正常生理功能,遏制细胞的正常活动,进而促进细胞死亡,促使人体衰老,直至加速死亡。因此,具有推陈致新、活血降脂作用的大黄,便是一味延缓衰老很有前途的药物。朱老通过亲身体验,证明它确实具有此作用,临床应用，获效亦同。习用青宁丸每次2g，每日1~2次，或生大黄研极细末，以胶囊盛装，每次2粒，每日1~2次。一般1个月后，胆固醇、三酰甘油均有明显下降；持续服用，精神振爽，思维敏捷，步履轻健，大有延缓衰老之功。但体秉脾虚者，可减小剂量。

(3) 定乱致治

朱老盛赞杨栗山评价大黄之功："人但知建良将之大勋，而不知有良相之硕德。""苦能泻火，苦能补虚。"可谓大黄之知音。大黄善于推陈致新，降阴中之浊阴，邪去正安，定乱致治。大黄对多种原因所致之急、慢性肾衰竭，尿毒症，均有良效，因大黄善于降低血中尿素氮及肌酐，既可内服，又可灌肠，屡用得效。

【病案举例】

谢某某，男，38岁，工人。患慢性肾炎已年余，叠治未愈；近两月来，头昏困惫，纳呆，泛泛欲呕，晨起面浮，入暮足肿，溲少。经某院检查：BUN 61.4mmol/L，Cr 814.2μmol/L；肾图提示：两肾无功能。诊为慢性肾炎、尿毒症。舌质淡，苔白腻，脉虚弦。肾气衰竭，浊阴内凝，颇虑逆而上干，昏厥萌生。姑予益肾气，降浊阴。

①汤方：熟附片、姜半夏、泽兰、泽泻各15g，生黄芪、丹参、炒白术、六月雪、扦扦活各30g，另用益母草90g煎汤代水煎药。每日1剂，连服3剂。

②灌肠方：生大黄15g，制附片10g，白花蛇舌草30g，丹参20g，加水煎至150mL，待温点滴灌肠，每日1次，连用5日，如BUN、Cr下降，可休息一二日再用5日。

二诊：药后得畅便，自觉较适，尿量亦增，此佳象也，原法继进之。5剂。

三诊：症情平稳，停用灌肠，继用汤方去半夏，续服8剂。

复查 BUN 降为 20.0mmol/L，Cr 降为 366.8μmol/L，改予金匮肾气丸，每晨晚各服 6g；冬虫夏草研细末，每次 1.5g，每日 2 次，以巩固之。

肾功能不全、尿毒症病人，肌酐、尿素氮久久不降，病情危重，又无条件血透者，朱老每于辨治方中加用生大黄 15～30g 内服，灌肠方调整为生大黄、生牡蛎、蒲公英、六月雪各 30g，制附片 10g，丹参 20g。煎取汁 200mL，点滴灌肠每日 1 次，直至好转。有一病人，每日内服及灌肠之大黄达 85g，亦未见泄泻之象，病人甚感舒适，可供参考。

此外，慢性乙型肝炎 ALT、AST 及总胆红素升高者，于辨治方中加用制大黄 15～30g，如便次每日超过 2 次以上者，酌减其量，有泄化疫毒，恢复肝功能之效。对于急性中风，不论是出血性或缺血性，只要大便不稀者，均可加于辨治方中，鼻饲或灌肠，有泄化秽浊、调畅气机，促使病情稳定之效。湿热阻络之痹证，有红肿热痛之象者，每于辨治方中加用之，多收显效。

〔朱胜华整理〕

78　鱼腥草泄热解毒、清上利下

鱼腥草古名蕺菜，因其新鲜茎叶中有一股强烈的鱼腥气而得名。世俗每虑此药气腥味劣，难以下咽。其实，此药阴干后，不但没有腥气，而且微有芳香，在加水煎汁时，能发出一种类似肉桂的香气，它煎出的药汁如淡淡的红茶，仔细品尝，也有类似红茶的味道，芳香而稍有涩味，并无苦味及腥臭，对胃也无刺激。

鱼腥草性微寒，入肺经，有良好的清热解毒、利尿消肿的作用，故前人用之为治疗肺痈要药。近年来，临床应用本品有所发展，常用于肺脓肿、大叶性肺炎、急性支气管炎及肠炎、痢疾、尿路感染等疾患。兹将朱老临证中配伍使用鱼腥草治疗其他疾患的经验介绍如下。

(1) 病毒性肺炎

鱼腥草有清热解毒作用，多用于治疗肺部炎性病变，朱老临证除辨证用药外，亦注重辨病用药，他结合现代药理分析，根据鱼腥草抗病毒、止咳力强，有明显抑制流感嗜血杆菌、肺炎球菌作用的特点，配伍轻宣药物治疗病毒性肺炎，每有收获。

病毒性肺炎一般来势较猛，难以速愈，单用抗菌消炎之品不易应手。朱老如遇此症，无论证属寒热均加用鱼腥草30g（后下），因鱼腥草虽有清热解毒作用，但不是大寒之品，故只要配伍得当，即可使邪祛正复。不过数剂，就能见功。

【病案举例】

张某，女，31岁，工人，1986年4月24日会诊。初诊，病毒性肺炎并发休克，正在抢救中，邀约会诊：始见形寒，继则高热，头痛咳嗽，胸痛，吐黄稠痰，有时带血，心悸气急，发绀，汗多。舌尖红，苔薄根黄腻，脉弱滑数。症属痰热壅肺，正虚邪恋。先予清肺化痰，佐以扶正，逐邪外出。处方：

鱼腥草（后下）30g，西洋参（另煎兑服）8g，淡子芩、杏仁、前胡各9g，全瓜蒌、连翘、郁金各12g，桔梗、生甘草各6g，鲜芦根35cm。3剂。

二诊：身热渐退，心悸气急渐复，咳嗽痰多，色灰白，已易咳出，胃纳差，舌尖红，苔微黄，脉细滑。余热未消，继当清化痰热，肃肺止咳。前方获效，原法出入。

上方去鲜芦根、西洋参，加建曲（包煎）9g，续服 7 剂。药后症状消失，痊愈出院。

(2) 小儿尿布皮炎

尿布皮炎俗称"红屁股"，由尿布潮湿、粗糙、不洁引起。小儿皮肤娇嫩，湿毒乘虚袭入，发于臀部肌表，而见焮红、粗糙，重则有丘疹，甚则脓疱形成，小儿因之啼哭不已。朱老取鱼腥草功具清热解毒、利尿消肿之理，配伍他药，灵活用于治疗小儿尿布皮炎，屡用获效。此疾虽位于臀部肌表，"肺合皮毛"。皮疹焮红，甚则有脓疱，均为湿热之象。而鱼腥草有较强的清热解毒作用，正如《岭南采药》所言："叶敷恶毒大疮，能消毒。煎服能祛湿热，治痢疾。"现代药理也证实了该药的抗菌作用，特别是对金黄色葡萄球菌、酵母菌、真菌都有较强的抑制作用。故临证中常用鱼腥草 30g 煎汤，于每次换尿布时洗一次（不宜久煎）。后用滑石、青黛按 5∶1 比例研细和匀，扑于患处，1 周左右即见痊愈。

【病案举例】

潘某某，女，2 个月，出生近 20 日时，臀部皮肤焮红，其上有粟粒状丘疹，致小儿终日啼哭不已。经用鱼腥草煎汤外洗，滑黛散外扑，治疗 1 周后症状消失。此法不仅可用于小儿尿布皮炎，对单纯性疱疹、疖痈初起者取单味鱼腥草 500g 煎取 700mL 左右药液（不可久煎），局部外敷、熨洗，重症病例可加煎剂内服，多能获效。

(3) 湿热带下

带下病因甚多，其带下色黄稠、腥臭者，恒需参用清泄胞宫湿热之品，方可奏效。朱老多用鱼腥草、土茯苓这一对药。鱼腥草清热解毒见长，土茯苓利湿解毒功胜，两药合用，热毒可清，湿有去路，对带下秽臭异常者加墓头回12g，治疗湿热型带下，确属效佳。

【病案举例】

洪某某，女，48岁，工人。初诊：几个月来有黄白带下，连绵不断，腰酸神疲，纳呆。最近带下增多，质黏，色微黄，有腥味。舌质淡，苔薄白，脉细而小数。此乃脾虚肾亏、湿热内蕴。姑予补脾肾、清湿热为法。处方：

鱼腥草（后下）、土茯苓各30g，炒白术15g，菟丝子、墓头回各12g，泽泻、炙露蜂房各10g，生甘草6g。7剂。

复诊：服上药3剂后，带下已见好转，不仅量渐减少。且气味亦减，纳谷渐增。唯仍有腰酸肢软，久带后脾肾两亏，非调补两脏，清泄余邪，不能收功。处方以培补先后两天，兼清带脉余邪为旨，复进10余剂，证除告安。

〔朱建平整理〕

79 全蝎熄风定痉、开瘀蠲痹

全蝎又名全虫，味辛性平，有小毒，入肝经。乃治风要药，凡惊风、搐搦，必不可少；并擅窜筋透骨，对于风湿痹痛，久治不愈者，更有佳效。还有开气血之凝滞，解毒医疮，内消僵肿之功，近人用治癌肿、结核、血栓闭塞性脉管炎等，均据此引申而出。

蝎尾较全蝎之功力为胜，散剂吞服又较煎剂为佳。其用量一般蝎尾用1~3条，全蝎可用2~3g，研细末，分2次吞服，长期服用，无毒性反应，朱老曾治一骨结核病人，连服2年，病愈而无任何不适之感。但体虚者，需配合补益气血药同用。

朱老以善用虫类药，对于全蝎、蜈蚣等药，更是配伍灵活，得心应手，屡奏佳效。

(1) 偏头痛

本病相似于血管神经性头痛，其病因虽多，但均与肝阳偏亢，肝风上扰攸关；每因情志波动或气交之变、疲劳过度而引发。部分病例极为顽固，一般常规用药，殊难收效。朱老创订"蝎麻散"，不仅可以缓痛，而且可获根治。因全蝎长于熄风平肝，解痉定痛；天麻定风补虚，《大明本草》谓其"通血脉，开窍"；张元素更明确指出它能"治风虚眩运头痛"；又伍以补气血、益肝肾之紫河车，标本兼顾，相得益彰，宜其效著也。方用全蝎20g，天麻、紫河车各15g，共研细末，分作20包，每次1包，每日2次。一般服1~2次后，即可奏效，痛定后每日或间日服一包，以巩固疗效。有时单用全蝎末少许置痛侧太阳穴，以胶布贴之，亦可止痛。此法对肿瘤脑转移者之头痛，用之亦能缓痛。

【病案举例】

吴某某，女，36岁，工人。右侧偏头痛已历3年，经常发作，作则剧痛呕吐，疲不能兴。经外院诊断为"血管神经性头痛"，迭服中西药物均未能根治。顷诊：面色少华，疲乏殊甚，右侧头痛，时时泛呕。舌质微红，苔薄腻，脉细弦。证属肝肾不足，风阳上扰，治宜熄风阳，益肝肾。予蝎麻散10包，每次1包，每日2次，另以石斛、枸杞子各10g泡茶送服。

药后头痛即趋缓解，次日痛定。以后每日1包，服完后再以杞菊地黄丸巩固之。

(2) 乙型脑炎极期

在乙型脑炎极期,呈痰浊阻塞气机,蒙蔽心窍,高热昏迷,惊厥频作,痰涎壅盛,声如拽锯而苔厚腻,有内闭外脱趋势者,用"夺痰定惊散"治之,多能转危为安。

每次0.6g,幼儿0.3g,每日1~2次。鼻饲后3~4小时,排出黑色而杂有黄白色黏液的大便,即痰消神苏(未排便者,可续服1次)。此散熄风化痰,通腑泄浊之作用,十分显著,并可用于肺炎、中毒性细菌性痢疾、百日咳脑病、脊髓灰质炎等痰浊交阻、痰鸣如嘶之症,既可免除吸痰之烦,又可防止窒息。

【病案举例】

黎某某,男,7岁。患乙型脑炎1周,高热昏迷,惊厥频作,痰鸣如嘶,时有窒息之虞。吸痰时导管插入气管,即气管痉挛,出现发绀、气室而终止吸痰,呈现危象。舌苔黄焦而垢腻,脉滑数。此乃痰热陷于心包,蒙蔽神明,肝风内动,肺闭痰壅之危候;除常规治疗外,另予夺痰定惊散0.6g鼻饲之。4小时后排出黏便甚多,痰壅顿释,昏厥渐苏,后调理而安。

(3) 流火

此乃丹毒发于腿部者,多由肝火湿热郁遏肌肤所致,常以辛劳或受寒而引发,十分顽缠,不易根治。蝎甲散(全蝎30g,炮山甲45g,共研极细末,每次4.5g,每日1次,儿童、妇女或体弱病人酌减,孕妇忌服)对此具有卓效,一般服药第一次后,寒热可趋清解,随后局部肿痛及腹股沟之燃核,亦渐消退,多于3日左右缓解,乃至痊愈。此散所以奏效如此迅捷者,主要是在于功擅解毒消痈的全蝎，又伍以祛风通络、散血消肿、化毒攻坚的穿山甲，故而效如桴鼓之应。

【病案举例】

夏某某，男，48岁，农民。两下肢患流火已多年，反复发作，作则寒战高热，两小腿红肿热痛，腹股沟燃核，恒周余始渐解，渐致两小腿肌肉壅肥如橡皮肿状，每以辛劳或受寒而引发。此次因劳累又发作。舌苔黄腻，脉数。血检曾找到血丝虫。给予蝎甲散，服药1日寒热顿挫，次日疼痛定，红肿退，3日趋复。继续巩固治疗而愈。

(4) 肺结核

凡肺结核伴有空洞而久治不愈者，其病灶多呈僵化状态，非一般药物所能收效，常需给予开瘀消痈、解毒医疮之中药以"推陈致新"，始可促使病灶吸收，空洞闭合，"抗痨散"即为此而设，其处方为：炙全蝎、白及、紫河车各120g，炙蜈蚣、地鳖虫各60g，甘草30g，研为细末，每服4g，每日3次。

【病案举例】

魏某某，女，49岁，农民。患慢性纤维空洞型肺结核已8载，迭经中西药物治疗，迄未奏效。面色晦滞，形体尪羸，咳呛气促，痰多而浊，偶或带血，胸痛隐隐，盗汗失眠，纳呆不馨。舌质紫苔腻，脉弦细而数。证属肺痨重候，乃肺体久损，痰瘀凝滞，邪稽不去，正虚难复之征。治宜开瘀解凝，培正补肺并进，予抗痨散一料，冀能应手。

药后精神较振，咳呛、咳痰均减，活动已不气促，盗汗、失眠已见好转，纳呆渐香。胸透复查：病灶明显吸收，空洞略见缩小。上方续服两料，诸象悉除，体重增加。摄片：空洞闭合，炎症吸收。已能从事一般轻工作。

〔朱建华整理〕

80 蜈蚣搜风舒挛、祛瘀解毒

蜈蚣味辛，性微温，有小毒，入肝经。本品善于搜风攻毒，是一味佳品，但世俗多目之为"五毒"之品，畏而不用，实为可惜。

《神农本草经》早就谓其"主啖诸蛇虫鱼毒，温疟，去三虫"。《名医别录》以之"疗心腹寒热结聚，堕胎，去恶血"。《日华子本草》强调"治癥癖"，《本草纲目》重点突出它"治小儿惊痫风搐，脐风口噤，丹毒，秃疮，瘰疬，便毒，痔瘘……"近人张锡纯论其功效，最为全面，他指出蜈蚣"走窜之力最速，内而脏腑，外而经络，凡气血凝聚之处，皆能开之。性有微毒，而转善解毒，凡一切疮疡诸毒，皆能消之。其性尤善搜风，内治肝风萌动，癫痫眩晕，抽掣瘛疭，小儿脐风；外治经络中风，口眼㖞斜，手足麻木"。这是张氏经验之谈，甚为确切。

朱老经常应用本品，其主要施用范围有四：①熄风定痉：凡风动抽掣或口眼㖞斜，手足麻木，诸药无效者，增用本品，多奏殊功。②开瘀解毒：对于肿瘤及疮疡痈毒，皆有消坚化毒之效。各种肿瘤配合木鳖子、炮山甲等品，临床观察，有控制发展、改善症状的作用。《本草纲目》谓其"最能伏蛇"，民间蛇医亦称其为治疗蛇伤之要药。对于肺结核的潮热，也有缓解之作用。③舒利关节：对于类风湿关节炎之关节僵肿变形，拘挛不利者，能消肿定痛，舒利挛缩。④杀灭孕卵：因其有坠胎、去恶血之功，所以宫外孕保守治疗时，其孕卵未终绝者，可以加用本品，每获佳效。

蜈蚣内服能促进人体新陈代谢功能，增强体质，所以用此治疗骨结核时，病人在服用两周后，即食欲旺盛，面色红活，病灶部分肉芽增生；继服之，精神、体重均见增长，病情日见恢复。但大量内服，一次超过10条者，每致引起周身红色斑块，其斑块如黄豆大，压之褪色，以肘、膝关节部位多见，停药两三日后，可自行消失；可能为动物异体蛋白质过敏所致，因此剂量需注意掌握，每日量煎剂不宜超过8条，散剂不超过4g，孕妇须慎用。

朱老认为：入药不必去其头足，可得气味之全，否则反损药力。常用治下列诸病：

(1) 癫痫、惊搐

复方止痉散（蜈蚣、全蝎、僵蚕、地龙各等份，研细末），每次2~4g，每日2次，有显著的熄风定痉之功，对癫痫经常发作者，坚持服药，可以减少或控制其发作。对乙型脑炎或高热惊搐者，用之可以缓搐定惊。

【病案举例】

沈某某，女，29岁，工人。患癫痫已10余年，迭治未愈，近年来发作频繁，每1~2周即作1次，作则昏仆不省人事，口吐白沫，手足抽搐，甚则小溲失禁，历时5~10分钟渐苏。舌苔薄腻，脉细滑。此痫症也，多由惊恐伤及肝肾，脏气不平，而致风动火升，痰火上扰神明，癫痫以作。治宜熄风定惊，化痰降火，以复方止痉散缓图之。药后颇安。连服2个月，未再发作，改为每日1次以巩固之。

(2) 小儿消化不良

验方蜈蚣儿茶散（蜈蚣、儿茶分别研为极细末，6个月以下，每次服蜈蚣粉0.2g，儿茶0.125g；6～12个月每次服蜈蚣0.4g，儿茶0.35g；1～2岁每次服蜈蚣0.6g，儿茶0.35g，每日3次）对于小儿消化不良而引起的呕吐、腹泻、小便减少等症，在加强护理，脱水者补液的基础上，给蜈蚣儿茶散，多于短期内治愈。

《名医别录》曾提到蜈蚣"疗心腹寒热积聚"，说明本品对胃肠功能有调整作用。今伍以收敛止泻之儿茶，一温一寒，一开一收，共奏和调中州之功。如属脾虚者，又宜参用健脾运中之品，如白术、木香、砂仁之类。

(3) 慢性骨髓炎、骨结核

由于蜈蚣具有化瘀解毒，消痈散肿，推陈致新之功，对此两病，既可内服，又可外敷。以蜈蚣烘干，研极细末，胶囊盛装，每次5粒，每日2次。同时外用凡士林纱布条蘸上蜈蚣粉末，填入瘘管内，每日1次，收效较为满意。

【病案举例】

> 费某某，男，57岁，农民。患骨结核已4年余，左腿有瘘管两处，脓水淋漓，终日不绝，行走困难。给予蜈蚣粉内服外敷，10日后瘘管分泌减少，瘘道逐步变浅，2个月而愈，病人极为欣忭。

(4) 百日咳

亦称"顿咳"，以阵发性、痉挛性咳嗽为特征。取蜈蚣、甘草各等份，研为细末，每次1～2岁用1.5g；3～4岁用2g，每日3次，一般连服5～7日可以痊愈。因蜈蚣解痉定咳，甘草润肺止咳，二者相辅相成，奏效较速。

【病案举例】

钱孩,4岁。患百日咳已20余日,其咳阵作,作则面红气窒,咳声连连不断,必呕吐痰涎始已。舌苔薄腻,脉滑数。予蜈蚣甘草散9包,3日分服。药后第2日即见咳势减缓,3日大定,续服2日而愈。

(5) 毒蛇咬伤中毒

蜈蚣是蛇医用治蛇伤中毒的主药之一,它善于克制蛇毒,并缓解因蛇毒而引起的局部剧痛、漫肿以及神经系统症状,如头目胀大如斗感、复视、四肢麻痹、抽搐、烦躁不宁,甚则昏糊谵妄等症。用蜈蚣粉每次2~3g,每日4次,多能转危为安。但如中毒严重者,尚需配合有关抢救措施始妥。

【病案举例】

徐某某,男,46岁,农民。在水稻田劳动,被蝮蛇咬伤左小腿,疼痛异常,并逐步漫肿至膝上,头胀目花,神烦不安。舌苔薄,脉细数。此蛇毒攻心,内风肆扰之征,治宜解毒祛风。予蜈蚣粉,每次3g,6小时1次。同时在肿胀部以粗针穿刺数处,引流排毒。

药后当日下午即痛减神安,次日肿势逐步消退,改为每次2g,每日3次,连用4日而愈。

〔朱又春整理〕

81 地鳖虫活血化瘀、疗伤化癥

地鳖虫古称䗪虫,俗名土鳖虫、土元;性味咸寒,入心、肝、脾三经。是一味最平和的活血化瘀药，凡血瘀经闭，癥瘕积聚，跌打损伤，瘀血凝痛，用之均有良效。其特点是破而不峻，能行能和。《长沙药解》说它"善化瘀血，最补损伤"。故虚人亦可用之，如治虚劳经闭的大黄䗪虫丸，产后腹痛的下瘀血汤以及疟母痞块的鳖甲煎丸等均用之。以其善于通络理伤，对跌打损伤，具有接续筋骨的作用，故伤科经常使用。咸寒能入血软坚，故主心腹血积，癥瘕血闭诸症。朱老治经闭腹胀痛之实证，常与大黄、桃仁、红花、五灵脂同用；治跌打损伤，与自然铜、骨碎补、乳香、没药等伍用；治肝脾大，每与鳖甲、三七、郁金、莪术等同用；治腰部扭伤，经久不愈，其痛如刺者，可与当归、刘寄奴、川续断等同用；肾虚腰痛，则又需与熟地黄、露蜂房、乌梢蛇等伍用。但如无瘀滞者及孕妇，则宜慎用。

(1) 疗伤定痛

以活地鳖虫为主药的"回生丹"（验方），有活血化瘀，疗伤定痛，通窍回苏之功，擅治跌伤、压伤、打伤、刀伤、枪伤、割喉，以及因吊、惊、溺而昏迷；如服后见大便下紫血状者，则效更著。据载：清道光十年（1830年）闰四月二十二日磁州（今河北磁县）地震，压毙甚众，以此丹救活不下百余人。一·二八抗日战争时，以此丹灌服治疗受重伤而昏厥者，活人甚多。处方：活地鳖虫（取雄性活地鳖虫，洗净，去足，放瓦上小火焙黄，研细末）15g，自然铜（放瓦上木炭火烧红，入好醋淬，片刻取出，再烧再淬，连制9次，为细末）9g，炙乳香（每30g用灯心7.5g同炒枯，共研细，吹去灯心，净末）和陈血竭（飞净）、飞朱砂、巴豆（去壳研，用纸包压数次，去净油，用净末）各6g，麝香0.7g（后入）。以上各药研极细末，储入小口瓷瓶，密封备用。成人每用0.5g，小儿0.25g，酒冲服。牙关不开者，鼻饲之。严重者可连服2次。苏后宜避风调养。若苏后转心腹痛者，此瘀血未净，急取白糖60g，热黄酒或开水化服，自愈。此方经朱老实践证明，效果甚好，可广泛用于外伤性急救。

地鳖虫善治骨折损伤，能接续筋骨，促进骨痂生长，已被大量资料所证实。1976年7月28日河北省唐山、丰南地区发生地震，8月上旬部分伤员来南通治疗，市中医院亦收治了一批肋骨、骨盆及四肢骨折的伤员，除给整复固定外，均配合服用"接续筋骨合剂"，处方为：地鳖虫、续断、红花、赤芍药各9g，自然铜、骨碎补、当归、川芎各15g，甘草5g。每日1剂。其功效能活血散瘀，消肿止痛，接骨续筋，加速骨痂形成；经治病人，多数在3～4周即骨痂增生而愈合。

（2）消癥破坚

慢性肝炎或早期肝硬化，肝脾大，胁痛隐隐，肝功异常，面色晦滞，症情缠绵，久而不愈者，朱老根据"久痛多瘀，久病多虚"及肝郁气滞，血瘀癖积的机制，拟订了以地鳖虫为主的"复肝丸"治疗此症，一般连续使用1个月以上，可获效机。本方不仅能缓解胁痛，并可缩小肝肿，促使肝功能恢复正常，升高血浆蛋白总量，调整白、球蛋白的倒置。处方：地鳖虫、红参须各30g，紫河车24g，广姜黄、广郁金、参三七、炮山甲、鸡内金各18g，共研细末，另用虎杖、石见穿、糯稻根各120g煎取浓汁，与上药粉泛丸如绿豆大，每次3g，每日3次，食前服。

本方寓攻于补，攻不伤正，补不壅中，可使虚弱、胁痛、癥癖等症，逐渐减轻、消失。自1963年报道后，各地采用治疗慢性肝炎及早期肝硬化，均称收效满意。

【病案举例】

丁某某，男，41岁，工程师。患迁延性肝炎已近2年，因工作关系，未能充分休息，而致病情缠绵未愈。目前面色少华，神疲乏力，胁痛如刺，时轻时剧，肝在肋下3.5cm，质Ⅱ度，脾大2cm。纳呆欠香，食后腹胀，夜寐不实,噩梦纷纭。舌质衬紫,苔薄腻,脉弦细。此正虚邪恋、肝郁气滞、血瘀癖积、脾失健运之候,治宜活血化瘀、益气运脾、疏肝解郁、化癥散结。以"复肝丸"消息之。

服完一料后,胁痛消失,肝大缩小为2cm,纳谷增加,神疲渐复。续服一料,肝功能正常,肝在肋下1cm,脾触及。以后每日服2次以巩固之。

对于妇女因受寒、饮冷、淋雨等外寒侵袭、胞络瘀阻,而致月经闭止、腹部胀痛、舌质紫苔白、脉细涩者,当活血化瘀、散寒通经,可予地鳖虫、五灵脂、当归、制大黄、桃仁、红花、香附、艾叶、肉桂等品。

【病案举例】

邓某某,女,35岁,农民。月事来潮方1日,因在田间劳动,突遇暴雨,月水即停,嗣后腹痛而胀,腰酸腿软,纳谷欠香,月事届期而未行。舌苔白,脉涩。此寒湿闭滞胞络,瘀血内阻之闭经也。治宜化瘀通经,温宫散寒。

地鳖虫、全当归、五灵脂、桃仁、红花、艾叶各10g,制大黄5g,肉桂4g。5剂。

药服4剂,经即行,嗣嘱晨服逍遥丸,晚服归脾丸以调理善后。

地鳖虫对瘰疬具有卓效,《神农本草经》谓其主"血积癥瘕,破坚",能软坚散结,对瘰疬不论已溃、未溃均有佳效。取鲜地鳖虫、陈瓦花(在屋上隔年者佳,瓦上煅存性)各等份,同捣烂,用膏药贴,每2日1换,一般1~2周即获显效,直用至痊愈。

【病案举例】

薛某某，女，42岁，农民。颈部两侧㿠核累累，共9枚，其中1枚已破溃，已历年余，迭治未愈。有肺结核史，诊为淋巴结核。舌苔薄，脉细。此瘰疬也，予地鳖虫、陈瓦花验方消息之。

药敷3次后，溃核分泌减少，坚核有松软之势；继用5次后，溃破处肉芽红活，稍见缩小，坚核已有5枚缩小，3枚消失。共敷12次而愈。

(3) 活血散瘀

脑震荡后遗症多呈现头眩而痛，健忘神疲，视力减退，周身酸痛，天气变化时则更甚。有时食欲不振，睡眠欠佳。因气血瘀滞，面色常见黧暗，舌有瘀斑，脉多沉涩或细涩。在辨证论治上，是属于"虚中夹实"之候；因其虚，必须"大补气血，滋养肝肾"；因其实，气血瘀滞，必须"化瘀活血"。据此，朱老拟订了"健脑散"：红人参30g（参须可代用）、地鳖虫、当归、甘枸杞子各45g，制马钱子、制乳香、制没药、炙全蝎各24g，川芎、地龙、紫河车、鸡内金各48g，血竭、甘草各18g。上研极细末，每早晚各服5g，开水送下。可连续服2～3个月。

【按】马钱子又名番木鳖，有剧毒，其炮制确当与否，对疗效很有影响。一般以水浸去毛、晒干，放在麻油中炸。但如火小则呈白色，服后易引起呕吐等中毒反应；火大则发黑而炭化，以致失效。因此在炮制中，可取一枚用刀切开，以里面呈紫红色最为合度。

【病案举例1】

李某某，男，42岁，军人。在检查施工过程中，突为从上落下之铁棍击于头部而昏倒；当时颅骨凹陷，继即出现血肿，神志不清达20余小时，经抢救始苏。半年后曾去北京检查：脑组织萎缩1/4。目前头昏痛，健忘殊甚，欲取某物，转身即忘；记不得老战友的姓名，不能作系统发言；有时急躁易怒，失眠神疲。舌苔薄腻，边有瘀斑，脉细涩。此瘀阻脑府，灵窍欠慧，气血亏虚之候。予健脑散消息之。

服后1周，头昏痛即见轻减，夜寐较安，精神略振，自觉爽适。坚持服用2个月，症情平稳，已能写信，讲话层次不乱；续予调补肝肾，养益心气之品善后。

还可用于浸润型肺结核、慢性纤维空洞型肺结核、肺结核咯血，朱老拟订之"保肺丸"，具有佳效。处方：地鳖虫、紫河车各120g，百部180g，制首乌、白及各450g，共研细末。另以生地榆、老鹳草、黄精各180g煎取浓汁泛丸如绿豆大，每次9g，每日2次。一般服用半个月后即见效，潮热、咳呛、咳血、盗汗，均显见减轻或消失，血沉下降；连服2～3个月，病灶可趋吸收或闭合。此方配伍精当，力专效宏。地鳖虫活血散瘀，推陈致新；百部润肺定咳，抗痨杀虫；制首乌滋补肝肾，《本草纲目》谓其"功在地黄、天门冬之上"。《本草再新》突出其"补肺虚，止吐血"。白及补肺泄热，敛肺止血，逐瘀生新，消肿生肌；地榆凉血止血，清热抗痨；老鹳草清热解毒，消瘀抗痨；黄精补肾润肺，益气滋阴，并能抗痨。此方既辨证，又辨病；既治标，又治本，充分反映了朱老诊疗的思路，甚有启迪。

【病案举例2】

周某某，男，43岁，木工。患肺结核已3年，因未正规系统治疗，迄未痊愈。右肺上叶有2cm×3cm空洞，伴有散在絮状阴影；形瘦神疲，潮热盗汗，咳呛纳呆；血沉38mm/h。舌质红苔薄，脉细弦而数。气阴两虚，瘀热壅肺，予保肺丸一料。

药后症情逐步恢复，3个月后复查，浸润病灶吸收，空洞闭合。嘱其继续服用以巩固之。

〔朱建华整理〕

82 白花蛇搜风通络、攻毒定惊

白花蛇乃蝮蛇科动物五步蛇（又名蕲蛇）或眼镜蛇科动物银环蛇的幼蛇（又名金钱白花蛇），其味甘咸，性温，有毒，入肝、脾二经。能搜风通络，攻毒定惊。蛇性走窜，善行而无处不到，朱老谓其能外达皮肤，内通经络，而透骨搜风之力尤强，被称为"截风要药"。凡疠风顽痹，肢体麻木，筋脉拘挛，半身不遂，口眼㖞斜，惊痫抽掣，瘾疹瘙痒，症势深痼，而风毒壅于血分者，朱老均以其为主药，屡屡获效。例如：

(1) 类风湿关节炎

类风湿关节炎俗称四大难症之一，其病机复杂，病程缠绵，殊难奏效。朱老通过长期临床实践，以益肾养血，通督壮筋治其本，钻透剔邪，蠲痹通络治其标的原则，治疗类风关数千例，获得显效。其经验就在选药上，除选草木之品养血补肾培本外，又藉虫类药搜风逐邪、散瘀涤痰，白花蛇即为必用之品。朱老采用"蝎蛇散"，专治类风湿关节炎关节变形或骨质破坏而致剧烈疼痛者。处方：全蝎15g，金钱白花蛇20g，六轴子（即闹羊花之种子，剧毒）4.5g，炙蜈蚣10条，钩藤30g，共研细末，分作10包。每次1包，第1天服2次，以后每晚服1包，服完10包为1个疗程。此方还对强直性脊柱炎、坐骨神经痛，甚则癌肿因肿块浸润、压迫而致剧烈疼痛者有著效。

(2) 荨麻疹

荨麻疹为皮肤科常见病、多发病，中医谓之"瘾疹"、"风丹"、"痦瘟"，俗称风疹块。朱老认为本病的病因病机虽多，但均与"风"（外风、内风）有关，故其治疗当以祛风为首务，其首选药物即为蕲蛇（或乌梢蛇），蕲蛇内通外达，其透剔搜风之力最强。朱老云："凡瘾疹瘙痒难除者，非此不除，故有截风要药之称。"常取白花蛇为主药（或用乌梢蛇 15～20g)，加僵蚕宣散风热，解毒镇痉；加蝉蜕轻浮达表，凉散风热；加炒荆芥、生赤芍祛风凉营；佐以白鲜皮、地肤子、徐长卿清热利湿，祛风止痒；更加乌梅抗过敏，诸药相配，共奏祛风清热，凉营止痒之功。临床上屡用效佳。朱老还指出："本病若属胃肠湿热或热象重者，加入生大黄以清泄之，可以缩短疗程。风寒者当参用麻黄、桂枝、浮萍以温散之。妇女伴有月经不调者，可加入当归、仙灵脾、川芎等品以调冲任。气血两虚者，又当选用益气养血之剂如地黄、芍药、丹参、黄芪等。随证用药，断不可拘泥执著。"

(3) 带状疱疹

蕲蛇不仅内服效佳，外用治皮肤疾患亦有著效。朱老常外用于治疗带状疱疹。本病中医学称为"蛇丹"、"缠腰火丹"，俗称"缠腰疮"或"蜘蛛疮"。好发于背胁腰腹部，甚至面部，疼痛剧烈，服止痛片无效，病人颇为痛苦。此病多由肝经郁毒所致，治宜清热解毒，祛风止痛。朱老创"蕲冰散"，处方：蕲蛇 30g，冰片 3g，研细末，用麻油或菜油调为糊状，涂敷患处，每日 3 次。一般 2～4 日可愈。蕲蛇搜风解毒之力远较乌梢蛇为胜，故对重症顽疾须取蕲蛇；冰片散郁火，消肿止痛，能引火热之气自外而出，两者同用，共奏解毒祛风止痛之功。

(4) 肌肉萎缩

本病之成因多由气血亏耗，不能濡养腠理、分肉与筋脉所致，在治疗上朱老强调在补益气血、温养肝肾的基础上要加入祛风通络之品，方能奏强壮起废之功。蕲蛇即为首选药物，《开宝本草》云其主治"脚弱不能久立"，朱老用其治瘫痪痿软之症，验之有效。处方：蕲蛇（可用乌梢蛇代之，用量加倍）、地鳖虫、露蜂房、仙灵脾、全当归、制黄精、制首乌、枸杞子、肉苁蓉各90g，川石斛、生白芍药、熟地黄、鹿衔草、僵蚕各60g，甘草30g，共研细末，另用豨莶草、生地黄、熟地黄、千年健、桑寄生各120g，煎取浓汁泛丸如绿豆大。每早、晚各服1次，每次6g。此方适用偏于阴虚者，如偏于阳虚者，可去石斛、白芍药，加巴戟天、益智仁、鹿角霜、川桂枝各60g。如能辅以按摩、体疗则更好。

(5) 乙型脑炎后遗症

乙型脑炎高热、昏迷、惊厥平息后，常遗留智力下降、健忘、不语、失明、手足拘挛、搐搦、瘫痪、流涎等后遗症，治疗比较棘手。朱老采用内服煎剂，配服散剂，外用吹喉等法，曾治疗几十例，取得较好的疗效。

【病案举例】

李某某，女，5岁。1973年7月中旬，高热惊厥，神志昏迷，经当地医院西医抢救10余日，体温下降，神识渐清，但不能言语、口角流涎、四肢瘫痪，时有抽搐，40余日尚未恢复。8月29日来诊，确属乙型脑炎后遗症。舌质衬紫，苔薄腻，脉细涩。症属痰瘀交阻、筋脉失养、络道痹阻，治宜化痰瘀、通痹闭、畅络脉，徐图效机。

①煎剂：蕲蛇、丹参、红花、广地龙、赤芍药、僵蚕、川芎各6g，生自然铜、豨莶草、鸡血藤、伸筋草各9克，制乳香、制没药、甘草各2g。连服5剂后，接服散剂。

②散剂：蕲蛇30g，炙僵蚕24g，炙蜈蚣、炙全蝎、当归、化橘红、天竺黄、广地龙、红花各18g，共研细末，每服2g，每日3次，开水送服。

③吹药：蕲蛇2.5g，制白附子、炮附子、陈胆星、石菖蒲、白芷各2g，麝香0.6g，上药研细末，后加入麝香再研匀，瓶密储。每取少许吹两侧扁桃体部，每日3～4次。经上药治疗4日后，开始发音，1周后能爽利讲话，1个月后已能行走，唯左侧手足尚感欠利，嘱继服散剂，并活动锻炼，配合针灸，经随访已完全恢复。

〔朱建华整理〕

83 水蛭破瘀消癥，抗癌利水

水蛭俗称马蟥，味苦咸，性平，有小毒，入肝、膀胱二经。早在《神农本草经》即谓其"主逐恶血、瘀血、月闭、破血癥积聚，无子，利水道"。对其功用可谓阐述精辟全面。仲景抵当汤、大黄䗪虫丸等均用之，是一味活血化瘀、消癥破结的佳药。近人张锡纯氏认为本品"破瘀血而不伤新血，专入血分而不损气分"，评价甚高。但毕竟是一味化瘀的峻品，应予慎用。朱老在临床中观察到，对有瘀血癥积而体气偏虚者，连服数日，病人即现面色萎黄，神疲乏力。血常规可见红细胞、血红蛋白及血小板数均有下降，呈现气血两伤之证。古人以为"有毒"，殆即由此而来。因而明确指出："凡症属体气亏虚，而脉又软弱无力者，虽有瘀滞癥癖，不宜轻率使用，或伍以补益气血之品始妥。"

水蛭主要含有蛋白质，其新鲜唾液中含有水蛭素（Hirudin），能阻止凝血酶作用于纤维蛋白原，阻碍血液凝固。水蛭分泌的一种组胺样物质，能扩张毛细血管，缓解小动脉痉挛，减退血液黏着力。其活血化瘀的作用，殆与此药理机制攸关。

水蛭可以化瘀利水，凡心、肝、肾引起的水肿，而体质壮实或有瘀象者，均可参用；其利水机制，可能与其能改善微循环，增加肾血流量有关。

因其善于"破血瘕积聚"，近人用治良性或恶性肿瘤有一定疗效。

本品腥味甚烈，煎剂往往令人闻之欲呕，宜隔纸烘干（不能油炙，炙则效减），研细末，以胶囊装盛或吞服为宜。无瘀血停滞及孕妇勿用，虚人慎用。一般煎剂用5～8g，散剂用1～2g，分2次吞服。

(1) 逐恶血瘀血

①风湿性心脏病：本病相似于"心痹"之候，多因风、寒、湿之邪侵入经络，搏于血脉，以致心体残损，气血亏虚，血流失畅，瘀而郁滞，久则脾肾亦虚，症见心悸气短，唇绀足肿。舌有瘀斑，脉细结代。凡瘀血征象明显而体气不太亏虚者，应侧重活血化瘀，佐以温阳利水、益气宁心之品。处方：潞党参、生黄芪、炒白术、茯苓各15g，当归、丹参、桃仁、红花各9g，水蛭粉（分吞）1.5g，炙甘草5g。每日1剂。如体气亏虚较甚者，则又当先予温阳益气以扶正，而后再参用活血化瘀的水蛭。必须斟酌虚实施用，方不致误。

【病案举例】

郭某某，男，45岁，农民。5年前患风湿热，经治稳定；但后因受寒、劳累而数度复作，以致二尖瓣狭窄，诊为"风湿性心脏病"。面色少华，两颧紫黯，稍事活动即感心悸、气短，甚则唇绀、咳呛；入暮两足浮肿加甚。舌苔薄腻，边有瘀斑，脉细涩而结代。病久致虚，心气不足，肺气失宣，驯致血瘀郁滞，脉气失利。心痹已成，不易根治。治宜益气养营，活血化瘀，以调心气而利脉道。予上方5剂。药后自觉胸部畅适，心悸、气短亦较缓；后继守原方损益，症情逐步稳定，舌边瘀斑日渐消失，遂以膏剂调治巩固之。

②门静脉高压脾切除后血小板增多症：绝大多数的病人都有发热、舌红、脉弦数等"营血瘀热"征象，应予"凉血化瘀"。秦亮甫氏采用大剂量水蛭、䗪虫、生地黄等药，取得显效，朱老甚为赞赏，并验证于临床，收效亦同。一般服2～4剂后血小板数即显著下降。此方破瘀之力甚峻，宜中病即止，毋使过之。

【病案举例】

徐某某，男，49岁，农民。慢性肝炎、早期肝硬化已3年余，目前呈脾亢现象，乃行脾切除术；术后7日，血小板数高达 $115.5 \times 10^9/L$；烘热头胀，口干。舌质红苔薄，脉弦数。此瘀热过于营分之征，治宜凉血活血而泄瘀热。

生地黄20g，生蒲黄、五灵脂各15g，水蛭6g，桃仁、牡丹皮、地鳖虫、䗪虫各9g，甘草6g。5剂。

药服3剂后，烘热、头胀、口干均见好转，血小板数下降至 $34 \times 10^9/L$；停药后有所回升，继服2剂而平。

(2) 破血癥积聚

①癥瘕积聚：凡腹部癥瘕积聚，久而不消，诸药乏效者，参用水蛭，多获殊功。有人用水蛭粉（早晚用3g，黄酒送下）治输卵管、卵巢肿块有效，但用药时间较长，需2～6个月始可奏效。朱老采用张锡纯氏之"理冲丸"治疗脏腑癥瘕积聚及妇女血瘀经闭不行，或产后恶露不尽而结为癥瘕者，有比较显著的疗

效。《卫生宝鉴》的"见晛丹",气血兼行,通涩并举,亦擅治"石瘕"(即血瘕)。吴鞠通氏的"化癥回生丹",诚如吴氏所说:"无微不入,无坚不破……久病癥结不散者,非此不可。"此方攻补兼施,药后无副作用,虚人亦可用之。二方均有水蛭,可以印证。此处所谓"腹部癥瘕积聚",主要包括子宫肌瘤、卵巢囊肿等疾患。

【病案举例】

张某某,女,42岁,工人。近2年来,少腹左侧发现坚块,逐渐增大,月经量多而腹痛。舌质红,苔薄白,边有瘀斑,脉弦,尺沉涩。经妇科检查确诊为卵巢囊肿,属于《金匮》之"癥病",可予张氏理冲丸以化瘀消癥。

水蛭30g,生黄芪45g,生山棱、生莪术各15g,当归、知母、桃仁各18g。共研极细末,炼蜜为丸,如梧桐子大,每早、晚各服6g,月经期暂停服用。

先后共服三料,坚块逐步软化缩小,终至消失。

②食管癌:本病在病理上有鳞癌、腺癌之不同;在辨证上有虚实之区分。早中期多表现为气滞、痰聚、血瘀、毒踞的实证;晚期则因病程缠延日久,进食困难,而致气阴两亏,虚实夹杂。在治疗上,必须审证求因,从因论治。朱老根据病机,曾拟订"通膈利噎散(水蛭10g,炙全蝎、蜈蚣各20g,僵蚕、露蜂房各30g,共研细末,每次4g,每日3次)"治疗中晚期食管癌,部分能控制进展,部分可以临床缓解,延长生存期。因诸药均有消坚破结,解毒化瘀之功,治为一炉,相辅相成,故能提高疗效。

【病案举例】

谢某某,男,56岁,农民。进食时有梗阻感,已3

个月有余；近日噎塞加甚，乃至某医院诊治，经食管钡餐检查：中下段有2cm×3cm肿块，食管狭窄，有梗阻之征。嘱其做手术切除，病人胆怯不愿接受，遂来本院求治。根据钡餐检查提示，已至中晚期，当告知其家属，保守治疗，难以有绝对把握，只能尽力而为。舌苔白腻，边有瘀斑，脉细弦。痰瘀夹癌毒阻于食管，噎膈已成，法当涤痰化瘀，解毒消癥，予"通膈利噎散"一料。

药服3日，即感梗塞缓解，进食较前爽利。继续服用半个月，症情稳定，乃予汤剂调理巩固之。钡检复查，肿块略有缩小，但并未全部消失。嘱其仍宜间断服用散剂，以防反复。

③颈淋巴结核、流行性腮腺炎：水蛭由于具有较强的活血散瘀、消坚化积之功，对此二症，均有佳效。凡颈淋巴结核未溃者及腮腺炎均可用水蛭、冰片各等份，研细末，调适量凡士林外敷。每日换1次，腮腺炎1~3日即愈；淋巴结核1~3周多数可以消失。如淋巴结核已溃破，可用水蛭研末，加少许冰片外掺于创面上，纱布覆盖，每日1换。颈淋巴结核病人体质较壮实者，可以内服水蛭粉，每次3g，每日2次，对已溃未溃者均可服用。体虚者，需适当减量，并配合补益之品同用始妥。

〔陈淑范整理〕

84 守宫通络起废、解毒消坚

守宫属壁虎科蹼趾壁虎的干燥体，别名蝎虎、天龙；广东地区称其为盐蛇。味咸性寒，入心、肝二经。朱老认为它是一味善于攻散气血之凝结，祛风定惊以镇肝，通络起废蠲痹瘫，解毒消坚医疮瘤之佳品。本品一般入煎剂，但丸散剂用量既小，又可提高疗效，故以作丸散剂为佳。汤剂每日用6～12g，散剂用1～2g。少数病例服后有咽干、便秘之现象，另用麦门冬、决明子各9g泡茶饮，可以改善。

《本草纲目》以其"治中风瘫痪，手足不举或历节风痛……"确有著效。凡中风偏瘫、手足痿废不用者，在辨治方中加用本品，多收通络起废之佳效。对各种顽痹久治不愈而疼痛较甚者，在蠲痹通络剂中增用守宫，可加强祛风定痛之功。《圣济总录》麝香丸（壁虎、蛴螬各3条，地龙5条，乳香0.3g，草乌3枚，木香15g，麝香3g，龙脑1.5g）治历节风疼痛不可忍，其功力较许叔微《本事方》之麝香丸为强。

由于本品善于攻散气血之凝结，又有解毒消坚之功，所以对于癌肿及瘰疬，均有良效。朱老曾创制"利膈散"治疗晚期食管癌有一定疗效，其处方组成为：守宫、全蝎、露蜂房、僵蚕、煅赭石各30g，共研极细末，每服4g，每日2～3次，有宽膈、消瘤、降逆之功，能缓解梗阻，改善吞咽困难，延长存活期，部分食管狭窄减轻或癌灶消失。

【病案举例】

张某某，男，54岁，农民。进食时食管有梗阻感已3个月余，近日加甚，进食困难，有时泛呕饮食及痰涎；经当地医院钡餐检查：食管中下段肿瘤，约1.5cm×3cm，食管明显狭窄，诊为食管癌，嘱其手术治疗，病人惧而不愿接受，由其子陪同前来诊治。面色晦滞，形体消瘦，舌苔白腻，脉细弦。痰瘀交阻，噎膈已深，勉方图之。予利膈散一料，嘱其试服之。药服2日后，即感泛呕痰涎减少，已能进稀粥，自觉较为爽利；继续服1周，续有好转，能进软食，精神较振，其子前来述症索方，嘱其仍将原方配服。病人1个月后,精神渐复,饮食基本正常。钡餐复查癌块缩小,但未完全消失。3年后因肺部感染而死亡。

此例说明利膈散有抗癌消瘤、软坚破结、降气利膈之功。

瘰疬用守宫治疗,既可内服,又可外敷,奏效满意。凡瘰疬未溃者,可用炙守宫50条,研细末,装入胶囊,每次3粒,每日3次,小儿酌减。一般2～3周即见缩小或消失。已溃者,除内服外,另用炙守宫10条,切碎晒干,于清洁瓦上焙成炭,研细末,渗疮口上,每日换1次,一般2～4周可以收敛而愈。因其具有软坚散结,排脓生肌,促进组织生长之功故也。

至于其祛风定惊之功,亦甚显著,如著名成药"盐蛇散(盐蛇、琥珀、朱砂、冰片、麝香、珍珠、牛黄)"治疗小儿惊风、抽搐痰壅,多有效验。

〔陈淑范整理〕

85 蝼蛄利水消肿,功力较猛

蝼蛄俗名土狗,为蝼蛄科的一种农业害虫,味咸性寒,无毒,入胃、膀胱二经。本品医者一般恒少用之,朱老认为它是一味极佳的利水通便药,对于各种水肿或术后尿潴留,甚有良效。《神农本草经》只称其"主难产,出肉中刺,溃痈肿,下哽噎,解毒,除恶疮",未言及有利水之功。迨陶弘景始指出它"自腰以前甚涩,能止大小便;自腰以后甚利,能下大小便"。朱老经过实验观察,证实如需采用蝼蛄利尿,必须去其头、足、翼;倘整体入药,则毫无利尿作用。这说明中药炮制的重要,也充分反映了前人实践经验的可贵。

服用蝼蛄后1～3小时即开始小便,其量次逐渐增加,在服药后第3～第5日时,利尿通便作用最为显著,而消肿也最明显。

本品性较峻利,故虚弱病人用量宜轻,或伍以补益之品始妥,诚如朱丹溪所言:"蝼蛄治水甚效,但其性急,虚人戒之。"煎剂每日9g,散剂每次1～2g,每日3次。

(1) 水肿

各种水肿(营养性、心脏性、肝脏性、肾脏性、脚气性及其他疾病引起的水肿)均有效果。蝼蛄(去头、足、翼)文火焙干,研细末,每服2g,每日2次,开水送下。

【病案举例】

李某某,女,45岁,工人。患慢性肾炎已久,浮肿时轻时剧,近日转剧,面浮足肿,溲少而混浊。尿常规:蛋白(++),红细胞(+)、白细胞(+)。舌苔薄,脉细。此肾气久虚,水湿泛滥,精微不固之候。治宜温阳益气,渗化水湿。先予蝼蛄粉4包,每服1包,每日2次。药后尿量大增,浮肿渐退,继予汤剂以治其本,调治而愈。

(2) 肝硬化腹水

此症一般根据虚实论治,虚则从脾肾入手,实则清热利湿,而不宜猛峻攻逐;但如腹水较甚,小便欠利,则需攻补兼施。章次公先生尝用下方,屡收佳效,朱老极为推崇。处方:蝼蛄(去头、足、翼)、蟋蟀各2对,生黄芪10g,地鳖虫5g,研极细末,分4次服,每日2次。可以连续服用。

此方配伍极佳,蝼蛄得蟋蟀其利水消胀之功益著;地鳖虫活血化瘀,消瘀散结;黄芪补气利水,缓和上药,合而扶正祛邪,标本兼顾。
(3) 术后尿潴留
蝼蛄用于腹部手术后膀胱麻痹引起的尿潴留，其效甚佳。宋代许叔微《本事方》用蝼蛄、蜣螂虫各7个，新瓦焙焦黄，研末，白开水一次送服，治二便闭结有速效。故朱老以之移治肠及膀胱麻痹而引起之二便不通，可以相互参证。

【病案举例】
> 谢某某，男，28岁，工人。病人在腰麻下施行阑尾切除术，术后3小时少腹胀痛欲尿，历4小时仍不能排出，呻吟不已。给蝼蛄（去头、足、翼）20只煎汤1小碗顿服，1小时后排尿甚畅，腹胀痛随之缓解。

〔蒋熙整理〕

86　蟋蟀温肾利水，性较温和

蟋蟀又名将军干，属蟋蟀科，性微温，味辛咸。朱老指出：本品不仅有较强的利尿消肿作用，对膀胱麻痹之尿闭及慢性肾炎之尿少均有效，而且具有温肾壮阳之功，对阳痿、遗尿恒奏殊功。因其能对抗因碱性药和水分输入引起的液体潴留，所以对尿毒症亦有助益。

蝼蛄性寒而力较猛，蟋蟀性温而性稍缓；故蝼蛄多用于体质壮实者，而本品对于体气偏虚者亦可用之。

用量一般汤剂每日用1~2对，研细末吞服，每次1~1.6g，每日2次，其效较胜。
(1) 慢性肾炎水肿
慢性肾炎小便短涩不利，面肢浮肿，合并腹水者，用蟋蟀、蝼蛄（去头、足、翼）各30只，共研细末，分作30包，每日1包，分3次服；并以黄芪30g煎汤送服。阳虚甚者，加熟附片、仙灵脾各12g同服。寓攻于补，相辅相成，收效满意。

(2) 慢性尿毒症

此乃肾病已久，肾气亏竭，浊阴内凝，逆而上干之危候，朱老除用汤剂内服与外用灌肠并施，以益肾降逆、通腑泄浊；如尿少者，常另用蟋蟀、琥珀各2g，沉香1.2g，研细末，分作2包，每服1包，每日2次，有利尿、消胀之功。

(3) 阳痿

凡肾阳不振引起之阳事痿而不举者，用蟋蟀一对，熟地黄、仙灵脾各12g，锁阳、淡苁蓉各9g，紫河车、甘草各5g，水煎服；或作丸剂，每服6g，每日2次，亦佳。

〔蒋熙整理〕

87 蛤蚧温补肺肾、定喘兴阳

（一）

蛤蚧为壁虎科动物蛤蚧除去内脏的干燥品。性微温，味咸，入肺、肾二经。是一味温补肺肾的佳品，朱老认为凡是久病虚损之疾，均可配合用之。《本草纲目》盛赞其功效："补肺气，定喘止渴，功同人参；益阴血，助精扶羸，功同羊肉。"所以诸如肺痿咯血、咳嗽喘促、久病体虚、面目浮肿、年老呃逆、消渴、经闭、阳痿、遗泄、腰痛折伤等属于虚寒症者，均可用之。

由于性微温，故凡阴虚肺燥，或肾经有湿热，或相火炽盛者，均宜慎用；或配合养阴药同用，始可制其偏。

入药多作丸散剂，每次量为0.3～0.66g，每日2～3次。

(1) 哮喘

朱老历年来，凡遇顽固虚喘（包括支气管哮喘、心源性喘息），久而不愈，或合并肺气肿、肺心病，气促、面浮肢肿，呈现肾不纳气者，除有感染者外，均用"参蛤散"（甲方），每收佳效；其功效能逐步稳定病情，以致少发或不发。处方：蛤蚧1对，红参、北沙参各20g，紫河车24g，麦门冬、化橘红各12g，共研细末，每服2～3g，每日2～3次；症情改善后，每日1次。

(2) 阳痿、滑精

本品善于温肾助阳，兴阳起痿，固摄下元，故对肾阳虚衰而致之阳痿、遗精，均有良效。朱老常以蛤蚧为主药的"补肾丸（蛤蚧1对，熟地黄、菟丝子、金樱子、巴戟天、淡苁蓉各45g，紫河车30g，共研细末，水泛为丸，如绿豆大，每服6g，每日2次）"治之，奏效甚好。但如舌质红苔黄，下焦有湿热或相火炽盛者，则不宜使用。

〔朱又春整理〕

（二）

蛤蚧的临床应用，可上溯至宋代。《开宝本草》谓其"主久肺痨，疗咳嗽"。《日华子本草》谓其"止嗽"。《海药本草》谓其"主肺痿上气，咯血咳嗽"。均言其为治虚劳咳嗽之要药。李时珍《本草纲目》对蛤蚧的功用，有过精辟的分析，云："昔人言补可去弱，人参、羊肉之属。蛤蚧补肺气，定喘止渴，功同人参；益阴血，助精扶羸，功同羊肉。许叔微治消渴，近世治劳损痿弱皆用之，俱取其滋补也。刘纯云气液衰、阴血竭者宜用之；何大英云定喘止嗽，莫佳于此。"盖蛤蚧咸平，长于益肺气，又系血肉有情之品，能益肾精，不失为补肺益肾、收摄肾气之良药。故久咳虚喘亟宜用之。李时珍还指出，蛤蚧有"兴阳道"的作用，即因其能益肾精也。现代药理研究证实，蛤蚧的乙醇提取物可延长雌小鼠的动情期，对去卵巢鼠则可出现动情期，并使子宫及卵巢的重量增加，证明其有雌性激素样作用。

朱老治疗慢性支气管炎、肺气肿，曾自拟"参蛤散"（乙方）一方，药用：蛤蚧2对，红人参、桃仁、杏仁、桑白皮、贝母、甘草各30g，共研细末，每次4g，每日3次。究其方源，则从宋代《圣济总录》治肺嗽、面浮之独圣饼（人参1株，蛤蚧1对为饼子），《太平圣惠方》治虚劳咳嗽及肺壅上气之蛤蚧丸（蛤蚧、贝母、紫菀、杏仁、鳖甲、皂荚仁、桑白皮）化裁而出。朱老指出：慢性支气管炎、肺气肿、肺心病病人，多系肺肾两虚，盖肺与肾为金水互生之脏，肺主气而司呼吸，肾主纳气而为呼吸之根，久嗽未有不累及肺肾者。人参大补肺气，蛤蚧大补肾精，精气足则喘平嗽止。然久病虽多虚，亦多兼夹痰瘀之邪，故扶正必兼祛邪，方能标本兼顾。杏仁下气宣肺，桃仁活血化瘀，桑白皮、贝母清肺化痰，生甘草泻火止嗽，如斯则肺气得补，肾气得纳，痰热清化，瘀去新生，而奏标本兼顾之效。

蛤蚧入药，以尾部力量最强，故无尾者不用。用时须剔去细鳞，去头足，以黄酒浸透后烘干研作细粉，入丸、散剂，作汤剂则效力减弱，且其气颇腥，易于作呕。

〔何绍奇整理〕

88 海马温肾壮阳、补肾固下

海马为海龙科动物斑海马、刺海马、克氏海马除去内脏的全体，性温，味甘微咸，入肾经。是一味温肾壮阳、调气和血、祛瘀生新的佳品，所以《本经逢原》认为它"可代蛤蚧"。《本草纲目》对其功效叙述最为全面："暖水藏，壮阳道，消瘕块，治疗疮肿毒。"《药材学》指出它能"温通任脉，用于喘息及久喘"。

朱老认为这些论述，符合临床实际；因其有温肾助阳、兴奋强壮的作用，不仅能催进性欲，治阳痿不举，女子宫冷不孕，而且对老人及衰弱者之精神衰惫，服之有转弱为强，振奋精神之功效。对于妇女临产阵缩微弱者，有增强阵缩而催生之功，故孕妇需禁用。妇女体虚带多质稀者，用之亦宜。

因其性温，凡非阳衰不振，而血压偏高，或有阴虚阳亢之征者，均不宜使用。

本品煎剂每日3～6g，散剂每日1～1.5g。

(1) 慢性肾炎

慢性肾炎时肿时消，肾功能损害，尿蛋白持续不消失，日久不愈者，用"海马健肾丸"有效，但高血压型者慎用。方剂组成：海马、党参、山茱萸、砂仁各30g，熟地黄、仙灵脾各90g，丹参、山药、茯苓各60g，薄荷叶15g，共研细末，蜜丸如绿豆大，每服6g，每日3次。

(2) 阳痿、女子宫冷不孕

本品善于温壮肾阳、暖宫调经，故对男子阳痿不举，女子宫冷不孕，甚有效验。法取海马研极细末，每次2g，每日2次。

(3) 肾阳虚弱之夜尿频繁或妇女体虚带多

本品配合补肾固摄之品如杞子、桑螵蛸、金樱子、露蜂房等煎服，收效较佳。

(4) 小儿暑疖、脓疱疮

本症多发于夏秋季，此起彼伏，并易复发。用海马4g与瘦猪肉100g一同煨服，可增强机体抵抗力，控制复发，一般服两三次后，即见明显好转，而趋痊愈。

〔朱琬华整理〕

89　夜明砂清热散血、明目消翳

夜明砂为蝙蝠科蝙蝠之干燥粪便，性寒味辛，入肝、脾二经。

夜明砂是一味"治疗目盲障翳之圣药"（《本草求真》语），但《神农本草经》对其功效只述及"主面痈肿，皮肤洗洗时痛，腹中气血，破寒热积聚，除惊悸"。并未提到"明目消翳"之功，直至北宋《太平圣惠方》始有明目柏叶丸（柠叶、夜明砂）治青盲之记载，后世遂广为应用，成为治目病之专药。正如《本草经疏》所言："夜明砂今人主明目，治目盲障翳。其味辛寒，乃入足厥阴经药，《神农本草经》所主诸证，总属是经所发，取其辛能散内外结滞，寒能除血热气壅故也。然主疗虽多，性有专属，明目之外，余皆可略。"可见药物之功用，是前人在实践之基础上，不断充实发展的。因本品辛寒，清热以明目，散血而消积，凡由肝热血瘀而致之目盲障翳，朱老恒选用之，结合辨证，佐以他药，多收佳效。

因其具有活血散结之功，又能下死胎，故孕妇忌用。一般煎剂用8～10g，丸散剂用2～3g。

(1) 翳障

目生翳障是指眼内外所生遮蔽视线之目障，如白内障、角膜斑翳等均属之。有虚实阴阳之分，但后期均应采取明目退翳为主，夜明砂为首选之药，既长于清肝明目，又善于活血消翳，单用或配合辨治之品均可。朱老常采用《直指方》治内外障翳方：取夜明砂6g，研极细末，与鲜猪肝100g，煮食饮汁，坚持服食，有消翳明目之功。如结合辨证，或予滋养肝肾，凉肝明目，或予疏风清热，泻肝明目之汤剂，则收效更佳。

(2) 雀目

雀目即夜盲症，古称雀目内障、鸡盲。多见于小儿，故又称"小儿雀目"。入暮或在暗处即视物不清，多由营养不良所致，责之肝虚脾弱，治当益肝健脾，杀虫消疳，以肥儿丸加用本品，或取夜明砂研细末，每用3g和猪肝50g蒸食，连吃2~3周，多能收效。

〔朱又春整理〕

90 桑螵蛸补肾助阳、固精缩尿

桑螵蛸为螳螂的干燥卵鞘，以产于桑树枝上者为佳而得名。性平，味咸甘，入肝、肾二经。

本品是补肾助阳、固精止遗、缩尿束带的常用药。《神农本草经》谓其主治"伤中，疝瘕，阴痿，益精生子。女子血闭腰痛"。《名医别录》作了补充："疗男子虚损，五脏气微，梦寐失精，遗溺。"适用于肾阳不足而致之遗尿、溲频、虚性带下及遗精、早泄、阳痿等症。所以李时珍说："桑螵蛸，肝、肾、命门药也，古人盛用之。"至于《神农本草经》"通五淋，利小便水道"。则系指肾气不充而致者，肾阳得振，气化则能出矣；故既能缩尿，又能通淋利水。

本品有补肾助阳之功，故阴虚有火或下焦湿热而致之小溲短数、带下黄稠及阳强梦遗者忌用。一般汤剂每日10g，丸散剂1~2g。

(1) 遗尿

小儿因体秉羸弱，下元虚冷，脬气不固，而需温肾固摄。朱老常取本品配合缩泉丸（乌药、益智仁、山药），有较佳之疗效。成人因肾阳亏虚，下元失固而致之遗尿失禁者，亦可配合仙灵脾、覆盆子、金樱子、露蜂房、益智仁等应用。
(2) 阳痿
肾阳亏虚而致之阳痿，可取本品配合温阳益肾、振痿固摄之品如熟地黄、仙灵脾、甘杞子、巴戟天、淡苁蓉、露蜂房等。
(3) 遗精、虚劳盗汗
二者均需由阳虚而引起者始能用之；如系肾阴不充者，又当滋肾养阴，不可予此温肾助阳之剂也。《外台秘要》用桑螵蛸、白龙骨各等份，研极细末，每次6g，每日2次．甚为合拍。
(4) 肾虚腰痛
本品有温肾助阳之功，故肾虚腰痛，配合补肾壮腰之品如熟地黄、补骨脂、淡苁蓉、露蜂房、鹿角霜、紫河车等，疗效较佳。

〔朱建平整理〕

91　半夏生用止呕之功始著

半夏是可以生用的，而且用生半夏止呕，疗效优于法半夏。朱老之用生半夏，是得之章次公先生的亲传，而章先生之用生半夏，又得之江阴曹拙巢（颖甫）先生。曹氏指出：仲景书中，半夏只注一"洗"字，洗者洗去泥沙耳，故仲景所用半夏，皆生半夏（详见《金匮发微》）。朱老在实践中进而体会到：生半夏久煮，则生者变熟，何害之有！传统的半夏加工方法，先用清水浸泡数十日，先后加白矾、石灰、甘草再泡，不唯费时费功，而且久经浸泡，其镇吐之有效成分大量散失，药效势必大减，用于轻病，尚可有效，用于重病，则难以建功。

妊娠恶阻，其呕吐剧烈者，治疗较为棘手。朱老治妊娠恶阻，恶心呕吐不止，胸闷不舒，不能进食者，常用生半夏为主药，配茯苓、生姜、赭石、陈皮、旋覆花、决明子，作汤剂，煎成后每用少量频服。若脾虚者，去决明子，加焦白术、砂仁健脾助运；胃热者，加芦根、黄连清胃泄热，疗效卓著。

　　用生半夏入汤剂需注意煎法，一般用单味先煎30分钟，至口尝无辣麻感后，再下余药。若与生姜同捣，然后入煎效更好。半夏古有动胎、坠胎之说，大约始于金代张元素，但仲景《金匮要略》治妊娠呕吐不止，即用干姜人参半夏丸。后世方书《千金要方》、《外台秘要》，妇科专书如《妇人良方》、《女科准绳》治妊娠呕吐亦皆用半夏，可见其动胎、坠胎之说不能成立。笔者循朱老之教，30余年来，用生半夏治愈妊娠恶阻甚多，从未偾事。

　　半夏所治之呕，多为水湿、痰饮，阻于中焦，以致胃失和降所致。以其为主药，偏寒加生姜、吴茱萸；偏热加黄芩、黄连，亦为临证处理之常规。此味为止呕要药，为人所共知，兼擅下气散结，则人所鲜知。何以能下气散结？以其味辛，辛者能散，生者其辛味足，故下气散结其功尤擅。朱老尝以生半夏为主的煎剂，治疗心下痞，即自觉胃脘部如有物堵塞，而按之无物，且无疼痛的症状，即取其下气散结之长。又如幽门梗阻，其病既因梗阻使食物通过有碍而呕吐反胃，又因饮食物不得下，停聚为湿为痰，正因为半夏能燥湿化痰，又能下气散结，故用之有效。

【病案举例】

　　陈某，男，17岁，中学生。病人15岁时患胃、十二指肠壶腹部溃疡，近因考试劳碌，而病反胃，经某医院钡餐透视，确诊为幽门梗阻，遂来就诊。症见：食后反胃，吐出物为未消化食物残渣及少许水液。舌淡、有齿痕，脉弱。此系痰瘀互阻、胃失和降所致。亟宜和胃降逆，行瘀散结为治。药用：

　　生半夏（生姜10g同打烂，先煎30分钟）、旋覆花、党参、丹参、桃仁泥各10g，茯苓15g，干姜、砂仁（后下）各6g，代赭石（打）20g。

服3剂，呕吐即止，改用香砂六君子汤加丹参、煅瓦楞子调理，至今数年未见复发。

〔何绍奇整理〕

92　巧用葱白解散外感风寒

葱白，辛温而润，是一味发散表邪、宣通阳气之佳品。早在《神农本草经》中，即谓其"主伤寒寒热"。晋代葛洪《肘后方》载有葱豉汤，治伤寒初起，寒热无汗。方中豆豉功擅解表透邪，与宣肺通阳之葱白相伍，对外感初起寒热身痛者，不失为简约速效之良方。朱老用葱白治外感初起，有以下三法：一法，用葱白一握，和米煮粥，粥成，加入食醋，趁热食之，可迅速收发汗解表退热之效。此方又名"神仙粥"。盖糯米粥以助胃气，充养津液以益汗源，托邪外出，对老人、虚人之外感发热更为相宜。二法，婴儿感冒，不便服汤药者，用葱白绞汁，兑入母乳或牛奶中，然后放奶瓶中吮吸，服后得汗便热退身安。此用药之巧法也。三法，葱白、生姜各30g，同捣如泥状，临用加食盐少许，布包，对感冒发热病人，涂擦其前胸后背，每日2次，涂后盖被取汗，如适当加热后用，效果更好，此外治法也。

〔何绍奇整理〕

93　七叶一枝花与拳参

七叶一枝花又名蚤休、重楼、草河车，为百合科七叶一枝花及同属阔瓣蚤休、金线重楼、毛脉蚤休等的根茎，其味苦微辛、性寒，《神农本草经》谓其"主惊痫，摇头弄舌，热气在腹中，癫疾，痈疮，阴蚀，下三虫，去蛇毒"。后世本草书根据这些记载和实际运用经验，总其功用为清热解毒、熄风定惊，主治热毒疮疡等。

七叶一枝花尚有通便作用，此点鲜为人知，近贤章次公先生指出："蚤休所以能定惊厥，无非通便而已。"这一从实践中得来的经验，值得珍视。正因为其能清热、解毒、通便，故用于热病所致之风动惊厥有效，以热去则风熄惊平故也。有些本草书记载，本品一茎直上，有风不动，无风反摇，故有定风作用。从直观推理，而不是从药物固有的性能作解，不可从。

热甚所致之"惊痫"、"摇头弄舌"、"癫疾"（癫疾，泛指头部疾病），均为七叶一枝花所主。其治"热气在腹中"，即证明其清里热之作用。近贤恽铁樵先生制"一粒金丹"，用治小儿多种热病有良效，此方即七叶一枝花一味也。恽先生可谓善用此品的了。

朱老常用本品10～15g配伍金银花、连翘、射干、牛蒡子、薄荷、大青叶、蒲公英等，治疗上呼吸道感染、流感、急性扁桃体炎、急性乳腺炎等，每获捷效。又据近代研究，七叶一枝花尚有止咳平喘之功，故呼吸道感染者，用之尤为适宜。至于疔疮、痈疡及急性阑尾炎初起未化脓者，朱老经验，常配伍紫花地丁、赤芍药、白芷、天花粉、金银花、连翘等内服，另用七叶一枝花研末，醋调后，敷患处（阑尾炎病人加芒硝，敷于回盲部），其效亦佳。李时珍《本草纲目》蚤休条下引民谚云："七叶一枝花，深山是我家，痈疽如遇着，一似手拈拿。"即言其效。

至于拳参，商品名称也有称为"重楼"或"草河车"者，二者经常混用。拳参系蓼科植物，其与七叶一枝花虽性味相近，而且也有清热解毒作用，但拳参尤以治疗里热所致之痢疾、肠炎为其特长，七叶一枝花则长于清肺泻热，疗痈疽疔疮，毕竟有所区别，故希望今后二者不要混用。又，现时一般皆谓七叶一枝花有毒，应慎用，其实其毒性甚微，不必畏忌。唯苦寒之品易伤中阳，故脾胃虚寒者用之宜慎而已。

〔何绍奇整理〕

94　野蔷薇根与白残花

药用之蔷薇，即野蔷薇，学名多花蔷薇。属蔷薇科植物。其根苦涩而凉，一般用于鼻衄、吐血、痔疮出血，以其有活血止血之功也。朱老根据唐代孙思邈《千金要方》"蔷薇花根为口疮神药"的记载，常用其治各种口疮（包括复发性口疮溃疡），其效颇佳，单用（10～15g）或配入复方中用均可。

野蔷薇之花朵，即白残花，亦可用于口疮及血证，兼有开胃、解暑、止渴、止泄之功，故为夏季伤暑，症见恶心呕吐、口渴、烦闷不食、泄泻之良药。消化道溃疡病人，用一般辛香理气药往往有顾忌，以香燥易于伤阴动血之故，唯白残花理气而不燥，且能止血活血，故用之颇宜。

〔何绍奇整理〕

95　鳖甲煎丸释义

鳖甲煎丸为仲景治"疟母"之方，《金匮要略·疟病脉证并治》云："病疟，以月一日发，当十五日愈。设不差，当月尽解。如其不差，当云何？师曰：此结为癥瘕，名曰疟母，急治之，宜鳖甲煎丸。"朱老指出此方配伍有下列三个特点，分述如次。

一是扶正祛邪同施。盖病久正气无不虚者,而疟邪假血依痰,结为癥瘕,又不得不攻,故仲景乃二法兼施,使"扶正即所以祛邪,攻邪即所以扶正",相辅相成。方中人参、阿胶,一补气,一补血,是为扶正之需;而厚朴、柴胡之行气;葶苈子、石韦、瞿麦、乌扇、半夏之攻痰;桂枝、牡丹皮、赤硝、桃仁及诸虫之活血,则为攻邪而设。选药精当,足以启迪后人。正是在此影响下,朱老拟定"复肝散(人参、紫河车、地鳖虫、三七、姜黄、郁金、鸡内金等)"一方,用于慢性肝炎肝大、早期肝硬化,用药虽异,立法则同,宜其屡奏佳效。

二是集数方于一方。病有轻重,故方有大小,药有多寡,此常理也。朱老指出,有人喜用小方,有人善用大剂。一般而论,病情繁杂,方小则难以中鹄;病情轻浅单纯,方大则散漫无当。此癥瘕已成,正虚邪实混杂,一方面有气血之亏虚,一方面有病邪、痰水、瘀血、气滞之交结,故用方不得不大。鳖甲煎丸方中,有小柴胡汤之柴、芩、参、夏;有大承气汤之硝、黄、厚朴;有桂枝汤之桂、芍;更有下瘀血汤(大黄、桃仁、䗪虫)之全方。细考之,方虽杂而有序,非漫无纪律者也。

三是聚集数种虫药。如蜣螂、䗪虫、蜂窝、鼠妇。虫药有入络搜剔之功,前人所谓"有血者走血,无血者走气,飞者可升,走者能降"。治疗有形之病理包块,非虫蚁不克奏功。

此外,朱老还对方中一些不常用或不大为人所知的药物进行了解释:

鼠妇 即鼠妇科动物平甲虫,又名潮虫、地虱,此虫常集居在朽木、枯叶、石板下面,味酸性凉,无毒,入厥阴经,功专破血、解毒、止痛、利水,《神农本草经》谓其"主气癃,不得小便,妇人月闭血瘕,痫痉寒热,利水道"。《补阙肘后方》用鼠妇配豆豉为丸,治疟病。近世多用以治疗慢性气管炎、肺气肿。

蜣螂 性味咸寒,有活血破瘀、通便、定惊之功。详见朱老

《虫类药的应用》一书。

乌扇 即射干。为喉痹咽痛要药，性味苦寒，有降火、解毒、散血、消痰之功。《本草纲目》认为鳖甲煎丸用射干，是取其"降厥阴相火"，"火降则血散肿消而痰结自解，癥瘕自除"。

赤硝 即火硝，为芒硝加工之制品。芒硝以其加工方法不一，而有诸硝之名，其作用大致相似。

〔何绍奇整理〕

96　生川乌、草乌治痹

川乌、草乌辛热，有毒，功擅搜风定痛，二者尤以生草乌力锐效捷。《神农本草经》谓其"除寒湿痹"；《名医别录》谓其主"历节，掣引腰痛，不能行步"；《药性论》说乌头"其气锋锐，通经络，利关节，寻蹊达径而直达病所"；《本草述》亦谓"寒湿之所结聚，顽痰死血，非是不可以开道路，令流气破积之药得以奏绩"。朱老对于风寒湿痹，常用川乌、草乌配桂枝、细辛、独活、仙灵脾之类。他认为川乌温经定痛之力量较强，寒邪重者用生川乌，寒邪较轻而体弱者用制川乌。对于寒湿痹重证，则取生川乌、草乌同用之，盖草乌开痹止痛之功较川乌尤著也。痹痛之难忍者，朱老推崇许叔微之"麝香丸（生川乌、全蝎、黑豆、地龙、麝香）"，如法制用，多在数日以内迅收痛止肿消之效，慢性顽固性痹痛，坚持服用，亦有一定效果，方中生川乌亦可改用生草乌。川乌、草乌均有毒，尤其是用生者为丸内服，是否有中毒之虞？朱老认为，许氏方中生川乌用量很小，不会中毒，经多年使用观察，尚未见有中毒者，不过一定不要过量。如改用制川乌，则镇痛之作用大为减弱。朱老还指出：许氏用生川乌、草乌之方，还有川乌粥，即以生川乌（去皮尖）研末，同香熟白米作粥半碗，文火熬熟，再下姜汁与蜜，搅匀服之，治风寒湿痹，麻木不仁，痛重不举；又有黑龙丸，用生草乌配五灵脂，治一切瘫痪风，都是很有研究价值的。

至于川乌、草乌的用量，朱老认为，由于地有南北，时有寒暑，人有强弱，故其用量，一般从小剂量（3～5g）开始，逐步加至10～15g为宜。在配伍上，川乌、草乌与甘草、蜂蜜、防风等同用，既不妨碍其镇痛的作用，又有解毒之功。在用法上，生川乌、草乌均需文火先煎40分钟，再下余药，以策安全。

【病案举例】

陈某某，男，56岁，工人。1974年9月4日初诊。周身关节疼痛已历4年余，在他院诊为风湿性关节炎。平素畏寒怯冷，疼痛游走不定，每遇寒冷则疼痛加剧，两腿可见红斑结节。ESR 70mm/h，抗"O"正常。舌质偏淡，苔薄腻，脉细。证属风寒湿痹，治宜温经通络。处方：

制川乌（先煎）、全当归各10g，仙灵脾、徐长卿各15g，桂枝8g，青风藤、鹿衔草各20g，生甘草5g。8剂。

二诊：药后关节疼痛较平，仍觉疼痛游走不定，红斑结节明显减少。舌苔白腻，脉细。上方加炙露蜂房10g，炙全蝎（研末分吞）2g。6剂。

三诊：ESR已降为21mm/h，关节疼痛趋定，腿部红斑结节消失，为巩固疗效，嘱原方再服10剂。1976年6月5日随访，病人已痊愈，并已正常上班。

生川乌、草乌外用亦有镇痛作用，朱老曾拟"止痛搽剂（生川乌、生草乌、生南星、生半夏各30g，用50%乙醇300mL浸泡7日，以棉花蘸搽患处，每日2～3次）"，对痹证疼痛及各种神经痛均有明显的缓解作用。吴师机《理瀹骈文》说："外治之理即内治之理，所异者法耳。"朱老治病，亦主张内服外治结合以提高疗效，此即一端。

〔何绍奇整理〕

97　仙鹤草能行能止

仙鹤草为止血要药，常用于咯血、吐血、衄血、便血及妇产科崩漏、月经过多等出血性疾患。但此药止中有行，兼擅活血之长，则为人所鲜知。朱老认为，仙鹤草味苦辛而涩，涩则能止，辛则能行，是以止涩中寓宣通之意。考诸文献，《百草镜》中有本品"下血活血"、治"跌仆吐血"的记载，《生草药性备要》谓其"理跌打伤，止血，散疮毒"，均可为证。《百草镜》治乳痈初起，即用仙鹤草30g酒煎，并云"初起者消，成脓者溃"。《闽东本草》用仙鹤草治痈疽结毒，亦可证本品之活血作用。盖乳痈与痈疽结毒，皆因邪毒结聚、气血壅遏所致，设其无活血之功，何能消之溃？因此，本品不得以收涩止血视之，止血而不留瘀，瘀血去则新血生，故为血证要药焉。因其能治痈疽结毒，所以在肿瘤辨治方中，重加仙鹤草，也奏佳效，有镇痛、抗癌之作用。

仙鹤草别名脱力草，江浙民间，用此品治脱力劳伤有效，足证其有强壮之功。单用本品，治疗气血虚弱之眩晕，有一定效果，即从其强壮作用引申而来，朱老常以仙鹤草配黄芪、油松节、大枣为基本方，治疗血小板减少性紫癜、过敏性紫癜，其效颇佳。曾治一气虚紫癜病人，用仙鹤草、黄芪、油松节各30g，大枣15枚，服20剂而紫癜即消失。证属阴虚者则去黄芪，酌加生地黄、白芍药、枸杞子、龟板、旱莲草，疗效历历可稽。治慢性痢疾与结肠炎又拟有"仙桔汤"。方中仙鹤草，取其活血排脓、止泻之功，故用之多验。

此外，仙鹤草尚有强心及调节心律之作用，叶橘泉先生著《现代实用中药》一书，曾提及之。此为一新发现，为过去文献所未载。近年有用仙鹤草提取物（仙鹤草素）治疗克山病所致之完全性房室传导阻滞，用后心率增快，而迅速地改善症状。同时对反复发作的阵发性心动过速、房颤，加于辨治方中，奏效甚佳，其用量 40~60g。朱老认为此一新功用值得重视，而其机制，从中医学的观点看，殆与仙鹤草的活血作用有关。仙鹤草还善治腰椎间盘突出症，于辨治方中加用之，可提高疗效。

此外，朱老还擅用仙鹤草治疗某些癌症和其他杂症，如《本草纲目拾遗》引葛祖方：仙鹤草"消宿食，散中满，下气，疗……翻胃噎膈"。朱老常用仙鹤草 100~150g 煎汤代水，加入辨证处方中，临床用于食管癌、胃癌、肺癌、胰腺癌、乳腺癌等，有消瘤抗癌之效。日人左藤明彦科研证实，仙鹤草对人体的癌细胞有强大的杀灭作用，而对正常细胞秋毫无犯，甚则 100%还能促进正常细胞生长发育。赵浦良三在《药学杂志》报告：仙鹤草含多种抗癌成分，仅从根部就分离出了多达 11 种具有抗癌作用的成分。具有稳定而显著的抗肿瘤作用，电镜下可见肿瘤细胞核分裂相减少、退化、坏死。

同时从"仙桔汤"治疗溃疡性结肠炎的临床观察中证实，仙鹤草对浅表萎缩性胃炎伴肠化也有非常明显的疗效，表明仙鹤草既有抗菌抗炎、杀灭幽门螺杆菌，又有修复黏膜促进再生的双重作用。

此外，朱老还擅用仙鹤草配老鹳草、红枣治盗汗、自汗；配天浆壳治久咳无痰；配僵蚕治消渴症、糖尿病等，多应手收效。

〔何绍奇、蒋熙、蒋恬整理〕

98 八月札理气通淋

八月札,又名八月瓜、八月炸,为木通科植物木通之果实。性味甘寒微辛,无毒,功擅理气和胃,故常用于肝郁气滞所致之胃痛、腹胀、胁胀、疝气疼痛、痛经诸证。且此物无香燥之弊,理气而不伤气,反有开胃进食之功,洵为妙品。

八月札又有通淋之效,为五淋(气淋、血淋、劳淋、膏淋、石淋)之要药。用治尿路结石,效果优于木通,朱老常以其配金钱草、海金沙、牛膝、滑石、王不留行、车前草用之。用于结石,八月札用量可以增大,汤剂一般可用15~30g。

〔何绍奇整理〕

99 痢泻散治痢疾、肠炎

痢泻散一方,不见于方书,是李汝珍《镜花缘》一书中记载的一张验方。章次公先生讲究实效,博采众方,用于临床,每获卓效。嗣后朱老又在数十年临床实践中广为应用,进一步证实此方对痢疾、肠炎的疗效均很显著,且服用方便,价格低廉。

此方由生大黄、熟大黄各30g,苍术(米泔水浸)90g,杏仁、羌活各30g,川乌(去皮脐,湿面包裹,火上煨透)、甘草各45g组成。用法:研细末,为散剂。用量:赤白痢,成人每次3~4g;肠炎、泄泻,成人每次2g;均每日2~3次。赤痢用灯心汤下,白痢用生姜汤下,泄泻、肠炎用米汤调服。小儿用量减半,4岁以下服成人量的四分之一,1~2岁服成人量的八分之一即可。

方中以大黄为主药。大黄"荡涤肠胃，推陈致新"(《神农本草经》)，"主治下痢赤白，里急腹痛"(《本草纲目》)。盖痢疾莫不由外感疫毒之邪，内伤饮食生冷不洁之物，运化受阻，传导失常，气血凝滞，湿热郁蒸而致。肠炎腹泻，尽管见症各异，但初起肠间多有积滞。大黄既有清热解毒之长，又有荡涤导滞之功，妙在生熟同用，生者力峻，专于下行；熟者力缓，既能导湿热从小便而出，又能导大肠积滞而行中有止。杏仁通利三焦、消积止痛（凡含油脂之药物皆有镇痛之功，如桃仁、杏仁、当归、川芎、羌活之类皆是，此章次公先生独得之秘）。羌活为风药，风能胜湿，能宣通表卫，又能鼓舞清气上行；苍术燥湿强脾；甘草和中解毒；制川乌则取其散寒湿、破积滞、止痛之意，且辛热之川乌与苦寒之大黄相伍，温脏清肠，相反相成。考昔人治痢方中，《圣济总录》有乌术丸，即以苍术、川乌、橘皮、蜀椒为丸，治腹中雷鸣，脐下疗撮疼痛；《本事方》有木香丸，即以木香、川乌同用，治冷气下泄；《圣惠方》有乌豆丸，即以川乌、黑豆为丸，黄连汤下，治赤白痢及泻水。惜乎宋代以后，治泻痢鲜用川乌，李汝珍搜集之方，很可能受宋人上述诸方影响而成。

【病案举例】

沈某某，男，36岁，农民。恶寒发热3日，T 38.8℃，头痛肢楚，泛泛欲呕，腹痛阵作，下痢不爽，里急后重，夹有赤白黏冻，日十余行。大便常规有红、白细胞，脓细胞及黏液。舌苔微黄腻，脉滑数。暑湿热毒之邪内侵，食滞内蕴，熏蒸胃肠，气血凝滞，痢疾以作。治用痢泻散，每次2g，每日2次，服后2小时，腹痛稍缓，痢下较畅，入暮热势渐挫，翌日续服之，即愈。

〔何绍奇整理〕

100　六轴子疗顽咳、疼痛

六轴子为杜鹃花科植物羊踯躅（又名闹羊花）的果实，于9～10月果实成熟而未裂开时采收，备药用。六轴子苦温有毒，功擅行血止痛，散瘀消肿。朱老经验，对于风寒湿痹，历节疼痛，以及跌打损伤，痈疽疔毒有著效，尤长于定痛，故对于风湿关节炎、类风湿关节炎、坐骨神经痛等有剧痛者，常采用之。此外，又常以之作为镇咳药，曾拟五子定咳汤（天竹子、白苏子各6g，六轴子1g，黄荆子、车前子各10g。此小儿剂量，成人酌增），治疗百日咳及慢性气管炎久咳不已而痰少者，有较显著的疗效。

〔何绍奇整理〕

101　乌梅性虽酸涩亦主暴痢

乌梅味酸、性微温，有收涩、生津、安蛔之功。张仲景之乌梅丸，为蛔厥而设，方后注云"亦主久痢"。对于暴痢，一般多避忌之，唯恐酸收敛邪也。考诸方书，乌梅亦主暴痢，如陶弘景《补阙肘后方》治天行下痢，用黄连1L，乌梅20枚（炙干）同捣为末，蜜丸，如梧子大，每次2丸，每日3次。《千金要方》名之为"乌梅丸"，治暴痢、新痢，而且说其效甚捷，"服之无不瘥"。由斯观之，则乌梅亦可用于暴痢矣。究竟乌梅是否可用于暴痢，是一个颇堪探讨的问题。朱老认为，梅占春先，得生发之气最早，味虽至酸，然与兜涩之品不可同日而语，且志贺菌属在酸性环境中不易繁殖，故用之有效而无碍，不必拘于前人酸收之说。从临床实践观之，赤痢或痢之赤多白少，似更宜于用乌梅，可用乌梅与黄连配伍用之，取其酸苦泄热，兼能清肠燥湿也。若单用乌梅（烘干），研粉吞服 3～6g，或以乌梅配木香入汤剂亦效。

〔何绍奇整理〕

102　玉米茎心及须叶均入药

玉米茎心，即茎部去掉粗皮后的白色髓心，具有良好的止汗作用。此不见于本草，而是朱老 20 世纪 50 年代得之于民间经验者。取鲜者或干而无霉变之玉米茎心，约 60cm，切碎，煎汤代茶，随意饮之，或以之煎汤代水，与其他中药配伍运用，对自汗、盗汗均有卓效，远胜他药，而无任何副作用。

玉米须有利尿、利胆、降压、降血糖之功。此外，尚能促进血液凝固，增加血小板数；对于慢性肾炎，服用玉米须煎剂（每用干品 100g，加水 1200mL，小火煎煮半小时，约得 500mL，过滤后分 4 次喝完。以上为 1 日量），坚持 3～6 个月，可使浮肿逐渐消退，尿蛋白减少或消失。因此，本品可以作为肾炎、高血压、糖尿病、肝胆疾患以及部分血液病人自备的常用饮料。

又，玉米之叶及穗、轴，以其均含具有抗癌作用的多糖，而药源又甚广，值得推荐，加以利用。

〔何绍奇整理〕

103　藏红花善活血化瘀，兼利胆退黄

藏红花又叫番红花或西红花，原产西班牙，在伊朗、沙特阿

拉伯等国家也有栽培，我国仅西藏有移植栽培，故名藏红花，为珍稀名贵中药材。具有活血通络、化瘀止痛、散郁开结、凉血解毒之功。常用来治疗血瘀引起的闭经、胸腹胁肋等疼痛，也可治疗跌扑损伤、忧郁痞闷、温病发斑等。《品汇精要》谓其"主散郁调血，宽胸膈、开胃进饮食，久服滋下元，悦颜色，及治伤寒发狂"，特别是它的养血之功能早已闻名于世。早在明朝藏红花就传入我国，在《本草纲目》中已将它列入药物之类。藏药中很多传统方剂以它为主。

朱师在临床上常有肝硬化长期残留黄疸不退，使用一般利胆退黄药物无效者前来就诊。他在辨证处方时再给予藏红花每日0.5～1.0g晨起泡茶，徐徐饮之，坚持月余，往往能收到良好的效果。经B超检查发现此类病人经治疗后的门静脉血流速度较治疗前有明显提高。这与藏红花兼有活血利胆双重功效密切相关。

【病案举例】

李某某，男，52岁，工人。肝炎病史10余年，病程迁延，皮肤、目睛黄染，面颈部见赤缕，蜘蛛痣，朱砂掌阳性。舌红，苔薄，脉细弦。B超提示肝硬化，门静脉高压（门静脉直径14mm），门静脉血流速度减慢（14mm/s），肝功检查ALT、AST轻度异常，TBi波动于35～60μmol/L。曾使用茵栀黄、苦黄、亮菌甲素等多种药物治疗，疗效均不佳。嘱其用藏红花每日1g，泡茶徐饮，佐以养阴清热之剂，坚持1个月。复查肝功TBi下降。因藏红花价格昂贵，改为每日0.5g继服。TBi下降至30μmol/L。B超示门静脉血流速度16.5mm/s。

现代药理研究亦证明，藏红花酸钠盐及藏红花酸酯具有利胆作用，通过改善微循环，促进胆汁的分泌和排泄，从而降低异常增高的球蛋白和总胆红素，可用于肝炎后肝硬化的治疗，并可以提高细胞中 TAD 的浓度，有利于肝脏的解毒功能。

〔陈淑范、朱彤整理〕

104 猫爪草擅化瘀散结，并解毒消肿

猫爪草为毛茛科植物小毛茛的块根。甘、辛，性微温。归肝、肺经。有化痰散结，解毒消肿之效。一般应用于瘰疬痰核、疔疮、蛇虫咬伤。朱老认为，该品味辛以散，能化痰浊，消郁结，凡因痰（痰火、痰气、痰瘀、痰浊）所致的病证，皆可用之。爰举数端，以供参考。

(1) 腮腺肿瘤

腮腺癌隶属古典医藉"腮疮"、"流痰"等范畴，多因痰浊凝滞，毒犯腮腺所致。朱老以化痰解毒、软坚消肿为法，猫爪草与牡蛎、夏枯草、守宫、僵蚕、紫背天葵、赤芍药、大贝母、山慈姑、石见穿相伍，肿痛明显加蜈蚣。

【病案举例】

周某，女，58岁，南通市先锋镇农民。左腮区有一约 4cm×4cm 肿块，固定质硬，左下颌淋巴结约 1.5cm×1.5cm。病理切片诊断为左腮腺圆柱形腺癌Ⅱ级。因家境贫困，不愿手术，经用上药治疗而愈，随访3年未复发。

(2) 结节性红斑

结节性红斑又称皮肤变应性结节性血管炎，好发于女性，大多损害小腿，也可累及臀部大腿。皮损呈结节状，略高出皮面，

由淡红渐变紫红色，伴有烧灼性疼痛，并以病程延绵，反复发病为特征。若治疗不当难以奏效。朱老从痰热瘀滞、阻塞经脉论治，常用猫爪草与山慈姑、连翘、桂枝、桃仁、赤芍药、牡丹皮、茯苓相配，每多应手收效。若热重者加水牛角、生地黄。但朱老告诫，切不可过用苦寒凉药，以免抑遏阳气，结节难消。方中少佐桂枝，意在通阳走表，化气散结。

(3) 急、慢性支气管炎

急、慢性支气管炎由呼吸道炎症、黏膜水肿、分泌物增多导致呼吸道狭窄、平滑肌痉挛，而引起咳嗽、咳痰、哮喘等症状。朱老认为，本病虽不独缘于痰，但又不离乎痰。务求辨证准确，莫把炎症皆当热。在分清寒热虚实的同时，勿忘祛痰。曾拟订猫爪草、金荞麦、紫苏子、虎耳草、蒸百部、黄荆子为基本方，偏热者加鱼腥草、黄芩；偏寒者加细辛、干姜；阴虚者加百合、沙参；阳虚者加蛤蚧、补骨脂等，随症加减，效果相得益彰。

〔蒋熙、蒋恬整理〕

105　女贞子乃补虚延寿之上品

女贞子为木犀科常绿乔木植物女贞的成熟果实，甘、苦、凉，以补肾之阴见长。一般用于肝肾阴虚，目暗不明，视力减退，须发早白，腰酸耳鸣及阴虚内热等症。朱老据其特性和长期临证实践，认为女贞子是一味长寿之果，天然绿色之品，对当今人们膳食结构失衡和环境污染引发的现代病，以及自身免疫紊乱导致的风湿病，女贞子的功效应赋予新的内涵和扩大应用。

(1) 降压、减肥

《神农本草经》女贞子："主补中……久服肥健，轻身不老。"高脂血症、肥胖症、糖尿病、高血压，同属代谢紊乱所致的疾病，对心脑血管构成严重的威胁，因而与心脑血管疾病的产生密切相关。"女贞子久服肥健，轻身不老"，"肥健"指强壮健体，而非增肥增胖。"轻身"即减肥身轻也。因此朱老形容女贞子是清除体内垃圾，延缓衰老的延寿之品。现代药理研究证实，女贞子富含亚油酸、亚麻仁油酸，能降低血脂，改善心肌供血。朱老拟定"泄浊轻身茶方"，其组成有：女贞子、荷叶、紫丹参、普洱茶、甘杞子、生黄芪各5g，泡饮代茶，坚持长期饮用，对降低血脂、血糖、肥胖，预防关节病有效。

【病案举例】

赵某，男，57岁，干部。高脂血症病史7年，因服用舒降之、力脂平、脂必妥等出现肝功能异常，而不敢使用任何降脂药物。一度采取低脂饮食，但不能坚持，血脂始终不降。查胆固醇8.2mmol/L，三酰甘油4.9mmol/L，低密度脂蛋白为5.3mmol/L，形体丰腴，大便偏干。舌苔薄微腻，脉小弦。浊瘀内阻，脾肾失调，即予泄浊轻身方，泡饮代茶。并嘱清淡饮食，适当运动。服用3个月后，血脂基本正常，体重减轻4kg。

(2) 清热蠲痹

女贞子用于补阴，然而清热之功必尽人重视。《本草正》："养阴气，平阴火，解烦热骨蒸。"女贞子的补阴，与生地黄不同的是补而不腻；女贞子的清热，与黄连不同的是清中带润。朱老从长期的实践中观察到，女贞子既能除骨蒸劳热，又能清络中之郁热。对中热邪炽，或阴热内伏出现的关节红肿疼痛，皮肤烘热或隐现红斑，或口干潮热，大便干燥等证，女贞子有清热蠲痹之功，非苦寒之品所能及。常配伍生地黄、忍冬藤、寒水石、老鹳草、秦艽等，病情能得到有效的控制。

【病案举例】

黄某，女，62岁，职员。患类风湿关节炎1年多，先后使用泼尼松及中药治疗均未效。手足小关节肿胀，屈伸不利，周身疼痛，活动困难，身烘掌烷，口干咽痛，大便干燥。舌红少苔，脉细数。RF 145VU/L，ESR 95mm/h。郁热伤阴，络脉痹闭，治宜清热养阴，宣痹通络。

女贞子30g，生地黄30g，忍冬藤30g，秦艽12g，元参12g，青风藤30g，穿山龙40g，赤芍药、白芍药各15g，甘草6g。

连服14剂，身烘掌烷，口干咽痛，明显好转，但关节仍疼痛、僵硬，上方加露蜂房10g，地鳖虫10g，女贞子改为45g，再进10剂。

后以上方略作调整，连服2个月后，关节肿痛消失，舌面生苔，脉亦平和。ESR为28mm/h，继续巩固治疗。

(3) 扶正升白

女贞子对体质虚弱者有明显的扶正功效，易患感冒者朱老用女贞子、炙黄芪对预防呼吸道感染，增强体质，疗效确切。用于白细胞减少症，常与制首乌、油松节、鸡血藤加入辨证方中，收效满意。现代药理证实女贞子能调节免疫，升高白细胞，促进造血功能。

(4) 润肠通便

女贞子30g，生首乌15g，煎汤代茶饮服，是老年性便秘保健方，老年便秘多系虚秘，一般因肝肾亏虚，津液耗伤，女贞子甘润而滑，有补肾阴、生津液、润肠道之效。

女贞子还用于抗肿瘤、调整内分泌、降血糖、护肝等方面，值得进一步研究和应用。

〔蒋熙、朱婉华整理〕

106　肉苁蓉平补消癥之良药

肉苁蓉味甘、咸，性温，归肾、大肠经，有补肾益精，润肠通便之功效。其功效特点是益肾填精，治虚损，暖下元，利腰膝。故常用于治年老肾虚腰痛、头昏、发白、耳鸣、记忆力减退及阳痿、遗精、白浊等症。在《神农本草经》中记载："主五劳七伤，补中，除茎中寒热痛，养五脏，强阴，益精气，妇女癥瘕。"《名医别录》云其："除膀胱邪气，腰痛，止痢。"《日华子诸家本草》谓其："治男子绝阳不兴，女绝阴不产，润五脏，长肌肉，暖腰膝，男子泄精，尿血遗沥，带下阴痛。"

朱老长于用益肾壮督法治疗顽痹、老年病及疑难杂证。肉苁蓉益精养血助阳，具有阴阳双补之效，温而不热，暖而不燥，补而不峻，滑而不泄，为平补之药。作用与何首乌相似，但肉苁蓉性较之略温一些，何首乌苦涩微温，亦为滋补良药。朱老常用之与巴戟天相伍，肉苁蓉温补肾阳中兼有润燥的作用，而巴戟天温阳助火之力较强。再配伍熟地黄、补骨脂、怀山药，用于肾阳虚衰之腰膝足冷，酸软乏力，头昏耳鸣，阳痿，遗精等症，并能用于年老体弱，肢寒不温，神疲等症。配伍金狗脊、补骨脂、鹿角霜、鹿衔草、穿山龙等治疗肾虚型强直性脊柱炎。配党参、白术、芡实、金樱子等治慢性肾炎蛋白尿。治痤疮配生山楂、生薏苡仁、蒲公英等效佳。配威灵仙、骨碎补、地鳖虫、露蜂房等治疗腰椎退行性病变、膝关节骨性关节炎等。高血压病、失眠、围绝经期综合征等病，往往责之机体阴阳失衡，治疗不可一味平肝潜阳，滋阴降火，而应注重燮理阴阳。肉苁蓉用于滋补阴精之方剂中，更能使阳生阴生，阴阳平衡。

朱老还从其润五脏，长肌肉中悟出其道，用于治疗肌营养不良，肌萎缩等症，常用肉苁蓉配仙灵脾、炙黄芪、炒白术、当归、党参等，此乃先、后天互补，精血互生，以使肌肉得以濡养。

肉苁蓉也可用于治疗妇科病证，如经前期紧张综合征，以肉苁蓉配淫羊藿、仙茅、远志、石菖蒲、佛手、夜交藤、生白芍药、煅龙牡等药。对于乳腺囊性增生，可用肉苁蓉配锁阳、巴戟天、当归、山茱萸、夏枯草、紫背天葵、枸橘李、鳖甲、地鳖虫、白芥子、桃仁、红花、海藻、牡蛎等药。需要注意的是，炮制方法的不同，对其作用亦有影响。如肉苁蓉采收后晒干或埋在沙土中使其干燥，则长于补肾益精，阴阳双补；而盐苁蓉，长于补肾壮阳，主治肾虚腰痛，并有润肠通便作用；酒苁蓉，则长于温通肾阳，强筋健骨，主治下元虚冷，腰膝酸软，阳痿，阴冷，宫寒不孕。

【病案举例】

赵某，男，66岁，干部。因腰膝疼痛反复3个月就诊，病人3个月来，时感腰膝疼痛，行走稍久尤显，腰膝乏力，头晕，夜寐欠安。舌质红，苔薄白，脉细弦。有高血压病史3年，BP 130/88mmHg。腰椎X线摄片示：腰椎退行性病变。辨证属肾虚，关节络脉痹阻，治宜益肾壮腰，蠲痹通络。处方：

肉苁蓉10g，补骨脂20g，骨碎补20g，威灵仙30g，独活20g，地鳖虫10g，露蜂房10g，全当归10g，鸡血藤30g，甘草6g。7剂。水煎服。

药后，腰膝疼痛减轻，再以前方加减，配合益肾蠲痹丸调治月余，病症消失，行走自如。

朱老指出：本品性温而质润多痰，故阴虚火旺、大便溏薄或实热便秘者忌用。用量一般8～15g为宜。

〔吴坚整理〕

107　肿节风散瘀除痹，清热解毒

肿节风为金粟兰科植物金粟兰全株。味辛、苦、平。归肝、大肠经。有祛风除湿、活血散瘀、清热解毒之效。常用于肺炎咳嗽、口腔炎症、细菌性痢疾、肠炎等。现有成药"肿节风片"、"肿节风注射液"以肿瘤辅助治疗为其适应证，有抑制肿瘤、抗癌增效的作用。朱老在长期临证观察中，发现肿节风因其剂量的不同，功效也有区别。小剂量（15g以下）有扶正的作用，大剂量（30g以上），则以清热解毒、散结化瘀为其所长，而多用于免疫性疾病活动期，如系统性红斑狼疮、皮肌炎、类风湿关节炎、混合性结缔组织病等。肿节风的用量为30～60g，配伍忍冬藤、鬼箭羽、生地黄、水牛角等，起到免疫抑制作用。例如葛某，女，26岁，2004年5月就诊。系统性红斑狼疮1年多，长期激素治疗，仍持续发热，关节疼痛，红细胞沉降率增快。遂予上药加味，治疗3个月，体温、红细胞沉降率恢复正常，关节疼痛明显好转，目前继续中药治疗，小剂量激素维持，病情相对稳定。朱老曾用肿节风配伍大青叶、桃仁、生石膏、野菊花、蚤休、金荞麦等，治疗1例败血症肺炎高热病人，已用药10多日，多种抗生素治疗乏效，而且病情危重，服用朱老上述的3剂药后，体温和血常规中白细胞数呈阶梯式下降，病情转危为安。肿节风小剂量的使用，有增强免疫功能的作用，单味治疗血小板减少性紫癜有效。朱老常用来伍以仙鹤草、油松节、甘杞子、仙灵脾、紫草等，效果显著。朱老指出，无论是免疫性疾病的活动期，还是感染性疾病的急性期，往往呈现出热毒壅盛之证候，热毒内遏，可以熬血成瘀。瘀血与热毒相互搏结，故瘀热瘀毒是导致疾病的发生发展的主要因素和特异性病机。而肿节风正具有清瘀、解毒、散结的功效，即使阴虚火旺，只要配伍恰当，可以照常使用。

〔蒋熙、蒋恬整理〕

108 蛇床子疗效独特，内外皆可

蛇床子味苦性温，既能温肾壮阳，又善祛风、燥湿、杀虫，常用于治疗男子阳痿，阴囊湿痒，女子带下阴痒，子宫寒冷不孕，风湿痹痛，疥癣湿疹等。朱师认为，蛇床子功用颇奇，内外俱可施治，在一些疑难杂症的治疗中常可出奇制胜。

(1) 治外阴白色病变

外阴白色病变，又称"外阴白斑"，是外阴皮肤黏膜营养障碍所致组织变性及色素减退的疾病。临床以外阴奇痒为主症，伴有外阴糜烂、皲裂、溃疡或粗糙、萎缩，皮肤黏膜变白变薄，失去弹性，病人非常痛苦。因"肾司二阴"，"肝脉绕阴器"，故朱师认为该病责之于肝肾亏损，外阴失养，复受风邪侵袭，湿浊下注所致。蛇床子是治疗该病的首选药物，因其入肾经，内服能温肾壮阳，外用燥湿杀虫止痒，量可用至30g以上，再配入补肾精的何首乌、菟丝子，养肝血的熟地黄、当归、白芍药，祛风止痒的僵蚕、地肤子，可达滋肾益精，养肝润燥，止痒消斑之效。

【病案举例】

王某，女，29岁。外阴白斑1年余，外阴干燥瘙痒，局部起疱，干燥结痂，时有皲裂，痒痛难忍。曾用西药内服外搽，效果不佳。舌质暗红，脉涩。治宜滋养肝肾，益精润燥，止痒消斑。处方：

蛇床子30g，何首乌30g，菟丝子20g，黑芝麻20g，当归15g，地肤子20g，僵蚕15g，川牛膝15g，补骨脂30g。每日1剂，水煎内服，每日2次，三煎入盆熏洗坐浴20分钟，每日1次。

上药连用2个月，自觉症状渐趋消失，妇科检查原发白部位色泽已恢复正常。随访半年，未见复发。

(2) 治脉管炎

脉管炎属脱疽范畴，因元气不足，脏腑功能失调，痰瘀凝聚，阻滞经脉，肢端失养所致。临床可见下肢麻木，冷痛，漫肿，皮肤呈紫或灰黑色，局部可溃烂如败絮状，见大量渗出物。朱师认为在常规大法乏效时，可重用蛇床子30～40g，每能取得逆转之功。《日华子本草》称蛇床子"治暴冷，暖丈夫阳气，补损瘀血"。《神农本草经》又云："除痹气，利关节。"朱师重用蛇床子治疗虚寒性脱疽，不仅取其温阳燥湿之性，更在于宣痹，托旧生新，活血祛瘀，使旧血去而新血生。此药实乃治脱疽不可多得的一味良药。

(3) 疗咽止咳治喘

①咽喉炎：咽喉炎见咽喉部不适，常咽痒即咳，甚者咳声频频，憋得面红耳赤。朱师认为咽喉痒是风邪侵袭咽喉所致，受蛇床子具祛风止痒功效启示，朱师常在辨证治疗的基础方中加入蛇床子一味，往往取得满意的疗效。故凡见喉痒甚而咳者，无论新病久病，均可加上蛇床子10g。

②哮喘：蛇床子具止咳平喘功效，历代医书鲜有记载。朱师根据蛇床子辛温入肾经，具有温肾壮阳作用，故用于固肾纳气治

哮喘。对哮喘每至秋冬季节即发作加重者，常加蛇床子15～20g，能使哮喘明显减轻，且能减少复发。

此外，根据现代药理研究，蛇床子具有类激素作用，对卵泡发育不良或无排卵性不孕症病人，在辨证方中加入蛇床子10～15g，坚持服用2个月，具明显的促排卵作用，为治不孕症之必用药。因蛇床子既能温肾壮阳，扶正固本，又能燥湿解毒，亦为治疗慢性前列腺炎的佳品。

该药有部分病人服用后有恶心头晕现象，停药后即可消失，未发现其他不良反应。

〔朱建华整理〕

109　羌活长于搜风通痹、通利关节

羌活性温、味辛苦，通行全身，走肌表，长于搜风通痹，通利关节，祛湿止痛。常用于治疗外感风寒、风湿所致的头痛、身痛、无汗、关节肌肉疼痛，项强筋急，风水浮肿，痈疽疮毒。历代使用羌活的方剂很多，早在《千金要方》中就有羌活汤，以羌活、桂枝、白芍药、葛根、麻黄、生地黄、甘草、生姜，治疗血虚外感风寒，身体疼痛，四肢缓弱不遂及产后外感风寒。《日华子诸家本草》云羌活："治一切风并气，筋骨拳挛，四肢羸劣，头旋眼目赤痛及伏梁水气，五劳七伤，虚损冷气，骨节酸痛，通利五脏。"朱老研究历代所用羌活良方，分析后认为羌活善走窜、走表，为祛风寒、化湿，通利关节之良药，尤善治疗上肢及头面诸病。他指出，张元素对本药论述尤其周详。《主治秘诀》言其五大作用，手足太阳引经，一也；风湿相兼，二也；去肢节痛，三也；除痈疽败血，四也；治风湿头痛，五也。朱老尤擅用于治疗风湿痹证，取《内外伤辨惑论》羌活胜湿汤、《景岳全书》之

活络饮意化裁。现将朱老临床应用羌活之经验归纳如下。
(1) 治风湿痹证
朱老强调羌活可列属"风药"范畴，能通畅血脉，发散风寒风湿，气清而不浊，味辛而能散，上行于头，下行于足，通达肢体。用治风湿痹证、头痛尤宜，常配独活、防风、当归、川芎、白术、豨莶草、海风藤、薏苡仁、苍术、生姜等，兼有发热加柴胡、老鹳草；阳虚加制附片、补骨脂；郁热加黄芩；湿盛加泽泻、茯苓。

【病案举例】

张某，女，36岁，农民。近半个月来，四肢关节、肌肉酸痛，以肩关节为甚，疼痛游走不定，周身困重，乏力嗜睡，纳呆欠香，大便调。舌质淡红，苔薄白腻，脉濡。查抗"O"、RF、ESR均正常。乃风寒湿痹，经络气血不畅，治宜祛风散寒，化湿通络。处方：

羌活10g，独活20g，穿山龙45g，川桂枝10g，生薏苡仁30g，徐长卿15g，片姜黄10g，露蜂房10g，豨莶草30g，炙甘草6g。7剂，水煎服。

药后病情显减，关节肌肉疼痛大为好转，继以前法为主调治半个月，再以益肾蠲痹丸巩固半个月而愈。

(2) 治外感风寒头痛
外感风寒，上犯头部，络脉痹阻，可见头痛。常用羌活配白芷、防风、蔓荆子、杏仁、茯苓、川芎等药，头痛剧烈，加细辛3～5g。

【病案举例】

夏某，男，45岁，职员。感冒2日，头痛，恶寒，微发热，鼻流清涕，稍咳。舌质微红，苔薄白，脉浮紧。证属风寒袭表，治宜祛风散寒。处方：

羌活12g，藁本10g，白芷10g，紫苏叶10g，法半夏10g，徐长卿15g，前胡10g，生甘草6g。3剂，水煎服。

药后头痛尽释。

朱老指出羌活与独活为一对药，风湿痹证治疗中常用之品，然羌活发散力胜，善走气分治头面上肢风寒湿邪。独活发散力缓，善走血分搜除肌肉筋骨间之风寒湿邪，治下肢痹证。如内伤头痛，常多不用。血虚之人，应配当归、熟地黄、白芍药养血之品，以防发散耗血。而风热之头痛，咽喉肿痛，配大青叶、蒲公英、牛蒡子、薄荷、黄芩等多有佳效，因其发散力强，祛邪甚速。而《杂病源流犀烛》之羌麻汤，治疗破伤风，可供参用。对于病毒性疹病，朱老常用之配牛蒡子、蝉蜕、僵蚕、荆芥、连翘等，也有良效。

此外，脾虚泄泻，久治不愈，而肠鸣不已者，可于辨治方中加羌活、白芷各10g，多能于3～7剂收效。因羌活、白芷均为祛风药，久泻多为脾虚湿盛，风药多燥，风能胜湿，湿化阳升，泄泻自已也。

朱老指出：因羌活辛苦而温，凡阴虚、血虚、表虚之人，均应慎用。剂量亦应掌握，一般6～10g，超过15g，易引起恶心呕吐，不可轻忽。

〔吴坚整理〕

110　知母功擅清热养阴，除烦止渴

知母味苦甘寒，归肺、胃、肾经，临床应用广泛。朱老云其上、中、下焦诸多病变皆能治疗，其清热养阴润燥，生津除烦止渴之功效，鲜有药物能比。外感、内伤杂病用之多获良效。现将常用配伍归纳如下。

(1) 石膏、知母相配治气分实热

石膏、知母相配为清解气分实热常用对药之一，源于《伤寒论》中用于治疗阳明经气分大热之白虎汤。石膏辛寒，清泻肺胃实热，而知母苦寒清泻实火又能润燥，两药配伍，清解气分实热之力增强，而无伤脾胃之虑。配合黄连、山栀子、芦根、金银花、生甘草，治疗热病高热不退，面红目赤、烦渴欲饮，舌红，脉洪大等症。

(2) 知母、地骨皮相配退虚热

罗天益所著《卫生宝鉴》中秦艽鳖甲散与黄芪鳖甲散，二方皆用本品，朱老喜用知母、地骨皮配伍治疗各种虚劳烦热，午后潮热，手足心热、盗汗及咳嗽、咽干、倦怠乏力、纳食不振。舌淡红，少苔，脉细数等。并伍以白薇、天门冬、白芍药、料豆衣等；如咳嗽少痰，常配贝母、桑白皮、紫菀、百部；气阴两虚，伍以太子参、淮山药。

(3) 知母、百合相配治疗妇女脏躁病

妇女脏躁病，往往表现为心神恍惚，悲伤欲哭，夜寐不宁，心悸欠安，临床常以甘麦大枣汤为之调治，朱老有时喜用知母、百合配伍使用，再加用合欢皮、夜交藤、绿萼梅、生白芍药等，养阴清热，除烦止渴，安神疏肝，奏效甚捷。

(4) 知母、人中白配伍治疗牙痛、口疮

牙痛、口疮的发生,多属胃火上炎,有时见有舌红、口干、便干等症,常以知母、人中白相伍,加用金银花、牛膝、麦门冬、牡丹皮、升麻、黄连等,效果显著。

【病案举例】

陈某,女,45岁。因复发性口疮反复发作3年,复发2日就诊。现口疮疼痛,口干,心烦易怒,大便偏干。舌红少苔,脉细。证属心胃火旺,上炎于口,治宜清心胃,泻实热。

知母10g,人中白10g,黄连10g,山栀子10g,合欢皮10g,石斛10g,全瓜蒌15g,甘草梢6g。3剂,水煎服。

药后口疮明显缩小好转,疼痛减轻,大便通畅,再予3剂巩固。

(5) 知母、贝母配伍治燥热咳嗽

知母并不能像贝母那样有直接止咳化痰之功能。重要是由于知母能清肺中之实热、虚热,使肺之肃降功能正常。李时珍《本草纲目》云其:"下则润肾燥而滋阴,上则清肺金而泻火。"朱老指出:"知母用于治疗咳嗽,无论痰黄痰白、干咳少痰、无痰,皆可应用。但最宜于热痰、燥痰,见痰少质黏,痰黄稠黏,咯吐不易。可伍以金荞麦、杏仁、鱼腥草、瓜蒌等;而干咳少痰或无痰,伍以麦门冬、北沙参、紫菀、百部等。

【病案举例】

王某,女,55岁。近1周来咳嗽,干咳少痰,咽干咽痒,咳甚胸痛,不发热。舌质偏红,苔薄白,脉细弦。

此为燥邪伤肺，肺失清润，治宜养阴清肺，润燥止咳。处方：

知母10g，川贝母10g，北沙参10g，百部10g，麦门冬10g，桑白皮10g，玉蝴蝶8g，杏仁10g，甘草6g。5剂，水煎服。

药后咳嗽基本告愈。

(6) 知母、生地黄相伍治疗消渴

朱老在治疗消渴病时，亦喜用知母、生地黄相伍。二者甘苦寒，养阴生津，除烦止渴，适用于各型消渴病。现代研究也证明，二者均有明显的降血糖作用。

(7) 知母、寒水石配伍，用于热痹症

痹证如见关节红肿、热痛，局部皮肤色红，伴发热或汗出头痛，舌红，苔黄，脉弦为热痹之象。朱老常以知母伍寒水石，以桂枝、生白芍药、赤芍药、老鹳草、虎杖等参入其中。如疼痛较剧，亦可配少量附片或川乌，取热痹佐用热药，加大开痹通络之力，以使邪去络通，疼痛减轻。配伍白芍药、甘草养阴和里，可防温药伤阴之弊。知母伍寒水石不仅能清络热，并善止痛，使抗"O"、ESR趋于下降。

【病案举例】

姚某，女，34岁，农民。有类风湿关节炎病史4年，近周余来，右膝关节疼痛加重，局部肿胀，皮色微红，皮肤微热。舌红，苔薄黄，脉弦数。乃寒湿郁久化热，络脉痹阻。治宜清解郁热，蠲痹通络。处方：

川桂枝10g，生白芍药10g，知母20g，怀牛膝10g，桑寄生15g，寒水石30g，老鹳草30g，虎杖15g，生甘草6g。7剂，水煎服。另用芙黄膏外敷关节。

药后，关节疼痛减轻，再以前法为主调治半个月，右膝关节肿痛逐步缓解趋愈。

知母与黄柏相配还可用于下元虚损，相火妄动，见骨蒸潮热、遗精盗汗、失眠等症。另外，知母性寒滑润，脾胃虚寒便溏者忌用。

〔吴坚整理〕

111 牛角腮能止能行，生髓安神

牛角腮为黄牛或水牛角中的骨质角髓，其药用记载最早见于《神农本草经》。古人论其功多局限于止下焦出血，用法亦多为烧炭存性。如《药性论》曰："黄牛角腮灰，能止妇人血脉不止，赤白带下，止冷痢水泻。"《本草拾遗》言其"烧为黑灰，末服，主赤白痢"。《日华子本草》："烧焦，治肠风泻血，水泻。"《本草纲目》亦曰："牛角腮……烧之则性涩，止血痢，崩中诸症。"诸方书记载亦无出此范围：如《圣惠方》牛角腮散以其烧灰治妇人崩中，下血不止；《塞上方》以其灰治鼠痔；《肘后方》用之烧灰疗寒湿痢及蜂虿螫疮；《近效方》用之烧灰治卒下血。

先师祖章次公先生喜用牛角腮，虽仅用于各类血症，然于用法上已有发展。据《章次公学术经验集》记载，其用于迭进止血重剂而血不止的徐女咯血案，将生牛角腮同生血余、化龙骨共研细末吞服，取其生用兼有潜润之功，治朱女鼻出血，洪男胃出血症，均煅炭配以仙鹤草、藕节加强固摄止血之效；疗翟女月经先期及周女漏下案中，均以生品入煎，取其兼有化瘀之力，因久漏多瘀也；用于姚女、李女之血崩则用煅炭，取其止血之力宏也；朱女胎漏案用牛角腮，因其能补肝肾而安胎也；汤女产后恶露不尽不宜祛瘀，则用煅炭。

吾师朱良春承章公用牛角腮经验，于临床尤多发挥，现阐述如下。

(1) 牛角腮软坚散结，止血祛瘀两兼长

牛角腮用于止血，前文之述备矣，然其祛瘀之功未必尽人皆知，《神农本草经》即言其："主下闭血，瘀血疼痛，女人带下血。"《本草经疏》亦曰："牛角腮乃角中嫩骨也，苦能泄，温能通行，故主妇人带下及闭血，瘀血疼痛也。"朱师认为牛角腮生用或砂炙、醋淬用，确有化瘀之功，对各种有瘀象之出血症，具止血而不留瘀之妙。而砂炙醋淬后有效成分煎出率大为提高，而化瘀止血之功效亦明显提高，故其临床喜用炙品。但又告诫我们，须注意要炙到酥黄而不焦为最佳。今贤曹向平教授消风宁络饮用本品治疗过敏性紫癜，即取其化瘀止血之功。朱师还言："牛角腮有类似鳖甲的软坚散结之效用"，虽力不及鳖甲，但配合其自拟的复肝丸用治慢性肝硬化所致出血症，疗效颇佳。牛角腮本非止痛药，《神农本草经》及《本草经疏》言其"止瘀血疼痛"，实际上是瘀血去经络通，而疼痛自止也。

据朱师经验，常用的化瘀止血药如三七、蒲黄、茜草等，生品之化瘀力强于止血，炒制后化瘀与止血之效力大致相等或止血之力更强（视炒制程度而定），而牛角腮炙后性微涩，止血之力强于化瘀，不可不察也。故其用于瘀血较重之症宜配活血药同用，以增强疗效。

(2) 牛角腮可走奇经，善修冲任之损伤

朱师认为："牛角腮性温，获牛生发之气，生于阳地与鹿角相类而通督脉；又位于牛角壳内，为阳中之阴。且为血肉有情之品，其气腥，与乌贼骨相类而善走冲任。"《本草纲目》言："乃厥阴、少阴之血分药。"不仅如此，且为交通冲、任、督脉之奇品，尤善修补冲任之伤。朱师常用牛角腮配棕榈炭为对药，治疗围绝经期迭治不愈的功能失调性子宫出血症。朱师常道：功能失调性子宫出血症久治不愈，补血摄血、固涩收敛之品已早备尝，何以延久不愈，必是虚中夹实，有残瘀逗留，以致瘀血不去，则新血难守，故应以化瘀止血之牛角腮，配以敛涩止血之棕榈炭为主药，则化瘀不峻，行中有止；收敛不滞，止中有行，瘀去血止矣。此症多见经色紫黯有血块，伴有小腹痛而拒按，舌质衬紫或有瘀点，乃其特征。

【病案举例】

吴某，女，36岁，市轮船公司职员，1999年10月12日初诊。分娩后经量多，夹血块，伴腹部胀痛两年不愈，迭治未效。平素畏寒，腰背酸痛，口干欲饮，并有慢性胃炎史。大便时溏时秘，进油易腹泻。舌质红，苔薄白衬紫，脉细小弦。此脾肾阳虚，冲任受损，治宜益脾肾，补冲任。

炙牛角腮、淮山药、仙鹤草各30g，棕榈炭、煅乌贼骨各20g，枸杞子、炒白术、仙灵脾各15g，茜草炭、鹿角霜、川续断各10g，甘草6g。7剂后，经行血量减少已无块，腹痛亦缓，唯纳差，寐不安。舌紫红，苔少。加炒枣仁30g，木香6g。14剂，随访已愈。

（3）牛角腮养血益气，疗三系减少有佳效

朱师经验：牛角腮身兼养血与益气之效，能于养血中益气，善从补气中生血。补肝肾之气力似山茱萸而更绵缓，养肝肾之血功同阿胶而不滋腻，效类首乌而有情。《医林纂要》明言其"长筋力"。朱师喜用之为主药，配伍油松节、仙鹤草、鸡血藤、虎杖组成炙牛角腮汤。方中炙牛角腮配伍强壮止血的仙鹤草，不仅能升高血小板计数，而且能增强血小板的功能，两者相须为君，

一则止血之效大增，二则强壮之功加倍，伍固卫生血之油松节，一润一燥，一补血中之气，一祛血中之风，对于血虚兼风湿侵犯者极为合拍；合鸡血藤增强活血通络之功，并暗寓瘀去新生之意，两药共用为臣。佐苦寒解毒、活血祛瘀之虎杖，因其可制前药之温，且虎杖所含蒽醌可明显升高白细胞及血小板数目。对于热毒存留而致血三系减少者尤为必用之品。诸药合用有化瘀止血、益气补血、通络解毒之功，对各种类型的血三系减少症出现的贫血、出血、神疲乏力，易于感染等症，适当配伍加减，有屡试不爽之佳效。今人亦有试用于再生障碍性贫血而获效者。

【病案举例】

李某，女，54岁，工人，1999年12月1日初诊。患血小板减少性紫癜已5年余，迭经中西药物治疗，终未瘥复。PLT常为2.5万～4万，WBC 2.0×10^9/L，RBC 2.5×10^{12}/L，牙龈渗血，面色苍白，四肢紫癜，此伏彼起，关节酸痛，头昏肢软，纳谷欠香，怯冷便溏。舌质淡苔薄，脉细软。新病多属实热，久病则多虚寒，故朱老辨为脾肾阳虚，气不摄血所致，治当培益脾肾，补气摄血。用炙牛角腮、油松节、鸡血藤、仙鹤草各30g，党参、黄芪各20g，仙灵脾、炮姜炭、炒白术各10g。连服10剂，PLT升至9万，RBC 4.2×10^{12}/L，WBC 2.65×10^9/L，精神较振，紫癜逐步减少，已不续透发。嘱续服8剂，症情稳定，紫癜全消。乃以复方扶芳藤口服液善后。随访半年，一切正常。

(4) 牛角腮填精生髓，温补虚性水肿宜

牛角腮乃厥阴、少阴血分药，兼入阳明（《本草经疏》）。故其能补肝肾之气血，肝肾气血足则阳明之气血自旺，任督之精血

自充，冲脉自盛也。故大凡补肝肾阴血之药（如熟地黄、枸杞子、山茱萸、制首乌等）均有填精益髓之功用。且牛角腮富含蛋白胶质，性状、质地又与龟板相似，能直入任、督而填精益髓，血肉有情之品，较之其他填精益髓之品更胜一筹。《本草纲目》曰："牛角腮，筋之粹，骨之余，而腮又角之精也……"即说明其可作益肾壮督之品。时珍言其"治水肿"，盖其富含蛋白胶质，能增加血中总蛋白的含量，调整血浆胶体渗透压，能治由贫血或丢失蛋白所致的虚性水肿，此皆得之于补养精血之功也。然其获效慢，有别于利水消肿之品，故用于水肿者宜与利水药同用，一消其标，一固其本，方能有远功而兼速效。

【病案举例】

王某，女，43岁，观音山镇农民。1999年6月4日初诊。肢浮伴腰痛1周，入夜身烘、汗多、夜寐不安，口舌生疮，缠绵不愈，溲热。舌偏红，苔薄腻，脉细弦。查尿蛋白（＋），白细胞少许。此气血两亏，阴阳失燮，治宜益气血，和阴阳，消水肿。炙牛角腮、夜交藤、浮小麦各30g，连皮苓、赤芍药、白芍药、泽兰、泽泻、生槐角、生地榆、酸枣仁、柏子仁各15g，白槿花、杜仲、白薇各10g，甘草4g。7剂，并嘱低盐饮食。随访已愈，一年未复发。

(5) 牛角腮安神定志，心悸、失眠有殊效

朱师指出牛角腮有温养作用，可入少阴，故能养心血而安神除怔忡；又可祛瘀入厥阴，故能消除心包络之痹阻而定惊止悸；性涩入厥阴、少阴，功类龙牡能敛梦安神志；质重能镇，滋阴善潜，不仅能平肝潜阳而安魂神，对精血亏虚之肝阳上亢，与生白芍药相须为用亦常奏佳效。朱老经验：用于心气、心血不足、心

失所养而致心悸、怔忡、失眠者，宜配伍归脾汤、酸枣仁汤；用于心肾不交之失眠、多梦，宜配伍交泰丸、桂枝龙牡汤；对于肝火、痰热扰心之魂神不安，烦躁易怒，宜伍栀子豉汤、黄连温胆汤等。

【病案举例】

陈某，女，33岁，工人。1999年3月23日初诊。失眠8年，多梦易醒，形寒怯冷倍于常人，头昏耳鸣，腰酸带多。舌淡红，苔薄白，脉细弦。此心肾两亏，神志不安，治宜益心肾、安神志。炙牛角䚡、柏子仁、酸枣仁、夜交藤各30g，熟地黄、仙灵脾、露蜂房各15g，炙远志、龙眼肉、茯苓、生白芍药、炙甘草各10g。7剂。药后诸症减而未已，带下仍多，舌淡苔薄，能睡唯寐不实，上方加怀山药30g，续服14剂。随访已愈。

朱良春老师从医70载，善于发掘前人用药之精髓，结合临床实践而阐发奥义，时有创新之见。他取牛角䚡烧炭后性涩，善收敛止血、止带、止遗、止痢，敛正气而不敛邪；取其砂炙后善补，养肝肾之血、填肾督之精、补冲任之虚、修管络之损；取其生用性味苦温，化瘀血而不伤新血，出血诸症有残瘀者多用之。入散剂擅治水肿诸症，牛角䚡一药可以尽其所用矣。

〔马继松整理〕

112 水牛角清热镇静，凉血解毒

水牛角味苦，性咸寒。有清热、凉血、解毒之效，在急性热病、热入营血证时用之良效。朱老言其功效与犀角相似，亦能清心、肝、胃三经大热，尤善清解血分热毒及心经热邪。可用于邪入心营之高热神昏、痉厥抽搐等气血两燔之证及热毒内陷血分之发斑、发黄；邪热迫血妄行之衄血、吐血、下血之症。用于流行性脑脊髓膜炎、乙型脑炎、猩红热等病，取效亦好。如《名医别录》谓之："疗时气寒热头痛。"《陆川本草》谓："凉血解毒，止衄。治热病昏迷，麻痘斑疹、吐血、衄血、血热、溺赤。"《日华子诸家本草》言其："治热毒风壮热。"朱老指出，以往由于烈性传染病、出疹性疾病较多，用之亦多。而现在随着疾病谱的变化，传染病得到控制，发病率明显降低，水牛角常用于治疗病毒性出疹性疾病及血小板减少性紫癜、过敏性紫癜等。如病毒性高热，常以之配伍石膏、知母、板蓝根、柴胡；热入营血之发斑，配生地黄、赤芍药、牡丹皮、紫草等。热甚迫血妄行之呕血，常用之配地榆、三七、牡丹皮炭、焦山栀等；血小板减少性紫癜，常用于配生地黄、紫草、赤芍药、白芍药、墨旱莲等。过敏性紫癜，常用于配蝉蜕、僵蚕、徐长卿、仙鹤草、牛角腮、牡丹皮、赤芍药、煅花蕊石等。另外，对于结缔组织病之高热不退、身发斑疹，如系统性红斑狼疮等，朱老也用水牛角、羚羊角粉、人工牛黄配伍使用，效果颇佳。水牛角的使用可内服，亦可入散剂，烧灰使用。《圣济总录》中记载："牛角烧灰，酒服方寸匕，日五服，治石淋，破血。"本品质坚，用量轻则乏效，以 30～50g 为宜，并应先煎。

【病案举例】

陈某，女，34 岁，工人。患过敏性紫癜 2 年，反复发作，每次持续 2～3 周方消退。此次因两下肢又见针尖及火柴头大小皮下紫斑而来就诊，无腰痛，口微干。舌质偏红，苔薄黄，脉细弦。查小便常规：尿蛋白（±）。辨属血热郁结肌肤，治宜清热凉血退斑。处方：

水牛角（先煎）30g，赤芍药10g，牡丹皮15g，紫草15g，墨旱莲30g，女贞子12g，炙牛角腮30g，仙鹤草30g，小蓟15g，生地黄12g，甘草6g。7剂，水煎服。

药后，下肢紫癜明显减少，未见新的紫斑，膝关节隐痛，上方加补骨脂20g、桑寄生20g，7剂，症情缓解。

〔吴坚整理〕

113 菟丝子补肾益精，妇科圣药

菟丝子性味甘辛，有补肾益精，养肝明目之功。常用治疗腰膝酸痛、遗精、消渴、尿有余沥、目暗等症。朱师认为该药在男性科及妇科病的治疗中有显效。

(1) 治不育症

精子数稀少为男性不育症中最常见的原因之一。精子数稀少为肾气不足所致。病人可自感乏力，头晕耳鸣，腰膝酸软，毛发不荣，有的可见阳痿、早泄、遗精等肾气不足的表现。有些医者常滥用温肾壮阳之品，往往欲速而不达。朱师认为，肾藏精，主生长发育、生殖，为先天之本，充盛的肾精是精子数充足的物质基础，故求子必先充实肾精。菟丝子是一味阴阳并补之品，它擅长补肾益精，助阴而不腻，温阳而不燥。《本草正义》谓："其味微辛，则阴中有阳，守而能走。"《药性论》谓："治男女虚冷，添精益髓，去腰痛膝冷。"菟丝子出土缠绕豆类等植物吸其精质而生，故《神农本草经》列为上品："主续绝伤，补不足，益气力，肥健。"临床实践证明，大剂量单味菟丝子治疗精子稀少效佳，为不育症必用之品。朱老常用菟丝子、仙灵脾、熟地黄、黄芪、枸杞子、覆盆子、车前子、王不留行子等施治。

【病案举例】

杨某，男，32岁。结婚3年未育。其妻月经正常，妇科检查和B超检查、性激素水平测定均无异常。精液常规检查：精液量2.5mL，活动度差，精子数极少，液化时间延长，诊断为不育症。病人平素腰膝酸冷，舌质淡红，脉沉细。此属肾阳虚衰之证，曾服壮阳中药半年终未育，求助于朱师。处方：

菟丝子30g，仙灵脾、熟地黄各15g，黄芪30g，枸杞子、五味子、覆盆子、车前子、王不留行子各10g。

服此方加减约3个月后，复查精液常规，报告为精子黏稠，量约5mL，精子活动能力好，成活率约80%，液化时间约为半小时。镜检：精子计数1.1×10^9/mL。继服药1个月后来诊，述其妻已停经。经早早孕检测其妻已怀孕，足月后产一女婴。

(2) 治妇科经带胎产

①治闭经。《本草正义》云："菟丝子养阴通络上品……皆有宣通百脉，温运阳和之意。"朱师常重用菟丝子20~30g治疗闭经，取其宣通百脉之功，促使月经来潮。常用方：菟丝子20g加四物汤、仙灵脾、制香附、川牛膝。

②治子宫发育不良。菟丝子能补肝肾、益精气，现代药理研究证实：菟丝子能加强性腺功能，增加子宫重量，具有雌激素样活性，对下丘脑-垂体-性腺（卵巢）轴功能有兴奋作用。朱师在辨证的基础上重用菟丝子治愈多例子宫发育不良而不孕的病人。

③治黄带：黄带多因经脉亏虚，带脉失约，湿热之邪乘虚而入所致，"补任脉之虚，兼清肾中之火"乃常规大法，然对缠绵

难愈的黄带往往难于取效，朱师则重用菟丝子30g以上，疗效大增。朱师认为菟丝子善入奇经，能峻补任脉之虚，而达固束带脉之功。

④治乳汁缺乏。菟丝子可治乳汁缺乏，文献中鲜于记载，但朱师认为经、乳同源，皆为肾精所化生，对产后缺乳症，除用补气血通乳汁药外，应加入补肾精药菟丝子，可使乳汁大增。

所以菟丝子一药对于妇女来说胎前有利于调经受孕，妊娠期可以安胎，产后可治缺乳，实为妇科不可缺少的圣药。

此外，因菟丝子具补髓添精，强筋健骨之功，朱师常重用菟丝子，配鹿角胶、骨碎补、鸡血藤等壮骨药物，治疗再生障碍性贫血等血液病，使之深入直达骨髓，刺激骨髓，外周血可见网织红细胞计数上升，血红蛋白亦随之上升。朱师还用于治疗类风湿关节炎，临床观察，在常规辨证治疗基础上，加菟丝子30～50g，能明显的消肿止痛，对类风湿因子的转阴亦有明显的促进作用。该药用大剂量还能润肠通便，对老年习惯性便秘有效。

朱师告之菟丝子性味较平，具温而不燥，补而不滞之优势，故能重用、久用。但亦发现，对个别病人有轻微致呕作用，减少用量或辅以和胃止呕之品，如半夏、陈皮等，即可消失。

〔朱建华整理〕

114 穿山龙扶正活血，通络止嗽

穿山龙为薯蓣科植物穿龙薯蓣的根茎。苦、微寒，归肝、肺经。具祛风除湿、活血通络、清肺化痰之功。擅治风湿痹痛、热痰咳嗽及疮痈等。朱老对本品研究精深，别具匠心，配伍灵活，得心应手。因其为草药，剂量以30～60g为宜，未见不良反应。笔者归纳主要用于4个方面。

(1) 顽痹（类风湿关节炎，强直性脊柱炎等）

顽痹一证，多指骨节疾患中病情顽缠、反复不愈的病证，常规治疗，不易奏效，关节疼痛、肿胀、变形是治疗的难点。朱老提出的顽痹从肾论治，从临床到实验研究中均得到证实，是切实有效的治疗方法。穿山龙用于痹证的各期和各种证型中，是朱老用药的一大特色。该药性微寒，热痹为宜，但经巧妙配伍，寒痹、虚痹皆可用之。朱老认为，穿山龙刚性纯厚，力专功捷，是一味吸收了大自然灵气和精华的祛风湿良药。临证验之，确实用与不用，有所差异。穿山龙用于辨证的各型中，往往能改善症状，提高疗效。临床实践也证明了穿山龙在体内有类似甾体激素样的作用，但无激素的副作用。

(2) 慢性肾炎

穿山龙治疗肾炎，《东北药用植物志》未见记载。朱老在反复实践中发掘了药物的潜能，触类旁通应用临床，证明穿山龙同时也是一味治疗肾病的良药。祛风利湿有利于尿蛋白、水肿的消退，活血通络能改善肾血流量和肾梗阻。实验证实，穿山龙有抑制过敏介质释放的作用和类激素的作用。朱老经验，穿山龙合益气化瘀补肾汤（黄芪、当归、川芎、红花、丹参、仙灵脾、续断、怀牛膝、石韦、益母草）治疗慢性肾炎；穿山龙、大黄、制附子、六月雪、扦扦活、丹参、鬼箭羽、白花蛇舌草、土茯苓、益母草、徐长卿等温肾解毒、化瘀泄浊之品，治疗慢性肾病、尿毒症，疗效历历可稽。

(3) 顽固性咳嗽

朱老善于从病人反馈中，抓住信息，得到启迪。不少病人反映，在风湿病治疗缓解的同时，多年的慢性咳嗽竟也好了，或每年必发的慢性支气管炎居然未发。朱老从实践中证实穿山龙有显著的镇咳、平喘、祛痰作用。

【病案举例】

2004年9月,曾治1例张某,女性,间质性肺炎病人,病已3年,长期激素治疗,四处求医(中西药、外治方法都用过),阵咳、咳痰、活动气短、肺部炎症病灶均未能改善。朱老处方:

穿山龙50g,水蛭8g,僵蚕15g,蝉蜕10g,地龙15g,猫爪草20g,金荞麦30g,桑白皮10g,葶苈子30g,射干10g,蒸百部15g,鬼箭羽30g,虎耳草10g,脐带2条,黛蛤粉10g。以此方稍作调整,治疗4个月,症状基本消失,炎症吸收,春节以后停用激素,至今一切如同常人。

(4) 胸痹

朱老取其活血通络之功效,穿山龙配丹参、降香、川芎、合欢皮、功劳叶等治疗冠心病心绞痛;配徐长卿、玉竹、桂枝、茯苓、鬼箭羽等治疗风湿性心脏病。现代实验证实,穿山龙等能增加冠状动脉血流量,改善心肌代谢,减少心脏负荷,并有消炎镇痛、降脂的作用。

〔蒋熙、蒋恬整理〕

115 白芷温散、止痛、消肿

白芷辛温芳香,入肺、胃、大肠三经,《本草汇言》称"白芷上行头目,下抵肠胃,中达肢体,遍通肌肤以至毛窍,而利泄邪气"。说明其功效之广泛,具有祛风、散寒、除湿、通窍、消肿、止痛之功,能行能散,长于宣通,止痛消肿之功,尤为卓著,朱师盛赞而广为应用。

(1) 善治头痛

对头痛病人，以前额及眉棱骨痛为主者，尤为适合。单用一味（15~20g）或加于辨治方中，均奏佳效。顽固性偏头痛，可取30g单味煎汤，分2次服，或用20g加于辨治方中，多能取得佳效。对于腰椎麻醉后头痛，以及硬膜外麻醉所致之头痛、头晕，用30g煎汤，分2次服，收效亦佳。以其善于祛风，温散，宣通也。

(2) 通治诸痛

凡周身疼痛，偏于风寒、风湿、气滞血瘀者，均可参用，如寒湿痹痛、胁痛（肋间神经痛、肋软骨炎）等，均可于辨治方中加用20g，奏效满意。

(3) 消囊散肿

白芷具有辛香、走窜、温通、利水、消肿之功，对于关节滑囊炎、卵巢囊肿，恒奏显效。《外科证治全生集》曾用白芷内服、外敷治鹤膝风，此症包括膝关节结核、类风湿关节炎及膝关节滑囊炎，前两者较顽固，需综合治疗，后者单用白芷研末，每次5g，每日2次，黄酒送服（开水亦可）。并取末用白酒（皮肤过敏者用温水）调成糊状敷贴肿胀处，两日1换，对肘、膝、距小腿关节滑囊炎之肿痛甚效。《神农本草经》称其"治女子，漏下赤白，血闭阴肿"，故对卵巢囊肿及赤白带下，清阳下陷，寒湿伤于中下者，重用白芷30g，加于辨治方中，收效亦好。

【病案举例】

李某，女，35岁，工人。近年来时感左下腹胀痛不适，掣及左侧腰际酸胀，月经常淋漓多日始净，带下绵绵，神疲乏力，服药无效，经B超检查提示：子宫左侧卵巢处可见一4.8cm×3.9cm囊性暗区，诊为卵巢囊肿，要求服用中药。面色少华，舌苔薄腻，脉细滑。此清阳下陷，水湿潴积于胞脉之咎，治宜升阳散结，泄化水湿。

香白芷30g，泽兰、泽泻各20g，生薏苡仁30g，象贝母12g，败酱草20g，艾叶6g，车前子10g，甘草4g。14剂。

二诊：药后少腹胀痛显减，带下亦少，自觉较适，苔脉无明显变化，原法继服14剂。

三诊：精神显振，无任何不适，B超复查囊肿已消失，续予调理巩固。

此外，白芷宣通鼻窍，配辛荑、苍耳子、鹅不食草等治鼻流涕之鼻渊；对疮疡初起，能消肿散结，特别是乳腺炎肿胀结块，配大贝母、蒲公英、青皮、陈皮、天花粉等甚效；对皮肤瘙痒，配地肤子、白鲜皮、蝉蜕、蛇床子有祛风止痒之功。但其味辛性温，凡阴虚、燥热及妊娠者忌用。

〔朱建平整理〕

116 射干利咽、定喘、除湿

射干，形如乌羽、乌扇，而为其别名。苦、寒，归肺经。《金匮要略》之咳嗽上气用射干麻黄，治疟母之鳖甲煎丸用乌扇。《千金要方》治喉痹用乌扇膏，治便毒用射干同生姜煎服，皆取其善降之性，降火解毒，祛痰利咽之功。朱老除治喉痹外，如梅核气、支气管哮喘、乳糜尿等，亦多用射干。

(1) 梅核气

《金匮要略》论"妇人咽中如有炙脔，半夏厚朴汤主之"之症，《医宗金鉴·诸气治法》称之为梅核气。痰凝气郁，阻滞胸咽，舌苔白腻，脉弦小滑，是半夏厚朴汤的适应证，多见情志抑郁而病的初始阶段。若情绪波动反复不愈，痰郁化热；舌红苔黄者，用泄化痰热，清肝达郁为宜。朱老用射干与夏枯草、蒲公英、郁金、绿萼梅、海蛤壳等为相伍；若咽部暗红有淤血征象者加牛角腮，咽中梗阻往往随之如失。朱老用射干清降痰火，不直折其火势，而取其引经报使，引肺热移至大肠，痰热从大便而外泄。

【病案举例】

葛某，女，47岁，教师。因家庭不和，情怀素郁不畅，近半年来，自觉咽中如物堵，胸胁不舒，口苦多梦。先后服用消炎利咽西药，半夏厚朴、丹栀逍遥丸等汤药未能取效。诊见形体较瘦，眼眶发青，情绪易躁。舌红苔薄黄，脉小弦，显系肝郁化火，痰气互结。治宜清肝火，散郁结，涤痰气。

射干10g，夏枯草10g，蒲公英15g，广郁金15g，绿萼梅8g，黛蛤粉10g，合欢皮15g，功劳叶15g，生白芍药12g，炙甘草6g，决明子5g。服药14剂，大便通畅，诸症消失。

(2) 支气管炎

射干对多种呼吸道急性感染者有良好疗效，其代表方剂如射干麻黄汤等。支气管哮喘是一种发作性的变态反应性疾病，发作期以气促、哮鸣、咳嗽、痰多等症状尤为明显。"风"、"痰"、"气"与其发作密切相关。每于外邪袭肺（包括过敏原吸入、食入、接触）痰壅气道，肺失宣肃而致病。朱老从发时治标着手，用善降苦散的射干、配合祛风化痰的地龙、露蜂房、僵蚕等虫类药，以及百部、桃仁、槟榔为基础方。喘促咳嗽能明显改善，病情迅速控制。从现代药理来看，诸药相伍，具有抑制变态反应，活血利水，改善呼吸道通气及预防继发感染的功能。

【病案举例】

朱某某，女，23岁，学生。患支气管哮喘10年，发作时经常服用特布他林、酮替芬及抗生素。近胸闷、气短5日，每夜半喘鸣，喉间痰多不能平卧。常规用药，仅能临床缓解。诊见眼睑虚浮，胸膺不畅，稍咳痰白。肺部听诊：两肺闻及哮鸣音。痰浊壅肺，肺气失降，治宜化痰浊，肃肺气。

射干10g，广地龙12g，炙露蜂房10g，蒸百部5，甜葶苈子15g，桃仁10g，槟榔10g，紫苏子、紫苏叶各10g，淡干姜5g，五味子8g，甘草5g。5剂。

3剂服完，大便增多，半夜喘鸣渐平。肺与大肠相表里，邪从下泄也。5剂后诸症已瘥。

(3) 乳糜尿

足厥阴经络阴器、司二便，小便混浊，成乳糜状，病初多属湿滞郁热。射干治厥阴湿气下流，可配萆薢、白及，夹有出血加仙鹤草。

〔蒋熙、蒋恬整理〕

117 白及妙用三则

白及性味苦、甘、涩、微寒，具有收敛止血、消肿生肌之功，主要用于肺胃出血等病症。对肺结核咳血、支气管扩张咳血、上消化道出血等疗效显著，实为内服外用的止血良药。朱老擅用除出血证外，对下列诸种疾患，别有经验体会。

(1) 恶心呕吐

食管肿瘤放射治疗和肝癌等介入手术后，恶心呕吐是常见的并发症之一，而恶心呕吐、呃逆咽痛、吞咽困难等难以忍受的痛苦，往往使治疗被迫中断。常用的降逆和胃剂（如旋覆代赭汤、橘皮竹茹汤之类），收效甚微。对放疗介入术，朱老认为系热毒之邪内遏，灼伤胃络，胃气不和，升降失调而致呕恶。《名医别录》记载，白及"主胃中邪气者，则苦寒之品，能除胃热耳"。《本草经疏》谓"入血分以清热，散结逐腐"。白及苦降清热，甘缓和中，虽属胶黏之质，但涩中有散，具有吸附、收敛、止血、生肌、清热、护膜、消肿、散瘀等一物数效的作用。正是因为白及能保护食管、胃肠黏膜，减轻其充血水肿，修补受损组织，促进愈合；因此在辨证方中加用白及，或单用白及粉，还可广泛地用于胃、十二指肠溃疡、糜烂性胃炎、溃疡性结肠炎等病患。

【病案举例】

何某，男，66岁，工程师。

肝癌接受介入治疗术出现胃部不适，不能进食，稍进食物即恶心呕吐，而被迫停止治疗。舌红苔薄，脉虚弱。此为气阴不足，胃络受损之征。予白及粉15g，蒲公英30g煎汁调成糊状，分次徐徐咽下，每日1剂。

3日后症状明显缓解，进食顺利，未再出现恶心呕吐。

(2) 咳嗽

白及对咳血有独特的功效，对痨咳、阴虚咳嗽、百日咳的止咳效果显著。朱老指出，白及治咳，缘于其"涩中有散，补中有收"的双向特性，涩则敛肺，散则逐瘀，顽咳久咳尤为适宜。并拟白及、百部、地鳖虫、黄精、老鹳草等组成基础方和"保肺丸"（朱老经验方）治疗肺结核病，其中白及补肺清热、敛肺止咳、逐瘀生新、消肿生肌与诸药相伍，有修复结核病灶，提高西药的抗结核效果。对慢性支气管炎、咳嗽、反复不愈者，随证加入白及，往往疗效明显。

【病案举例】

罗某，女，55岁，营业员。有高血压病史，服用非洛地平后咳嗽不止，停药半年多，咳嗽依然。曾使用多种抗生素、镇咳、抗过敏药物及中成药未效。阵咳痰少，咽干而痒，昼轻夜重。舌质红，苔薄微黄，脉小弦。肺阴耗损，肃降失司，遂予以百合15g，北沙参10g，蒸百部15g，天门冬10g，天竺黄15g，桑白皮10g，虎耳草12g，广地龙10g，甘草5g，炙枇杷叶10g。连进5剂，咽干减轻，咳嗽依旧，将上方加白及15g。5剂，咳嗽大减，夜寐安然。

(3) 尿浊、带下

临床常见的小便浑浊不清，形如米泔水的乳糜尿，或带下绵绵不断，有清稀如水，有黏稠如膏的带下病，多因病久由实转虚，脾肾亏损，固涩无权，精微下注所致。辨证属气虚者，白及配伍山药、白术、莲肉；阴虚者配伍山药、女贞子、旱莲草；夹有郁热者，配伍射干、萆薢，常获殊效。

由于其性黏腻而收敛，凡湿热较盛，而苔黄腻者，暂勿用之。

〔蒋熙、蒋恬整理〕

118　败酱巧治三焦

败酱草性微寒，味辛苦，"此草有陈腐气，故以败酱得名。能清热泄浊，利水消肿，破瘀排脓"（《本草正义》）。败酱草以清热解毒，散瘀泄浊见长，如《金匮要略》薏苡附子败酱散治肠痈；《闽东本草》用鲜败酱草、冰糖、开水炖服，治赤白痢疾；《外台秘要》产后腹痛方中的败酱草，与川芎、当归、芍药、续断合用，治产后恶露不尽；以及民间流传用鲜败酱草捣烂，治痈疽肿毒，毒蛇咬伤等。朱老十分推崇本品，认为败酱草有祛腐生新之功，化瘀复元之效，风湿热瘀滞之病证，用之多效。验之临床，笃而可信。

败酱草性寒泄热，辛散善降。归纳朱老经验，主要用于上焦邪浊壅滞证、中焦湿热郁滞证、下焦瘀浊阻滞证，其效可达上、中、下之三焦。朱老常以之与金银花、黄芩、细辛等相伍，清热疏风，宣通肺窍，治疗鼻窦炎；与金荞麦、鱼腥草、桔梗等相配伍，清肺泄热，化瘀排脓，治疗肺部感染性疾病；用败酱草、金钱草、茵陈、虎杖等，清利湿热，疏泄肝胆，治疗病毒性肝炎、胆囊炎；用败酱草、仙鹤草、凤尾草、薤白等，清热导滞，运脾化湿，治疗慢性结肠炎；用败酱草、蒲公英、徐长卿、白及等清泄郁热，理气和胃，治疗胆汁返流性胃炎；又如，配伍红藤、赤芍药、莪术，清热散瘀，消肿化积，治疗慢性盆腔炎、附件炎；配伍土茯苓、虎杖、野菊花等清热利湿，泄浊化瘀，治疗慢性前列腺炎、尿道感染等病证；败酱草配伍蚤休、生薏苡仁、漏芦等清热解毒，散瘀消肿，治疗化脓性关节炎等湿热痹证病。其应用范围之广，涉及病种之多，常常应乎获效。

对于治疗这类病证，朱老曾以瘀热之证，唯求一通来概括。

湿热瘀阻，导致脏腑功能紊乱，气血阴阳失衡，而诸症蜂起。败酱草一药多效，寓清寓散，清则热挫，散则瘀消，恙疾渐愈。究其药理，败酱草有抗病毒、抑菌、抗肿瘤、利胆、利尿、促进肝细胞再生等作用，故临床上广泛应用于多种炎性疾病。

【病案举例】

万某，女，46岁，农民，2004年5月14日初诊。患慢性结肠炎3年余，多种方法治疗，收效甚微，经常腹泻，大便稀烂，夹有黏液，腹胀，肠鸣，攻筑疼痛，饮食一般。舌红苔薄腻，脉细弦。湿热郁滞，脾虚失运，拟方清利湿热，运脾导滞为治。

败酱草30g，仙鹤草30g，炒白术15g，茯苓15g，凤尾草15g，木香10g，生山药12g，乌梅肉6g，山楂15g，甘草6g。每日1剂。

治疗1个月后，症状基本消失，继续巩固治疗，随访一年，病情稳定。

〔蒋熙、朱琬华整理〕

119 何首乌补益脾肾、降脂延年

何首乌性味苦、甘、涩、微温，归肝、肾、心经，《中华人民共和国药典》记载："生用具有解毒、消痈、润肠通便"之功；制用则具"补肝肾益精血，乌须发，强筋骨"之效。朱师运用何首乌治疗多种疾病，颇为得心应手，兹选其部分经验介绍于下。

(1) 益智补脑

制何首乌具补肝肾，益精血之功，盖"肾藏精主骨生髓"、"脑为髓海"，肾气通于脑，髓海赖肾精滋养，精血充足则髓海得养，思维敏捷，记忆力强，故朱师认为制何首乌能养血生精补髓，益智补脑安神。常用制何首乌治疗眩晕耳鸣，记忆力减退之脑力不足者，现代药理研究认为何首乌含有卵磷脂，具有健脑益智，"养心安神"的作用，故何首乌对脑力衰弱、记忆力减退、失眠者用之尤宜，临床常加入枸杞子、菟丝子、山茱萸同用，效果更佳，"精足髓旺"，"脑髓实则思易得"矣。朱师还移用于治脑萎缩、老年性痴呆症，用上药加桃仁、红花、赤芍药、紫丹参活血化瘀药，再入地龙、胆南星、远志、菖蒲化痰泄浊开窍。若用于治脑瘤，可再加入全蝎、蜈蚣、守宫、僵蚕解毒通络。

(2) 降脂瘦身

高脂血症属于中医"痰浊"、"浊阻"、"肥胖"等范畴。高脂血症与动脉粥样硬化、冠心病、中风、肥胖病、糖尿病等有着密切的关系，因此高脂血症的防治日益引起人们的重视。除了控制饮食外，服用有效而副作用小的降脂药，实属必要。朱师常选何首乌为主药，用量 20~30g，配以泽泻、丹参、山楂、豨莶草、桑叶，长期坚持煎水代茶饮，能降脂瘦身，一般服药 1 个月后自觉舒适轻松，部分病人血压有稳步下降之效。根据朱师经验，血脂高者，若平素大便偏干甚至便秘者，重用以何首乌为主的方药治疗后，其三酰甘油和胆固醇下降较快，此与何首乌之降泄作用有关。现代药理研究认为，何首乌含蒽醌衍生物、四羟基乙烯等成分，故气血流畅，浊物能泻。为了防止停药后血脂有不同程度回升，故宜持续用药，煎水代茶饮，以巩固疗效。长期服用何首乌还可"黑须发，悦颜色"，防治血管硬化，抑制肥胖，从而达到祛病"延年不老"。

【病案举例】

陈某某，女，56 岁，教师。形体肥胖 2 年，近来头昏沉重，形体肥胖，四肢乏力，口干，大便 2~3 日一行。

舌红苔薄腻，脉细涩。BP 140/90mmHg。查血脂：三酰甘油3.4mmol/L，总胆固醇8.7mmol/L；查血黏度：高黏（++++）。西医诊断为高脂血症、高黏血症。中医辨证为肝肾不足，瘀浊内阻，治予补益肝肾，化瘀泄浊。采用何首乌、泽泻、丹参、山楂、豨莶草、桑叶，每日1剂，煎水代茶饮。1个月后，病人觉头清目爽，形体开始渐瘦，腰围较前缩小，BP 135/85mmHg，继用上法坚持治疗2个月，诸症消除，体重下降3kg，腰围减少4cm。复查血脂：三酰甘油2.1mmol/L，胆固醇5.6mmol/L。血压稳定在130/82mmHg左右。继用何首乌等药泡茶饮，观察1年，病人的血脂、血压、血黏度均控制在正常范围内。

(3) 止痒效佳

临床常见中老年皮肤瘙痒症，手足皮肤皲裂、外阴白斑等皮肤病，多以皮肤干燥、粗糙、萎缩、脱屑、色暗等症状为特点，临床治疗颇为棘手。朱师认为，从中医理论研究，这些皮肤病均因肝肾不足，精血亏虚，生风生燥，皮肤失养所致。治疗宜用滋养肝肾，填精补血，濡润肌肤法。何首乌擅补肝肾、益精血，故朱师常以何首乌20~30g为主药，加入丹参、生地黄、熟地黄、徐长卿等，精血充则风自灭，瘙痒自止。何首乌治痒，不仅适用于血虚生风之瘙痒症，对过敏性荨麻疹，加入蝉蜕、僵蚕亦有佳效。对顽固性湿疹瘙痒久治不愈者，或银屑病、女子外阴瘙痒症等，可加入清热利湿的地肤子、白鲜皮、蛇床子、川黄柏、生薏苡仁等，内服外洗同用，止痒效果极好。究《滇南本草》谓何首乌治"疮疥顽癣，皮肤瘙痒"，该药性辛，虽温但不燥；虽滋而不腻，既能"滋阴养血"，又能"泻火解毒"，故止痒效果佳。

总结朱师运用何首乌的经验，认为生者偏于解毒，可用于治疗瘰疬疮痈，风疹瘙痒，肠燥便秘，高脂血症，乙型肝炎，痔疮等。制者偏于补益，能治血虚萎黄，眩晕耳鸣，须发早白，腰膝酸软，肢体麻木，关节筋脉疼痛，崩漏带下，久病体虚等。因何首乌生者有毒，入药时应与黑豆、甘草同用，以减其毒性。

〔朱建华、郭建文整理〕

120　旱莲草滋阴补肾，凉血止血

旱莲草性寒，味甘酸，主入肝肾二经，是味既能滋阴补肾，又能凉血止血的佳药，朱师临床上常用于肝肾不足之头晕目眩、腰膝酸软、遗精耳鸣及阴虚血热的咯血、衄血、崩漏等症。朱师常用该药为主药治疗下列疾病。

(1) 治再生障碍性贫血

旱莲草，又名墨旱莲，因断其茎，其汁如墨而名。《本草纲目》云："乌须发，益肾阴。"《新修本草》谓："汁涂发眉，生速而繁。"《本草从新》言："汁墨补肾，黑发乌须……功善益血凉血。"故朱师取旱莲草补肾益血之功，用于治疗再生障碍性贫血，每每取效。常用旱莲草配鸡血藤、仙鹤草，能提升红细胞、白细胞；旱莲草配炙牛角腮、油松节能明显提升血小板个数。因再生障碍性贫血病人需长期服药，病人往往因药费昂贵而无力承受，用单味旱莲草100g煎汤代茶长期服用，也能缓解病情，故旱莲草不失为物美价廉之佳药。

(2) 治慢性肾炎

IgA肾病是以肉眼或镜下血尿为主要表现的肾小球肾炎，多由于先天禀赋不足，或后天肾阴亏损，虚热内生，或肾气不足，血失闭藏，复因湿热邪毒外侵，灼伤血络所致。治疗此病朱师首选大剂量旱莲草。《本草正义》云旱莲草："……入肾补阴而生长毛发，又能入血，为凉血止血之品。"朱师常用旱莲草、女贞子、山茱萸、生地黄滋阴补肾，凉血止血，配以仙鹤草、茜草、白茅根，加强凉血止血之功，再加入白槿花、车前草、生地榆、生槐角清热利湿解毒，临床疗效较佳。若阴虚火旺者，旱莲草可加大用量至60～90g；若体弱气虚者，旱莲草用量应以30g以下为佳，辅以补气之品。

(3) 治围绝经期综合征

围绝经期综合征病人常见头晕头胀，烦躁易怒，面身烘热，阵作汗出，腰腿痿软，失眠多梦，畏寒烦热倍于常人，此乃阴阳失燮之征。朱师用旱莲草配仙灵脾治疗，旱莲草滋肾阴，仙灵脾温肾阳，两药相配，燮理阴阳，消除上述症状有显效。旱莲草可用至60g以上。现代医学研究证实，旱莲草有提高免疫功能、增加冠状动脉血流量及镇静作用，还有敛阳降压之效，所以对围绝经期病证尤为适宜。

【病案举例】

冯某某，女，49岁，农民。病人阵寒阵热不寐3月余，辗转多家医院服中西药乏效。两目少神，头昏头胀，阵寒阵热难以忍受，烦躁时身面烘热，汗多，夜不能入寐，月经已停5个月。舌红苔薄，脉细小弦。血压波动在145～150/85～95mmHg。朱师认为，此乃阴阳失燮所致，治疗宜燮理阴阳。用旱莲草、女贞子二至养肾阴，用仙茅、仙灵脾二仙温肾阳，再加龙骨、牡蛎镇静安神，固摄汗液，淮小麦、炙甘草养心神，敛心液。服药1周后各项症状明显减轻，血压稳定在135/85mmHg，不适感相继消除，巩固治疗1个月痊愈。

(4) 治高黏滞血症

血液黏滞性增高是冠心病、高血压病、糖尿病等一系列慢性病所具有的共同的病理改变。改善血液黏滞度是预防和延缓心脑血管病变的主要手段之一。中老年人随着年龄增长，肝肾精血渐亏虚，脏腑功能活动渐弱，致血行不畅，痰瘀内生，阻滞脉道，受《本草从新》旱莲草入肝肾经，"功善益血凉血"之启示，朱师常选用此药治疗高黏滞性血症，取其既可补肝肾精血之不足，又可清血中热以行滞之功，在降低血黏度，改善血液高凝状态方面颇有良效。临床上常加入泽泻、荷叶、何首乌、生山楂、丹参等使用。现代药理研究证实，本品不仅影响血浆中可溶性成分、红细胞变形性及聚集性，且能提高超氧化物歧化酶活性，增加内源性氧自由基清除系统功能，提高实验动物淋巴细胞存活率，增加胸腺蛋白含量，抑制自身抗体产生。所以旱莲草是一味止血而不留瘀、祛邪而不伤正的佳药。

总之，旱莲草一药临床应用较为广泛，凡肝肾不足，阴虚血热之病证均可使用，如慢性肝炎、脂肪肝、神经衰弱、月经量多等病，见肝肾精血亏虚而致血热者用之多效。在临床使用中朱师发现此药还擅治过敏性疾病，如治疗过敏性皮炎、过敏性鼻炎，在临证方中加入大剂量旱莲草或用单味 60g 以上煎服，每获佳效。对婴幼儿湿疹病人，可用单味药或加入黄柏、地肤子、苦参等煎汁外洗局部，每日数次，有燥湿止痒之功。此药既可免药物对小儿皮肤的刺激，又经济实惠。

考《本草丛书》有旱莲草："甘酸而寒，汁黑补肾，纯阴之品，不益脾胃"之说，然临床应用中，未发现病人有胃肠不适症状，但阳虚脾弱者应忌用。

〔朱建华、潘峰整理〕

121 鸡血藤养血活血,力专效宏

鸡血藤味苦、甘,性温,入肝肾经,具有行血补血,舒经活络之功,其气味平和,守走兼备,既能化阴生血,又能活血通络,具有润而不燥,补血而不滞,行血而不破之优势,朱师将其广泛的应用于风湿痹证及妇科病、皮肤病等疾患。

(1) 蠲痹止痛治痹证

痹症是因感受风、寒、湿、热之邪引起的以肌肉、筋骨、关节疼痛、酸楚、麻木、重着以及活动障碍为主要临床表现的病证。朱师认为该病证其主要病机是气血痹阻不通,筋脉关节失于濡养所致,鸡血藤既能活血通络,又能滋养经络血脉,切中病机,能达到蠲痹止痛之目的。故此药为朱师治痹证必备之药。对风湿病,肢体麻木痹着,筋骨疼痛,关节屈伸不利者,朱师重用鸡血藤30~60g,加入炒赤芍药、炒白芍药、地鳖虫、露蜂房、炙全蝎、炙蜈蚣等;寒湿盛者,可加入川桂枝、制川乌、独活;关节红肿热痛,湿热盛者加用忍冬藤、寒水石、老鹳草。朱师还以鸡血藤为主药治疗肩周炎、骨关节退行性变、血管痉挛性头痛、面神经麻痹等症,尤其擅用该药治硬皮病。硬皮病是一种以皮肤水肿、硬化、萎缩为主要特征的结缔组织疾病,属中医"痹证"范畴,称之"皮痹"。其发病多因素体气血不足、卫外不固、腠理不密、风寒湿邪乘虚而入,以致营卫不和,气血滞凝于皮肤、经络、血脉之间。鸡血藤正具有养血活血、舒筋通络之双重功效,用之甚为合拍。

(2) 振痿除废治痿证

重症肌无力是一种神经肌肉传递功能障碍的自身免疫性疾病,属于中医"痿证"范畴,临床表现以肌肉异常疲劳为特点,以眼肌、咀嚼肌、吞咽肌或呼吸肌无力为主症。其气血虚弱，肌肉失养为病之本。《本草纲目拾遗》谓鸡血藤："壮筋骨，已酸痛，和酒服……治老人气血虚弱，手足麻木，瘫痪等症……"朱师重用鸡血藤为主药，加生黄芪、全当归、熟地黄、生白术、仙灵脾、露蜂房、巴戟天、山茱萸等药治疗有较佳之效。对中风后遗症之弛缓性瘫痪在补阳还五汤的基础上重用鸡血藤，亦有增加肌力之作用。

(3) 调经通经治不孕

鸡血藤能养血活血，功同"四物"，所以是妇科病中的一味要药，临床常用于治疗血虚经闭，月经不调，痛经等病证。《纲目拾遗》中描述鸡血藤："治妇女经血不调，赤白带下，妇女干血劳及子宫虚冷不受胎。"《饮片新参》谓鸡血藤："去瘀血，生新血，流利经脉。"《现代实用中药》谓其："……又用于妇女月经不调，月经闭止，有活血镇痛之效。"朱师认为鸡血藤对以腹痛、不孕为主证的子宫内膜异位症确有良效。现代药理研究认为，鸡血藤具有改善循环，增强子宫的能量代谢及合成代谢作用。朱师常用鸡血藤30～60g适当配伍组方，如瘀血块多且腹痛明显者加失笑散、莪术、延胡索；月经量过多者加参三七末、苎麻根；肾阳虚者加仙灵脾、肉桂；肾阴虚者加山茱萸、女贞子；气虚者加黄芪，血虚者加当归，湿热下注者加红藤、败酱草，治疗效佳。

(4) 养血活血治再障

《中药大辞典》"鸡血藤为强壮性之补血药"，《本草纲目拾遗》谓其"大补气血"，"统治百病，能生血、和血、补血、破血，又能通气孔，走五脏，宣筋络"。朱师常用鸡血藤，配仙鹤草、旱莲草、炙牛角腮、油松节治疗再生障碍性贫血，效果良好。单味药用300g，浓煎取汁，用于放射治疗、化学治疗后血白细胞减少、血小板减少症，各种原因引起的贫血均有佳效。现代医学证实，鸡血藤能促进白细胞、红细胞、血红蛋白的升高。

【病案举例】

姚某某，女，59岁，工人。头昏乏力伴双下肢大片青紫斑半个月，在血液病专科，经骨髓穿刺，确诊为再生障碍性贫血。因病人本人及家属惧怕西药的副作用，拒绝西药治疗，来中医科就诊。初诊头昏乏力，面色无华，双下肢大片青紫斑，纳食一般，夜寐不佳，二便尚调。舌淡红，苔薄，脉细。血常规：WBC 2.91×10^9/L，PLT 46×10^9/L，RBC 8.9×10^{12}/L，Hb 70g/L，给予鸡血藤、生黄芪、党参、仙鹤草、炙牛角腮、墨旱莲、鹿角胶、熟地黄等药治疗两个月，复查血常规 WBC 3.17×10^9/L，PLT 57×10^9/L，RBC 95×10^{12}/L，Hb 80g/L，双下肢青斑色淡渐少，头昏乏力减轻，再服药两个月，面色渐华，头昏乏力除，全身紫斑全消除，复查血常规：WBC 3.5×10^9/L，PLT 75×10^9/L，RBC 102×10^{12}/L，Hb 100g/L。服中药巩固治疗1年，血常规稳定，白细胞正常，PLT稳定在 75×10^9/L 以上，未发现过肌衄。

单味鸡血藤还可用于治疗小儿鱼鳞病、银屑病静止期及消退期及脱发，取其养血润燥祛风，活血祛瘀生新的作用。因鸡血藤具有"去瘀血，生新血，疏利经脉"之功能，单味药用于治疗慢性阑尾炎亦有满意疗效。鸡血藤多叶温润，行补兼备，所以对阴血虚亏所致的肠燥便秘，特别是老年人、妇女尤宜。

〔朱建华、潘峰整理〕

122　薏苡仁健脾利水、除痹抗癌

薏苡仁，又名薏米、苡仁、六谷子，为禾本科植物薏米的种仁。其性凉，味甘、淡，入脾、肺、肾经，具利水健脾、清热排脓、除痹抗癌之功能。薏苡仁的适用范围非常广泛。既可治疗小便不利、水肿、脚气、脾虚泄泻，也可以用于肺痈、肠痈等病的治疗。薏苡仁比大米、小麦热量高，且富含脂肪、多种氨基酸、大量的维生素 B_1、维生素 B_2 以及钙、镁、钾、铁、锰、铜、锌、磷、硒等。

作为食物，薏苡仁的营养堪称丰富。每 100g 薏苡仁含蛋白质 12.8g，超过大米、面粉、玉米、高粱、小米等粮食作物。每 100g 薏苡仁还含有 3.3g 脂肪、2g 膳食纤维、69.1g 糖类，此外还有烟酸和维生素 E。

正因为薏苡仁营养丰富，所以有"嘉禾"之美称。薏苡仁可煮饭、熬粥、作羹，也可以用薏苡仁炖鸡、炖排骨、炖猪蹄，亦可做甜食，如八宝饭、健脾糕等，对老、弱、病人均十分相宜。薏苡仁还有美容的效果。久食可以使人皮肤润泽光亮。无怪乎有人称薏苡仁为"生命健康之禾"。故民间小调曰："薏苡胜过灵芝草，药用营养价值高，常吃可以延年寿，返老还童立功劳。"朱师长年食用薏苡仁，方法：薏苡仁为主料，适当加黄芪（布包）、枸杞子、百合，冬加大枣，夏增绿豆，适量即可。诸品洗净，同入锅熬至烂熟。每日下午佐用半小碗。除出差不便，数年如此，现朱老已 91 高龄仍然红光满面、精神抖擞。

薏苡仁同时又是珍贵的药材。早在我国第一部药物学专著《神农本草经》中就有记载，将其列为上品，说其"主筋急拘挛、不可屈伸、风湿痹、久服轻身益气"。主要功能是补肺、清热、利湿，可以治疗多种疾病。

薏苡仁可降低血脂。实践证明，高脂血症病人每日吃60g薏苡仁，经2～4周后，血中胆固醇、三酰甘油、低密度脂蛋白都可降低。

薏苡仁还有抗癌作用。药理研究指出，其抗癌的有效成分是"薏苡仁脂"和"薏苡仁内脂"等。故朱师在临床治疗肿瘤处方中薏苡仁必不可少，既扶正、健脾、化湿，又祛邪、解毒、消瘤，他又多以薏苡仁粥作为癌症的辅助治疗。由于薏苡仁甘淡无毒，是正常的食品，又能清补脾胃，没有"化疗"那样的毒副作用，病人易于接受，用于癌症病人是很适宜的。常吃薏苡仁也有预防癌症的作用。

药理研究证明：薏苡仁中含的薏苡素对横纹肌有抑制作用，在大鼠实验（尾部电刺激法）中，有镇痛作用，其强度与氨基比林相似。

薏苡仁药、食皆可，为现代人乐意接受并深入研究。其实历代医家均对此有所阐述。《本草纲目》载："薏苡仁，阳明药也，土能胜水除湿，故泄泻、水肿用之。"《药性本草》："治肺痿、肺气积脓血、咳嗽涕唾、上气。"谢海洲对薏苡仁作过一番绝妙的诠释：薏苡仁的主要功效有两个方面可以概括，一为三仁汤，一为二妙散。前者宣畅三焦以下焦为主，尤以湿热蕴藏时，用薏苡仁可以宣通，尤其在湿温初起之时，后者淡渗利湿健脾，在风湿拘挛时，薏苡仁确有疏筋展肌的伸筋作用，在风湿病祛湿中常用；在肺痿、肺痈、肠痈中亦常用，取其祛湿、消肿、解毒、消痈。考《杂病源流犀烛》薏苡丸用薏苡仁、当归、秦艽、防风、羌活、酸枣仁各等份，研细末，炼蜜为丸，每服6g，每日2次、以荆芥3g煎汤送下，功能祛风活血，养肝益脾，治小儿肝脾气弱，不能荣养筋脉，以致四肢挛缩，伸展无力。更兼《金匮要略》之薏苡附子败酱散功能排脓消肿，治肠痈化脓，身无热或微有低热，肌肤甲错。古今医家所论，不谋而合，充分阐明薏苡仁功效之确切。

〔朱幼春整理〕

123 黄精濡养五脏，保健延年

黄精味甘、平。归脾、肺、肾经。《名医别录》称其："主补中益气，除风湿，安五脏。"故有益气养阴，生津润燥，调和五脏之功效。因其气味平和，质地滋润，临床常用于脾、肺、肾之气阴不足证，如脾虚疳积，肺痨咳嗽，津伤消渴等。朱老擅用本品而独具心得，尝谓其补气虽无参芪之力专，养阴无地黄之浑厚，甘平之性，却濡养五脏，平淡调补，彰显奇功。实乃治疗与保健功效双重之佳品。常用黄精、淮小麦、炙甘草、大枣、芍药等，缓急安脏，柔肝养心，治疗小儿多动症、神经官能症；用黄精、桑寄生、仙灵脾、骨碎补、露蜂房等，益肾蠲痹，强健筋骨，治疗类风湿关节炎、肾虚骨痹；用黄精、功劳叶、黄芪、牡蛎、黄连等益气养阴，泻火泄热，治疗甲状腺功能亢进、郁热盗汗证；用黄精、坎脐、蝉蜕、露蜂房、猫爪草等，补益肺肾，祛风解痉，治疗支气管哮喘，顽固性咳嗽；用黄精、乌梅、土茯苓、白鲜皮、徐长卿等，清热解毒，泄化湿浊，治疗顽癣等多种皮肤病；用黄精、山楂、枸杞子、女贞子、丹参等补益肝肾，活血化瘀，治疗代谢综合征，并有防治动脉硬化，延缓衰老等作用。

【病案举例】

钱某，男，10岁，2002年3月25日初诊。患小儿抽动证2年多，每遇学习紧张、考试或看电视情绪激动时加重，挤眉弄眼，摇头耸肩，坐立不安，甚则喉间发声等，先后使用西药及中药平肝熄风、养心安神剂1年余，症状时轻时重，家长几近失去治疗信心。经友人介绍来诊，患儿舌苔薄，脉细。此脾虚肝强，阴津暗耗，络脉失养之证，治宜甘润缓急，健脾敛肝。

黄精30g，淮小麦30g，炙甘草6g，杭白芍药10g，太子参12g，乌梅6g，木瓜9g，茯苓10g，生龙骨、牡蛎各20g，豨莶草10g，大枣10g。

服药30剂，发作次数明显减少，症状减轻。后以此为基本方酌情调整，继服3个月后，病情基本控制，随访2年未再复发。

按：小儿多动症又称小儿秽语抽动症，中医辨证多从肝论治，一般认为与肝阳、肝风夹痰，或心肝火旺有关。本病的产生和发展，又与脾土功能的强弱更为密切。观本案病历，前医曾投三甲复脉镇肝熄风之剂，药用羚羊角、全蝎、蜈蚣、地龙之属，药效猛烈，收效甚微。朱老从脾阴不足，不能敛肝，土虚木旺论治，"肝苦急，即食甘以缓之。"重用黄精与甘麦大枣相伍，缓急安脏；白芍药、乌梅、木瓜酸涩敛肝；太子参、豨莶草、龙骨、牡蛎静心养神。全方看似平淡，却获殊效，且药味酸甜可口，患儿乐意接受。

〔蒋熙、朱婉华整理〕

124 三七止血补血，消瘀通脉

三七，又名参三七，田七。其味甘，性温，归肝、胃经，生品化瘀止血，消肿定痛，熟品补血和血。传统用于各种出血，跌打损伤，瘀滞疼痛。近年来发现三七具有调节免疫，降脂降糖、抗氧化、抗衰老、抗肿瘤，抗炎镇痛等功效。朱老擅用本品，并有配伍补血补气药则奏效更佳的体会。

(1) 慢性肝炎、肝硬化

现代医学认为，慢性肝炎、肝硬化的形成与自身免疫有关，从中医来看，病因虽有多端，但其病机主要是肝郁脾滞，痰瘀凝结，同时与人体正气的强弱也密切相关。针对慢性肝炎、肝硬化虚中夹实的机制，"久病多虚"、"久病多瘀"、"久病入络"，朱老以扶正祛邪，消补兼施为治则，处方中常用三七与补气补血药相伍，获效明显。以朱老研制的"复肝丸"为例，方中妙在三七得紫河车补精血和红参须益元气，则化瘀之力更专；同样，紫河车、红参须得三七散瘀血，则补虚之力更著，动药静药相结合，发挥更大药效。加入地鳖虫、炮山甲等补而不滞，攻不伤正，使癥积潜移默消。临床观察还发现，三七有降酶保肝，提高白蛋白，降低球蛋白的作用。

(2) 心脑血管疾病

三七形似人参，有较强的滋补作用，故有功同人参之说。药理研究表明，三七所含的三七皂苷有明显扩张冠状动脉，增加冠状动脉血流量，减少心肌耗氧量，增强心肌耐缺氧能力，因此对心肌缺血性损伤有保护作用，对多种心律失常有治疗作用。通过抑制血小板聚集，又有抗血栓、降血脂、降血压的作用。

用于冠心病心绞痛：根据病人不同的体质，分别可用红参或白参或西洋参，配伍三七等分研末，每次3g，每日2次。人参静药，三七动药，益气化瘀，养心通脉，长期服用能改善心肌缺血，减少心绞痛的发生。

用于脑梗死、高凝血症：三七、水蛭、地龙各等份研末装0.3g胶囊，每次5粒，每日3次。活血化瘀，降黏防栓，改善血液黏滞状态，减少心脑血管及其他血栓栓塞性疾病的发生。

(3) 骨关节炎

三七是治疗痹证的一味佳品，尤其对瘀滞疼痛的骨关节炎，散瘀消肿定痛作用明显。如膝关节退变的膝部肿痛、行动不利者，三七粉合用益肾蠲痹丸治疗，取效甚捷。足跟骨刺的疼痛，不能着地者，三七、白芷各等份研末，醋调成膏状，敷于患处，连敷3～5日，疼痛多能解除。

此外，三七还可治疗前列腺肥大、慢性结肠炎、消化道溃疡及肿瘤等疾病。

〔蒋熙、蒋恬整理〕

125　补骨脂补肾养正，收敛固摄

补骨脂味辛、苦、温。因其有温暖水土，升达肝脾，收敛固泄之效，临床多用于脾肾阳虚，命门火衰以及肾不纳气之腰膝冷痛、阳痿、遗精、泄泻、虚喘等证，与之相关的《四神丸》、《青娥丸》等名方，应用广泛，疗效显著。朱老对病及肾阳不振的内、儿、妇科疾患，重用补骨脂，屡获良效。爰举验案三则，简介如次。

【病案举例1】

沈某，男，30岁，2002年5月3日初诊。患腰背疼痛3年，腰痛晨僵，夜间翻身困难，上海某医院X线摄片示骶髂关节炎；ESR 53mm/h，经西药吲哚美辛、柳氮磺吡啶、蜂疗、中药等治疗，病情未能控制，近因病情加重，行动困难，而不能正常工作。症见舌质淡红，苔薄白，脉细弦，腰痛不能直立，形体消瘦，手足欠温，拟从肾阳不振，督脉亏虚，络脉痹闭论治。

补骨脂30g，骨碎补15g，鹿角片10g，仙灵脾15g，熟地黄15g，炙露蜂房10g，地鳖虫10g，穿山龙

40g，生黄芪 30g，当归 10g，青风藤 30g，炙甘草 10g。

药后腰背疼痛更加明显，腰际似有暖流涌动，此疏通络脉，痹闭将开之征兆，仍以原方调治。先后进药 42 剂，症状明显改善，恢复工作，继续巩固治疗。1 年后摄片复查，与前片相比，有明显修复，ESR 正常，症状与体征基本消失。

按：顽痹发展到骨破坏阶段，往往正虚邪恋，治疗棘手。朱老倡立的"顽痹从肾论治"法则和正在实施的"益肾蠲痹法治疗风湿病"推广项目，正是从根本上达到控制病情发展，改善临床症状，提高生命质量这一目标，实验证实和临床研究表明，补肾可以增强体能，修复和减轻骨侵蚀，有利于疾病的恢复。方中补骨脂补肾壮阳，温通督脉，对消散阴霾起到了重要作用。若肾阴不足，相火萌动之顽痹，补骨脂可与生地黄、熟地黄、知柏相伍，阴阳并调，相互协同。

【病案举例 2】

纪某，女，49 岁，2003 年 9 月 17 日初诊。月经紊乱 2 年，月经量多，缠绵不愈，多方求治，见效不佳。症见面色萎黄，头晕乏力，腰膝疲软，心悸少寐，月经色泽暗红，夹有少量血块。舌淡红，苔薄，脉细。拟从肝肾亏虚，冲任失调论治。

补骨脂 30g，山茱萸 15g，女贞子 15g，墨旱莲 30g，乌贼骨 30g，茜草 10g，鹿衔草 30g，三七粉 3g（分冲），熟地黄 15g，杜红花 10g，炙甘草 6g。5 剂。

二诊：5 剂后经量逐渐减少，腰膝无力，苔脉如前，原方继进。

上方加生黄芪 30g、川续断 10g。5 剂。

药未尽剂，经事已净，头昏乏力，再拟补益气血，柔养肝肾剂。

按：崩是言其势急，血流如注，漏指势缓而淋沥不止。漏不止可以转化为崩，崩后亦多有漏的现象，不可绝对划分。形成本证的原因甚多，但不论是阴虚血热，还是气不摄血所致，崩漏日久，不仅营血大亏，气亦随弱，更易导致阳虚，故多从气血阴阳并伤而论。功能性失调性子宫出血属崩漏范畴，朱老指出，崩漏与冲任二脉失调有关，其本在肾，故重用补骨脂有温补肾阳，固本止崩之效。

【病案举例3】

季某，女，5岁，2003年10月11日初诊。近1个月来小便频繁，昼日5~10分钟1次，尿量不多，夜间如常，尿常规检查未见异常，曾使用西药、脐疗等，未能见效，患儿嬉笑如常。舌苔薄，脉细。小儿神经性尿频症，拟从肾气不固论治。

补骨脂10g，何首乌10g，红枣7枚。

3日后尿频基本消失。

按：补骨脂配何首乌是朱老治疗小儿神经性尿频的经验方，加入红枣为口感而设，本证病机主要是小儿脾肾之气不足，肾气不固所致，并与外界因素有关。补骨脂温肾固脬，何首乌补肾养血，阴阳并调，屡用屡验。

〔蒋熙、蒋恬整理〕

126 白花蛇舌草活血散瘀，清热解毒

白花蛇舌草味苦、甘、寒，有清热解毒，利湿通淋之功，常

用于痈肿疮毒，蛇虫咬伤，热淋涩痛以及皮肤顽疾等。近代发现本品有抗肿瘤作用，亦用于多种癌症的治疗。朱老认为，白花蛇舌草功效不仅清热解毒，而且善于活血散瘀，对瘀热、瘀毒证这类的疾患，能明显提高疗效。

(1) 类风湿关节炎

类风湿关节炎急性期以风热瘀邪为多，活动期热毒痰瘀互结，痹阻经隧骨骼尤为突出，常伴有不同程度的发热，关节红肿疼痛，血细胞沉降率增快，以及高滴度的类风湿因子等。朱老指出，瘀血郁结，可以蕴热化毒；热毒内遏，也可熬血成瘀。热毒与瘀血相互搏结则形成瘀热、瘀毒之证。而创伤性、化脓性、变态反应性炎症，自身免疫性疾病，慢性溃疡性疾病等，多与瘀热、瘀毒证密切相关。兼有清热解毒及活血散瘀两方面功能的白花蛇舌草，能抗菌消炎，调节机体反应，增强免疫功能，改善血液循环等，在辨证基础上重用白花蛇舌草，能获得较好的效果。

【病案举例】

陈某，女，51岁，工人，2004年5月16日初诊。患类风湿性关节炎3年多，近1个月来，不规则发热，咽痛，四肢关节肿痛僵硬，在当地医院多次输液抗菌消炎未能见效。症见手足指、腕、膝关节肿胀疼痛，局部灼热，皮肤暗红，口干尿黄。T 38.4℃，RF 236IU/L，ESR 72mm/h。舌苔薄黄，脉弦数。从湿热瘀阻、络脉痹闭论治。

白花蛇舌草50g，穿山龙40g，青风藤30g，忍冬藤30g，鬼箭羽30g，元参15g，赤芍药15g，生薏苡仁30g，秦艽12g，羌活、独活各10g，甘草6g。

二诊：服药1周，身热渐退，咽痛消失，关节肿痛亦随之减轻,舌苔薄黄,脉细弦,原法续治。

以上方调整用药 1 个月后,复查 RF 121IU/L,ESR 29mm/h,关节肿痛明显改善,继续治疗。

(2) 恶性肿瘤

恶性肿瘤发生与发展,与邪毒留积,气血凝滞,以及正气虚馁有着内在的关联。现代药理研究证实,白花蛇舌草具有增强机体的免疫功能,促进抗体形成,抗肿瘤等作用。朱老以扶正祛邪为治疗原则,辨证结合辨病,从实践中积累了丰富的经验,在治疗中重用白花蛇舌草,并配伍仙鹤草、守宫、龙葵、半枝莲等,清除瘀毒,排泄毒素和促进免疫功能,使肿瘤渐消缓散。

【病案举例】

许某,男,40 岁,干部,1998 年 12 月 18 日初诊。因颈、锁骨、腹股沟等处淋巴肿大,经当地医院活检,病理诊断为恶性淋巴瘤。行化学治疗 2 年后复发,多处淋巴肿大,伴恶心腹胀,不能进食等消化道症状,精神极度疲乏,以静脉输液维持。舌苔垢腻,脉虚弦。暂拟外治方观察,以冀浊降清升,胃气渐复。

白花蛇舌草 60g,仙鹤草 80g,制半夏 10g,红参 10g,大黄 10g,龙葵 30g。

煎汤取汁 200mL,保留灌肠,每日 1 次。

二诊:连续灌肠 5 日,排便 10 余次后,腹胀恶心明显减轻,能进少量半流质饮食,此佳象也。再予运脾和胃,泄化瘀毒法。

白花蛇舌草 60g,仙鹤草 80g,生黄芪 30g,太子参 20g,苍术、白术各 10g,莪术 10g,鸡内金 10g,陈皮 10g,茯苓 15g,半枝莲 30g,炙守宫 10g,龙葵

30g，甘草 6g。

1 周后消化道症状消失，精神体力逐渐恢复。以白花蛇舌草为主组方，配合金龙胶囊治疗，1 年后瘤体消失，恢复工作至今。

(3) 萎缩性胃炎

萎缩性胃炎具有胃腺萎缩，分泌功能下降，胃酸缺乏等特点，胃镜下显示，胃黏膜变薄，色泽红白相兼，白相为主。中医辨证多从中虚、湿热、血瘀、气滞等方面着手，朱老以萎缩性胃炎比喻为外科疡证病在胃内的一种表现，认为治疗上也须益气托疮，解毒散瘀，化腐生肌。白花蛇舌草对修复胃黏膜，抑制异型增生，灭活幽门螺杆菌有一定作用。

【病案举例】

张某，男，46 岁，工人，2002 年 3 月 9 日初诊。胃脘疼痛 3 年多，纳差口干，饥则隐痛，食则饱胀，大便偏软。舌红苔薄腻，脉细弦。胃镜示：浅表性萎缩性胃炎。病理检查：胃窦黏膜中度萎缩伴肠化，HP 检测（++）。拟从中虚湿热，胃络瘀阻论治。

生黄芪 20g，怀山药 20g，莪术、白术各 10g，百合 15g，白花蛇舌草 30g，蒲公英 30g，徐长卿 15g，玉蝴蝶 6g，鸡内金 10g，佛手 6g，仙鹤草 30g，炙甘草 6g。

药进 30 剂，症状明显改善，以上方改为散剂，每次 10g，每日 3 次，饭前 1 小时服，治疗半年后，胃镜复查为浅表性胃炎，HP 检测（-）。

按：散剂不仅起到护膜作用，而且直接作用于胃黏膜，更利于发挥药效。

〔蒋熙、朱婉华整理〕

127 连翘清热解毒，通利下焦

连翘入肺、心、胆经，味苦，微寒，有清热解毒，消痈散结，清心泻火之功效。常用于外感风热，痈肿疮疡，发斑发疹，或热病烦热神昏等症。《药性论》云："通利五淋，小便不通，除心家客热。"《日华子本草》言其："通小肠，排脓。治疮疖，止痛，通月经。"朱老认为连翘乃清热泻火，解毒散结之良效。实际上此药三焦热毒皆能清，但偏于清肺心之热。临床上为治疗外感风热之咽痛、发热、咳嗽等症常用之药，可伍金银花、牛蒡子、玉桔梗、僵蚕、子芩、一枝黄花等，加强清热解毒之功。朱老还以《外科正宗》清咽利膈汤治疗咽喉肿痛较剧，或化脓性扁桃体炎，颇有良效。方以连翘、黄芩、牛蒡子、黄连、栀子、玄参、桔梗各10g，金银花30g，薄荷（后下）4g，大黄、芒硝、甘草各6g组成。

因连翘有泻心经客热之效，故引申其用于口舌生疮和小便不利、尿频、尿急之症，效果良好。治疗口舌生疮朱老常伍莲子心、川黄连、人中白、生山栀子、玄参、木通、车前子、大黄等清心泄热。治小便不利，尿频、尿急之症，常伍瞿麦、土茯苓、萹蓄、冬葵子、地榆、黄柏、六一散清利湿热，引心火从下焦而去。《本草纲目》云："连翘状似人心……诸痛痒疮，皆属心火，故为十二经疮家之圣药。"即指连翘治疮痈疖肿之良效，也可用来治疗乳痈，伍以金银花、蒲公英、皂角刺、败酱草、僵蚕、穿山甲、赤芍药、郁金、乳香、没药，清热解毒，消痈止痛，配芙黄膏外敷局部，效果颇佳。

【病案举例1】

王某,男,35岁,干部。口中生疮2日,舌上、下唇内各一个,芝麻大小,边缘色红,疼痛,口干口苦,二便正常。舌质偏红,苔薄黄,脉小弦。证属心火上炎,治宜泻火清心。处方:

连翘、人中白、泽泻、冬葵子、淡竹叶各10g,川黄连3g,玉蝴蝶8g,金银花20g,生草6g。服药5剂,口疮显著好转,口干口苦亦除。

【病案举例2】

顾某某,女,56岁,工人。尿频、尿急、尿痛反复发作5年,加重3日,腰痛,口干,无发热恶寒。舌质红,苔淡黄腻,脉细弦。查尿常规:白细胞(+),红细胞少许。血常规正常。证属湿热蕴结下焦,膀胱气化不利。治宜清利湿热。处方:

连翘、知母、黄柏、生山栀子、白槿花各10g,土茯苓、白花蛇舌草各30g,生地榆、白茅根各15g,生甘草6g。7剂。药后尿频、尿急、尿痛尽除,前方加减,1周而愈。并以知柏地黄丸善后调理。

〔吴坚整理〕

128 辛夷宣通鼻窍,疏络止痛

辛夷,味辛温,有宣通鼻窍,祛风止痛之功。《本草从新》曰:"辛温轻浮,入肺胃气分。能助胃中清阳上引,通于头脑,温中解肌,通九窍,利关节。"朱师临床常用于以下疾病。

(1) 鼻炎

《本草纲目》云其治："鼻渊、鼻衄、鼻窒、鼻疮。"说明辛夷擅治鼻疾。无论急性鼻炎、慢性鼻窦炎、慢性单纯性鼻炎等多种鼻部病变均可使用。急性鼻炎症见鼻塞、流清涕或浊涕，喷嚏，咽痛。舌微红，苔薄白，脉浮。此为风寒或风热侵袭肺卫，卫气郁闭，肺气不宣，肺窍不利，治宜宣通肺窍。朱老指出：要细辨清涕浊涕，鼻流清涕，为风为寒，常用辛夷配荆芥、白芷、羌活、防风、藁本、苍耳子、生甘草。辛夷配荆芥为对药，两者辛苦而温，芳香而散，是治疗鼻流清涕之佳药。如鼻流浊涕，常为热，以辛夷配连翘、桔梗、薄荷、牛蒡子、广藿香、黄芩、鱼腥草、制胆南星。过敏性鼻炎伍以蝉蜕、地肤子、白蒺藜、鹅不食草、百部、徐长卿。朱师还用一经验方治疗鼻渊、脑漏久治不愈者，以辛夷12g，黄连6g，鹅不食草9g，冰片0.6g，鱼脑石3g，研极细末，装瓶储存。每取少许吸入鼻内，每日4次。用药后，鼻塞渐通，分泌逐渐减少，可获痊愈。

【病案举例】

纪某某，女，30岁，工人。感冒2日，头痛，鼻流清涕，时时自流而下，咽痒干咳。舌质淡红，苔薄白，脉浮。此乃风寒外袭肺卫，治宜宣散风寒。药用：

辛夷、荆芥、白芷、羌活、防风、藁本各10g，桔梗8g，生甘草6g。药服3剂，头痛与清涕顿失。

(2) 偏正头痛

辛夷亦为医治头痛之良药，风寒头痛尤宜。朱老常以白芷、制白附子、川芎、川桂枝、细辛配之，加强温阳散寒祛风之力，痛甚可加炙蜈蚣、炙全蝎研末分吞。

【病案举例】

戚某某，女，42岁，干部。头痛时作5年，加重3日。头痛以两侧太阳穴为重。舌淡红，苔薄，脉沉弦。此乃寒邪上犯头络，气血不畅，治宜温经散寒，祛风通络。处方：

辛夷、川芎、白芷、制白附子、川桂枝、白蒺藜各10g，生白芍药30g，生甘草3g。7剂，蝎蚣胶囊，每次4粒，每日3次，口服。

药后头痛消失。

(3) 痹证

风寒湿痹，病因多为风寒湿侵袭人体，经络气血不畅，而见四肢关节游走性疼痛，得温乃舒，或见畏寒肢冷。舌淡，苔薄白，脉细弦等症，当祛风散寒，化湿通络。可以辛夷配海风藤、徐长卿、桂枝、补骨脂、当归、白芍药、羌活、独活、乌梢蛇、甘草。同时，根据日本木村正康报道："辛夷的有效成分对RA引起内皮细胞多种反应的细胞因子具有明显的抑制作用，且可控制血管增生及滑膜细胞增殖，从而控制RA病情发展，其效果不仅不次于氢化可的松，而且还具有对慢性炎症，尤其是对关节滑膜炎等选择性的优点（详见《日本东洋医学杂志》1996年第46卷5期）。朱师认为这是值得我们进一步实践应用，加以推广的一味好药。

由于辛夷含有挥发性，煎药时间不宜过长。此外，辛夷辛温，对于气血虚而火热盛者，仍当慎用。

【病案举例】

谢某某，女，26岁。近半年来时感肩臂肌肉及关节疼痛，畏寒肢冷，得温则舒，有时头昏。舌质淡红，苔薄

白,脉细弦。此乃素体阳虚,风寒湿邪侵袭,络脉不利,治宜温阳益气,祛风散寒,通络止痛。处方:

辛夷、川桂枝、片姜黄、羌活、全当归、地鳖虫各10g,豨莶草、生黄芪、鸡血藤各30g,徐长卿、海桐皮各15g,炙甘草6g。14剂。益肾蠲痹丸,每次8g,每日3次,口服。

药后,上肢肌肉关节酸痛显减,畏寒好转,前法加减调治月余而愈。

〔吴坚整理〕

129　青蒿为退热、醒脾之佳品

青蒿又名草蒿、黑蒿、溏草,味苦辛,性寒,入肝胆经,善退虚热,为治阴虚骨蒸潮热之要药。《本草纲目》曾载:"治疟疾寒热。"近年来,由于青蒿素研制成功,成为世界卫生组织推荐的治疗疟疾的有效药物之一。说明中医药确实是一个宝库,深入挖掘研究,是有巨大收获的。朱老认为青蒿作用广泛,对多个系统疾病均有作用。综合起来有退虚热,利胆退黄,清热消暑,凉血止血,芳香化湿等功效。以退虚热为主,实则亦有清实热之效。

凡慢性疾病,见骨蒸潮热,低热不退,颧红唇赤,形瘦盗汗,舌红少苔,脉细数而虚,可以青蒿配白薇、生地黄、银柴胡、地骨皮、鳖甲、知母、白芍药。《本草新编》云"青蒿,专解骨蒸潮热,尤能泄暑热之火,泄火热而不耗气血,用之以佐气血之药,大建奇功。可君可臣,而又可佐使,无不宜也"。胆囊炎、胆石症急性发作,症见口苦纳呆,右胁胀满,疼痛,呕吐,泛酸,口腻,舌红,苔黄腻者,以青蒿配茵陈、金钱草、海金沙、黄芩、竹茹、法半夏、郁金等。青蒿轻清、芳香、利胆渗湿，清邪热，化痰湿，和脾胃，尤其适用于少阳肝胆经病变之发热。除辨证治疗外，青蒿配水牛角、羚羊角粉、人工牛黄，治疗多种疾病顽缠发热，常常有效。汤剂中常以青蒿配银柴胡、黄芩、老鹳草、虎杖等清热凉血退热；阴虚配石斛、麦门冬、生地黄、知母等养阴清热；湿盛配苍术、生薏苡仁、泽兰、泽泻、车前子等加强利湿之力。朱老一般采用聂氏以杨栗山《寒温条辨》之"升降散（生大黄、姜蚕、蝉衣、姜黄）"为主而制定的"表里和解丹"和"葛苦三黄丹"治疗伤寒、流行性感冒等温热病，收效较佳。疗程多为3～10日，剂量小，"葛苦三黄丹"是通利泄邪与清热解毒、燥湿化浊并用之剂。处方由飞滑石、生大黄、蝉蜕、苦参、葛根、黄芩、天花粉、茵陈、青蒿、黄连、甘草、白蔻仁、姜黄、川郁金、苍术、鲜荷叶、鲜藿香、鲜紫苏叶、鲜茅根、生萝卜子、鲜萝卜汁组成。有人以青蒿浴治疗小儿感冒发热也有效。3岁内小儿用青蒿100g，3岁以上小儿用200～250g，先将洗澡用的水烧开，加入青蒿，盖上锅盖再煮沸1～2分钟，将锅离火，焖出药味，待药汤热度适宜时倒入盆中，温洗患儿全身，洗后穿衣盖被片刻，令出微汗热退而安。对成人感冒亦有效。

青蒿又可用于热痹，《本草思辨录》云其："芳香疏达……但其主留热在骨节……"如关节红肿疼痛，朱老常以寒水石、老鹳草、水牛角、虎杖、地龙、薏苡仁、秦艽等清热利湿、疏通经络，又以青蒿配伍其中，清热利湿，透达郁热，效果良好。

因青蒿有芳香化湿之功，也用于夏季感受暑湿，症见头昏、头晕，恶心呕吐，发热，纳呆，或见腹泻，舌苔黄腻或淡黄腻等症，以青蒿配薏苡仁、白术、扁豆、藿香、广陈皮、云茯苓、晚蚕沙、法半夏、白蔻仁、甘草，亦可奏效。青蒿之芳香醒脾化湿之功，实与藿香有相似之处，然青蒿偏于苦寒，但它无苦寒败胃之虞。如《本草从新》所言："凡苦寒药多与胃家不利，唯青蒿芬芳袭脾，宜血虚有热之人，以其不犯冲和之气尔。寒而泄泻者仍当避之。"

〔吴坚整理〕

130 麻黄乃宣散、透邪之良药

麻黄出自《神农本草经》，味辛苦温，辛能散，苦能降，温能通，故麻黄善于开宣肺气。肺合皮毛，主一身之气，又能通调水道。麻黄有发汗、平喘、利尿之功。《本草正义》说："麻黄轻清上浮，专疏肺郁，宣泄气机。虽曰解表，实为开肺；虽曰散寒，实为泄邪……肺气郁窒，治节无权，即当借其轻扬，以开痹着。"张仲景所著《伤寒论》和《金匮要略》两书中，有20余方均用有本品，以之治疗伤寒、喘咳、水湿、黄疸等症。自《伤寒论》中载麻黄汤一方后，后世医家都认为麻黄是一味发汗解表、止咳平喘的要药。朱老认为麻黄的功效特点可以概括为宣、散、通三字。现在用完整的麻黄汤已甚少，虽然临床上麻黄被认为是一味峻药，但用之得当，收效甚捷。临床上主要用于：

(1) 咳喘

麻黄有平喘，发汗，化痰止咳之功，此为宣、散作用之体现。用治咳喘也有寒热之分，但临床上常常用于寒性咳喘、哮证居多，如寒邪犯肺所致咳喘，多配杏仁、桔梗、前胡、甘草同用；若外有寒邪外袭，内有痰饮内伏，常配细辛、射干、干姜、紫菀、五味子、半夏、钟乳石、鹅不食草等同用；至于肺热咳喘，常配石膏、黄芩、桑白皮、金荞麦、杏仁、知母、贝母、甘草等同用，外有风寒，里有郁热，用麻杏石甘汤，此为治疗肺炎、支气管感染、百日咳、急性喉炎等肺系疾病的有效良方。

(2) 心悸

自觉心悸、胸闷，舌淡，脉细迟。多为心阳不振，心脉不畅。心电图示：窦性心动过缓或病态窦房结综合征。常以麻黄附子细辛汤为主方加味。

(3) 水肿

麻黄为主治疗水肿，有以下几种情况，但多为水肿初起或风心病之水肿。对急性肾小球肾炎初起，朱老常以麻黄连翘赤小豆汤加白茅根、益母草治疗有效。风心病之水肿，大致有下述两个因素：一是因为心阳不足，不能温煦脾土，或下焦寒水之气上逆，郁于心下，或土不制水而泛溢肌肤；一是因为心血淤阻，气化不行，上焦壅塞，肺失宣降，不能通调水道，下输膀胱，因而外溢为肿，所谓"血不利则为水"。这两种因素则常相因为患。所以对风心水肿之治疗，以温阳益气、活血利水为大法，凡水肿甚者，朱老认为可选用陈修园消水圣愈汤。此方系桂甘姜枣麻辛附子汤加知母而成。方中麻黄能通心气，发舒心阳，破坚积，并有利尿作用；桂枝通阳利水；附子强心；细辛散陈寒；加知母育阴化气，遂成阴阳既济之功。

(4) 痹证

痹证初起，感受风寒湿邪，见关节、肌肉冷痛，麻木，得温则舒，或怯冷倍于常人，手足不温，舌淡红，有紫气，脉沉弦或细弦。宜大剂温峻猛药祛寒除湿，宣通经络。朱老常用麻黄、附子、黄芪、桂枝、羌活、防风、补骨脂、仙灵脾、鹿角片、细辛为主药，配露蜂房、地鳖虫、徐长卿、鸡血藤、当归、宣木瓜、甘草、生姜，温阳散寒，祛风通络。方中加入黄芪、当归、鸡血藤益气补血之药及补骨脂、仙灵脾、鹿角片等益肾壮阳之品，力专效宏。苔白腻，头身困重，加生薏苡仁、苍白术。麻黄配附子、黄芪，麻黄行表以开泄皮毛，逐邪于外，附子温里以振奋阳气，鼓邪外达。三药攻中寓补，汗出而不伤正，扶正而不敛邪，共奏温阳散通之效。清代钱秀昌《外科补要》中的麻桂温经汤，也是一治疗寒湿痹证可用之方，此方组成麻黄、白芷、桃仁、红花、赤芍药各6g，桂枝9g，细辛、甘草各3g。加葱、姜水煎服。有温经、活络、祛瘀之功。该方对寒邪伤及经络，血滞不和的肢体疼痛，颇为适宜。仲景之麻黄连翘赤小豆汤，功能宣肺疏表，清热利湿，原治伤寒发黄，发热无汗，身黄肤痒，小便不利，烦扰不安，或咳喘，身面浮肿，脉弦紧而数，属瘀热在里，表闭失宣证。近代临床用治荨麻疹、疮疡、浮肿、喘满及急性肾炎初期之风热郁表证，用之甚效。

临床应用注意麻黄生用发汗力强，蜜炙用可减弱发汗力，且有润肺之功。麻黄根有止汗之功。

【病案举例】

姚某某，男，67岁，退休工人。咳嗽喘息反复发作6年余，加重1周。有慢性支气管炎、肺气肿病史多年，每年冬春尤易发作。1周前不慎受凉又致咳嗽加剧，咳痰色白泡沫样，量多，喘息难平，下肢微浮，纳谷欠振，二便调。舌质淡红，边齿印，苔薄白，脉细数。体格检查：两肺闻及湿啰音、哮鸣音，心率96次/min，律齐，无杂音。证属痰饮内伏，肺失宣降。拟方宣肺化痰，止咳平喘。药用：

生麻黄8g，光杏仁、射干、川桂枝、紫苏子、莱菔子、紫菀、法半夏、黄荆子、全当归各10g，葶苈子12g，炙甘草6g。7剂。药后症情明显好转，咳喘渐平，再以前方加减调治1周余，症平。

〔吴坚整理〕

131 代赭石补血退黄、安神止血

代赭石为氧化物类刚玉族矿物赤铁矿矿石，含有三氧化二铁，并含硅、铝、镁、锰、钙、砷等杂质。味苦甘、性微寒，入肝、胃、心经。以其功擅平肝潜阳、镇降止呕、凉血止血，临床多用于阳亢眩晕，呕逆出血诸证，仲景早有旋覆代赭汤治疗中虚痰饮痞证及肝气上逆证，有降逆而不降泄，补气而不助邪，化痰而不伤中之功。实验证明其有显著促进胃动力及小肠蠕动，并能改善微循环，降低血黏度，后世应用甚广。朱师认为近代名医张锡纯先生是最为善用代赭石之典范，他在《医学衷中参西录》中，创订治中风证之"镇肝熄风汤"；肺胃之气上逆之"镇逆汤"；宿食内滞，伴大便燥结之"赭遂攻结汤"；噎膈上下不通，食入即反之"参赭培气汤"；惊悸不眠之"安魂汤"；脾虚满闷之"镇摄汤"；虚劳咳嗽之"醴泉饮"；肾虚不摄而喘逆之"参赭镇气汤"；痰逆不宁之"龙蠔理痰汤"；吐衄之"寒降汤"、"温降汤"、"清降汤"、"保元寒降汤"、"保元清降汤"；癫狂失心之"荡痰汤"；痫风之"加味磁朱丸"；小儿惊风之"镇风汤"；霍乱危证之"救急回阳汤"；寒温结胸之"荡胸汤"；阳明腑实而呕吐之"镇逆承气汤"；难产之"大顺汤"等 23 首方中，均用代赭石，可见其灵活运用的广泛，值得吾侪师法。张公认为"赭石能生血，兼能凉血，而其质重坠，又善镇逆气，降痰涎、止呕吐、通燥结，用之得当，能建奇效"。朱师临床运用代赭石除作降逆止呕、镇逆定痫外，别有会心、颇多巧思。

(1) 疗贫血

代赭石主要含有三氧化二铁，其中铁占 70%，氧占 30%，能促进红细胞及血红蛋白的生成，故对缺铁性贫血，可于辨治方中加入赭石，能加速提高红细胞、血红蛋白值，但需煅用，因代赭石煅淬后，可使高价铁变为低价铁，水煎液中亚铁离子增加，利于吸收。同时砷遇热挥发，其含量可减少，毒性即降低，而铁、锰、铝、钙、镁、硅等元素的溶出量有较大的增加。《名医别录》称其为"血师"，有养气血之功，良有以也。慢性肾炎、肾功能不全而致之贫血，于辨治方中加用之，既可补血，又有降逆止呕、镇潜降压之功，可谓一举数得，但用量不宜过大，一般15～20g即可。

【病案举例】

陈某，男，36岁，工人。患胃溃疡已四五年，又嗜酒如命，多次大出血，导致贫血，头晕目眩，面色少华，心悸气短，脘嘈隐痛，得食稍安，夜寐不实。舌质淡苔薄，脉细软。此气血亏虚之"饥疮"也，治宜养血安胃。

潞党参20g，炙黄芪30g，怀山药30g，煅代赭石20g，仙鹤草30g，白及15g，花蕊石15g，煅乌贼骨20g，凤凰衣8g，炙甘草6g。14剂。

二诊：药后精神较振，脘嘈已适，夜能安眠，前法继进之。

三诊：诸象均释，眠食甚安，体重增加，出血未作，乃以"胃安散"善后之。

(2) 退黄疸

《名医别录》谓赭石"除五脏血脉中热，血痹、血瘀"，说明有凉血清热、和血散瘀之功。黄疸之病因虽多，但主要多为湿热熏蒸肝胆，迫使胆汁内溢血中、外泄肌肤而成黄疸之疾，故于辨治方中加用代赭石，大可提高退黄之效，朱师屡用应手。

【病案举例】

张某某,女,45岁,农民。患慢性肝炎已近10载,间断服药,迄未根治。近因劳累过度,饮食不节,脘胀嗳气,皮肤黄染,日益加深。曾服中西药物,月余未见好转,肤黄如故,且时感瘙痒。舌苔黄腻,脉细弦。此湿热阻滞中焦,肝胆失于宣泄之候。治宜化湿热,利肝胆。

茵陈40g,柴胡12g,广郁金20g,生代赭石30g,蒲公英30g,大腹皮15g,土茯苓30g,地肤子30g,泽泻20g,甘露消毒丹15g(包煎)。7剂。

二诊:药后自觉舒适,黄疸稍退,肤痒已释,舌苔黄腻渐化,脉细,前方继服10剂。

按:药未尽剂,肤黄已退净,此与代赭石之善除"血脉中热、血痹、血瘀"之功有关,非他药所可比拟也。

(3) 安心神

《本草正》谓赭石"能下气降痰清火"。《本草再新》亦述其"平肝降火"。张锡纯氏明确指出:"赭石能导阳归阴,潜镇安神……以导引心阳下潜,使之归藏于阴,以成瞌睡之功也。"并创订"安魂汤"(龙眼肉、酸枣仁、生龙骨、生牡蛎、半夏、茯苓、生代赭石)治心中气血虚损,兼心下停有痰饮,致惊悸不眠甚效。朱师对顽固失眠者,每于辨治方中加用之,确能提高疗效。

(4) 止吐衄

代赭石味甘苦、性微凉,善降冲逆,凉血止血之功甚著。张锡纯氏治吐衄方竟有6首均用之,张公云:"治吐衄之证,当以降胃为主,而降胃之药,实以代赭石为最效。然胃之所以不降,有因热者,宜降之以赭石,而以瓜蒌仁、白芍药诸药佐之;其热而兼虚者,可兼佐以人参;有因凉者,宜降以赭石,而以干姜、白芍药诸药佐之；其凉而兼虚者，可兼佐以白术；有因下焦虚损，冲气不摄上冲，胃气不降者，宜降以赭石，而以生山药、生芡实诸药佐之；有因胃气不降，致胃中血管破裂，其证久不愈者，宜降以赭石，而以龙骨、牡蛎、三七诸药佐之。无论吐衄之症，种种原因不同，疏方皆以赭石为主，而随证制宜，佐以相当之药品，吐衄未有不愈者。"朱师甚为赞赏张锡纯氏之论，并应用于临床，多获佳效。

由于代赭石性凉镇坠，故虚人、孕妇需慎用。作镇降之用时宜生用；作补血、止血用时，则宜煅者。镇降用量30～50g，补血、止血一般15～20g即可。

〔朱建平整理〕

132　川楝子清肝泄热、理气止痛

川楝子为楝科植物川楝的果实，成熟时呈金黄色，故又名金铃子，性寒、味苦、有小毒。归肝、胃、小肠、膀胱经。因其味苦、性寒，善于清肝泄热、理气止痛。《珍珠囊》谓其"主上下部腹痛，心暴痛，非此不能除"。《本草纲目》则述其乃"心腹痛及疝气为主药"。说明川楝子对脘腹胁肋疼痛，有显著疗效，前贤创有两张名方：一为《保命集》之金铃子散（金铃子、延胡索），功能疏肝泄热、活血止痛，治肝胃气滞，郁而化热之脘胁疼痛以及痛经、疝痛时作时止，舌红苔黄，脉弦数等。一为《柳州医话》之一贯煎（北沙参、麦门冬、生地黄、当归、枸杞子、川楝子），功能滋阴养肝。治肝肾阴虚，木失滋柔、横逆侮土。症见脘胁疼痛，吞酸泛苦，咽干口燥，舌红少津，脉细弦等。现代多用于慢性肝炎、胃及十二指肠溃疡、神经官能症、高血压病、肺结核及月经失调属于肝肾阴虚而木失濡养之候。

朱师指出：柴胡与川楝子虽同为疏肝药，但柴胡其性升疏，川楝功在泄降；一般而论，肝气郁结，阴伤未著者取柴胡；若肝郁化热，肝阴已伤，则取川楝。朱师常用于下列诸症：

(1) 胆绞痛

由于胆结石或胆囊炎而引起之胆绞痛，朱师常以金铃子散随证加味，多获佳效。如由胆结石而引发者，则加金钱草、鸡内金、芒硝、海金沙等品；如系炎症则配伍柴胡、黄芩、茵陈、赤芍药、白芍药、蒲公英、鱼腥草、生大黄等。

(2) 慢性肝炎之胁痛、低热、倦乏

多由肝阴暗耗，疫毒留恋而致，朱师选用川楝子、甘杞子、生白芍药、川百合、蒲公英、垂盆草等出入，坚持服用，屡屡应手。

(3) 下焦湿热诸症

湿热下注而致之小溲刺痛、淋漓不畅，舌质红苔腻，脉细弦，如前列腺炎、淋证、阴道炎等症，均可加于辨治方中，能提高疗效，缩短疗程。

本品含小毒，内服必须炒至裂开，核心呈黄色为妥，即可去毒，又可提高止痛之功。用量一般为10～20g，即可奏效；无湿热或有虚寒征象者忌用。

〔朱建平整理〕

133　青黛功擅清热、解毒、凉血

青黛系加工品，在本草药典中记载手工制作青黛：取一缸，将大青叶用水沤烂，加石灰搅拌，待上起浮沫（靛花），取出晒干。水飞后可去其残余之石灰，取得极细粉末。味咸苦、性寒，入肝、肺、胃经，有清热解毒、凉血消肿之功。在历代著名成方中有清化热痰的"黛蛤散（青黛1份、海蛤壳3份）"；清热消肿利咽的"碧玉散（青黛半份、甘草1份、滑石6份）"；清热泻肝、攻下行滞的"当归龙荟丸"；清热泻火、凉血消斑的"消斑青黛饮"等方中都以青黛直折肝胆之火而取效。朱师博览群书，临证用药触类旁通，多有巧思，常以廉、简、便的外用法解决了不少疑难杂证。简举两三例仅供参考之。

(1) 牙疳、慢性牙龈炎

青黛1份、芦荟2份共研极细末，搽敷患处，有清热解毒止血定痛之功。药与疡面凝固如胶，当日疼痛见轻，3～5日后肿消痛止，亦可用于拔牙后渗血不止者。

(2) 病毒性腮腺炎

青黛3份，冰片0.5份共研极细末。有清热解毒、消肿散结之效。用蛋清适量调匀，外敷患处。敷药处与肿痛处胶固甚紧，可使药性在局部缓慢吸收，患儿外敷1日后肿痛会明显减轻。

(3) 慢性口腔溃疡

口腔溃疡反复发作、局部灼痛，新肌不生，疮面凹陷，疮久难愈。以青黛6g、珍珠粉20g、冰片1g共研极细末，将药粉吹敷疮面，一般2～3日疼痛显见减轻，坚持几日，疮面渐平，不日疮愈。此法有消炎解毒，祛腐生新之用。

(4) 脓疱疮、水疱疮

可用青黛15g、苦矾30g、石膏30g共研极细末，有消炎解毒、祛湿收敛之功，以麻油少量将药末调成糊状，外敷患处，敷药前常规消毒。用无菌针尖刺破水疱，排除脓水后外敷药末，临床常用此法，一般两三日可见好转。

青黛用于内科疑难杂病，古有前贤，而今朱师更有妙用。

(5) 解毒凉血、抗血凝

血小板增多症是由于骨髓造血功能亢进，使血小板、红细胞、白细胞、血红蛋白增高；血黏度增高；多属于中医学中"肝热"、"肝火"范畴。主要表现精神萎软、头痛头晕、手足发麻、面红、烦躁等症，临床检测可见血小板增多，红细胞增高等。治宜清肝泻火、凉血化瘀治之。朱师常以青黛为主药治疗血小板增多症、真性红细胞增多症多获佳效。

【病案举例】

叶某某，女，58岁，农民，2005年11月12日就诊。2个月前，因手足发麻、头晕而痛、周身乏力在上海住院治疗诊断为："原发性血小板增多症，高血压Ⅲ级（极高危组），两次行血小板单采术，术后予抗增殖及解聚抗凝治疗后基本稳定。出院1个月后诸症复发，PLT 50.5×10^9/L，Hb 16g/L，WBC 14.1×10^9/L，RBC 5.4×10^9/L。现全身乏力殊甚，胸闷气促，心烦易躁，口干欲饮，大便干结，两日一行。BP 180/100mmHg。现服羟基脲片，每次1粒，每日2次；复方斑蝥胶囊，每次3粒，每日2次；运德素1mL肌内注射，隔日1次。舌质暗红衬紫，苔薄黄微腻，脉细小弦。此乃肝郁邪热，气滞血瘀之候，拟予清化郁热、凉血化瘀调之。

生地黄30g，广地龙15g，生水蛭12g，青黛6g（3次分冲），龙胆草8g，赤芍药、白芍药各12g，凤凰衣8g，生甘草6g。

药服7剂，诸症减而未已，胸闷心烦、头痛头晕、肢麻乏力显见缓解，二便自调，舌衬紫，苔薄白根微腻，脉细小弦。复查：PLT 28×10^9/L，Hb 140g/L，WBC 9.8×10^9/L，RBC 3.8×10^9/L。

原方随症调治，1个月后诸症渐平，血常规基本降至正常范围。渐停西药后巩固治疗半年余，随访至今未见复发。

青黛性寒、有凉血清热解毒之功，《本草求真》"青黛大泻肝经实火及散肝经郁火"。根据现代药理报道：在青黛的提取物中，黄酮对人体血小板聚集有明显抑制作用。但其性味寒凉，应注意辨证用药，大量使用时会有胃脘欠舒之感。朱师指导在使用该药时应在汤剂中配伍以护胃保膜之凤凰衣，即解此忧，青黛冲服比入煎剂用量小，疗效好。

(6) 降逆化痰疗噎膈

《本草汇言》："青黛，清脏腑郁火，化膈间热痰。"《本草逢原》："治噎膈之痰。"现代药理研究报道：青黛中主要含靛玉红、靛蓝等成分，有抗肿瘤、抗菌消炎的作用。食管在膈之间，胃脘之上，而临床上食管肿瘤或手术后吻合口炎，或瘢痕充血、水肿、胆汁反流性食管炎、食管糜烂等均属其内。此类疾病多由于邪毒内侵食管或嗜食刺激性食物或长期胆汁反流性胃炎或胃酸浸渍食管而致食管黏膜受损，症见胸骨后灼痛，吞咽受阻，进食后疼痛加剧或食管痉挛或间隙性吞咽梗阻，究其病因皆多因痰热内蕴，上阻于膈，朱师多用清热化痰，解毒消肿之"黛及散"治之。

青黛调入白及粉之中再加白糖少许，可缓解青黛之味苦；另白糖对黏膜有较好的脱水作用，有助于食管黏膜消肿；而生白及末的黏稠使青黛有利于吸附病灶处，更好的发挥作用；白及抑菌止血的作用可助青黛一臂之力，攻其病灶。服用时可用吸管取侧卧位，缓慢少量多次饮用，让食管壁能均匀受药，但青黛的一日总量一般不超过 3g 为宜。临床使用时仍以辨证论治为原则，辅以降逆和胃，扶正祛邪之汤剂。

【病案举例】

顾某，男，52岁，工人，2005年6月15日初诊。1

年前始诊断为食管癌,在医院行手术切除,术后已作放射治疗、化学治疗,症情平稳。3个月前始感人体消瘦,进食欠畅,食管手术接口处有烧灼感,常伴恶心,后半夜易见泛酸,二便自调。舌红,苔黄腻,脉弦小数。此乃邪热内蕴,胃失和降之候。拟予清解郁毒,和胃降逆调之。

①太子参20g,旋覆花(包)15g,代赭石20g,炙守宫10g,煅乌贼骨20g,蒲公英20g,龙葵20g,玉蝴蝶8g,炙甘草6g。7剂。

②黛及散8g,共7日,自备白糖适量分作3次调服,药后1小时不进食。

每日1剂,分作3~4次服,餐前慢饮,服量宜小于100mL。

二诊:药后2~3日,呕吐痰涎伴有血性分泌物,5日后诸症显见缓解,进半流食物已无大碍,烧灼感亦减,反酸渐少,舌红,苔仍罩黄,脉弦。此乃重疾,须耐心调之,原方增损。3个月后精神复原,进食顺畅,呕酸已平,自感无所苦,唯舌苔仍微腻,续予扶正祛邪,和胃运中的汤剂两日一剂微调之。随访半年症情稳定。

此外,朱师近年来,对结缔组织病如红斑狼疮、类风湿关节炎、Stills病活动期而见高热持续不退者,常用青黛0.7g、人工牛黄0.5g、羚羊粉0.5g为一次量(可装胶囊、以利服用),每日2次,多可于数日内热挫趋安。

〔朱建平整理〕

134 石膏善治面痛、精浊、肤痒

石膏乃中药四大主药之一，味甘辛、性微寒。善于清热泻火、除烦止渴。对外感热病、邪入阳明气分、壮热烦渴证最为合拍。仲景之白虎汤即以其为主之名方，历代医家善用石膏者甚多，尤以清代温热学家如余师愚，认为石膏乃"治疫主药"有清胃热、表肌热、泻实热之功，并需用重剂始效，创订"清瘟败毒饮"活人甚众。朱师指出："近人善用石膏者，当首推张锡纯先生，他曾说：'石膏性凉而能散，有透表解肌之力，为清阳明胃腑实热之圣药，无论内伤、外感用之皆效，即他脏有实热者用之亦效。'张公在临床实践中以石膏为主创订之方达16首之多，其中以清解汤、寒解汤、和解汤、犹龙汤、镇逆白虎汤治疗温热病尤具卓效；他还创用石膏阿司匹林汤解表退热甚速，可谓善用、活用石膏之大家也。"朱师对其甚为赞赏，在临床中常用之，有时由于个别病人惧怕石膏之寒凉，每以玉泉散或甘露消毒丹代之，消除病人之疑虑，亦是权变之宜也。兹举朱师除用其治外感内伤实热证外，尚用之于下列诸症。

(1) 精液迟缓液化

精液射出体外，在30分钟内不液化或液化不良，谓之精液迟缓液化，成为男子不育的原因之一，多由精囊炎、前列腺炎而引起。精液黏稠凝结，属于"精浊"范畴，《素问·至真要大论》："诸转反戾，水液混浊，皆属于热。"因此"精浊"应从热论治，与精囊炎、前列腺炎之病理变化是一致的，当清热泻火为主；又因睾丸、前列腺皆属肝经，乃取石膏配柴胡为主药，清热泻火，疏泄肝经，增进前列腺分泌，促使精液加速液化，可随证加味，因证治宜，收效甚佳。

（2）三叉神经痛

三叉神经痛属于中医头风、面痛之范畴，其主症为面部（一侧或双侧）灼热掣痛，其势甚剧，每以洗面、刷牙、触摸或精神情绪激动而引发，痉挛掣痛，如触电感，经常发作，甚感痛苦。由于头面部灼热掣痛，多责之火郁阳明，理宜清泄阳明为主，石膏入阳明经，最善清透泄热，朱师故取其为主药，再配以祛风、熄风、定痉缓痛之制白附子、僵蚕、全蝎、细辛、白芍药等，多获佳效。

【病案举例】

王某某，男，56岁，干部。患三叉神经痛已4年余，迭治未瘥，甚以为苦。右侧面肌掣痛，似电灼、如针刺，频频发作，情绪急躁，口干欲饮，夜寐不宁。舌质微红，苔薄腻，脉弦滑。症属肝经郁火，挟风痰上扰面络而致。治宜清肝泻火，熄风定痉。

生石膏40g，制白附子10g，生白芍药30g，川石斛15g，炙僵蚕10g，全蝎末3g（分吞），石决明30g，甘草6g。5剂，每日1剂。

二诊：药后面部灼痛显减，偶有发作，其势甚轻，效不更方，继服5剂而愈。嘱怡性悦情，以杞菊地黄丸巩固之。

（3）过敏性皮肤病

此类疾患多呈阳明燥热之证。皮肤瘙痒起疹，多伴见口干、大便燥结、舌苔糙黄、脉弦数之象。故善阳明燥热之石膏乃是要药，再配以祛风之地肤子、白鲜皮、僵蚕，凉血之生地黄、水牛角、紫草，大便秘结者加大黄，奏效甚速。

石膏主要成分为含水硫酸钙。内服宜生用。不可煅用，煅则清泄之性变为收敛，于病不利。外用宜煅用。内服用量宜在 30g 以上，并应打碎先煎，可提高疗效，阳虚脾弱者宜慎用。

〔朱建平整理〕

135 升麻升清降浊、解毒化瘀

升麻为毛茛科植物的干燥根茎。升麻族植物有五属，我国就有四属，其中铁破锣属和黄三七属的分布区绝大部分在我国。升麻的植物资源丰富，并有悠久的用药历史和经验，因其独特的化学成分和显著的药理活性一直是国内外学者研究的热点之一。其性辛、味甘微寒，入肺、脾、胃、大肠经。功擅升举清阳，清热解毒、驱风散邪，临床应用范围甚广。先贤李东垣《脾胃论》中的经典补益方剂"补中益气汤"即以参芪补其中气，以升柴举其清阳，诸药协和，补中益气，升举清阳，此方可同时适应三种病症：一是劳伤气虚，使用本方可取其"劳者温之"、"虚者补之"；二是貌实本虚，因气虚而致阴火上乘用本方可取其"甘温除大热"之意；三是气虚清阳下陷或脾气失统，应用本方是在于补气健脾，升举清阳，在此三症中，升麻的升清阳、清虚热功不可没。由此可见，先贤们对于同一方剂，设不同的治疗机制，治三种不同症候，就充分体现了中医遣方用药之奥妙。更有不少用升麻为主药的名方如：《兰室秘藏》中的"清胃散"，功擅清解阳明热毒，疗胃火上炎之症；《阎氏小儿方论》中透表发疹之"升麻葛根汤"；《医方集解》中疏风散邪、清热解毒疗咽喉痄腮丹毒的名方"普济消毒饮"；《外科正宗》中能解毒消梅的"升麻葛根汤"；《金匮要略》中主治外感疫疠方治阳毒发斑、目赤咽痛的"升麻鳖甲汤"；《河间六书》善治外感风热挟湿而致的头面巅顶痛甚的"雷头风"的清震汤等。而朱师在临床中使用升麻有着他独到的见解,《朱良春医集》药对章节中即有升麻对玄参：养阴解毒，主治时邪疫毒，咽喉肿痛，口腔糜烂，顽固性口腔溃疡属阴虚浮火者。朱师认为升麻量少则主升清阳；量大则起解毒作用；升麻配苍术主治内脏下垂；白细胞减少；血小板减少。朱师曰：升麻升举清阳，苍术燥湿运脾，两药合用可振奋气化，有起痿、振颓之功。此外，治疗血液病常用质黏补益之品，升麻配苍术有疏运作用，不致碍胃；升麻配葛根：能升散解毒，用治肝病，可降转氨酶，慢性鼻炎、鼻窦炎及阳明郁热所致的牙龈肿痛、溃烂以及头痛、三叉神经痛等。现将跟随朱师临症中典型病例略举如下。

（1）升清化浊解毒化瘀

慢性肾小球肾炎是一组以蛋白尿、血尿、水肿、高血压为主要表现的疾病，重则引起肾功能损害，而升麻具有清热解毒，升阳举陷之功，《本草汇言》谓"升麻……此升解之药，故风可散、寒可驱、热可清、疮疹可解、下陷可举、内伏可托，诸毒可拔"；《本草纲目》谓其"行瘀血"。现代药理研究表明，升麻能清热解毒，可控制病灶感染和抗变态反应；活血化瘀可帮助恢复肾功能，方中以升麻为主药，升、芪相伍，并辅以大队补气健脾、温阳利水之品，益气升提、扶正解毒，相得益彰，有利于利水消肿。使蛋白尿消失，临症中用此法屡试屡验。

【病案举例】

徐某某，女，42岁，2004年10月初诊。慢性肾炎史5年。面色苍白，精神疲惫，少气懒言，腰际酸软，四肢重滞，纳谷欠馨，双侧下肢浮肿，晨轻暮重，劳累后更甚，大便日行3次，质软不成形，小便量少。舌淡黯胖，边有齿痕。血常规、肾功能正常。尿常规：蛋白（＋＋＋）。此乃脾肾阳虚，浊瘀内阻之候，拟予益气化浊，培补脾肾调之。

炙升麻30g，生黄芪30g，炒白术40g，淮山药30g，茯苓皮15g，仙灵脾15g，六月雪30g，桑寄生30g，炙甘草6g。14剂。

药后2周，体力显著恢复，肢肿亦减，纳谷渐增，尿蛋白（+），诸症显见好转，续予原法调治之，原法增损2个月后，各项检验均正常，予金匮肾气丸巩固之。

(2) 药物性肝炎

药物性肝炎是药物的毒副作用所引起的肝损害，临床除可见到因肝细胞损害所表现的乏力、厌食、恶心、腹胀、出血趋向、腹腔积液形成等外，还可见到程度不同的黄疸，该病重者可发生暴发性肝衰竭，死亡率高。西医除对症、护肝、支持等疗法外，尚无特殊治疗。中医依据临床表现，辨证施治，将其归为"黄疸"范畴。治疗中除嘱其停用致病的药物外，朱师认为临证中除辨证论治，应注重辨证与辨病相结合，审症求因，因人制宜，还应清热解毒、疏肝利胆，重用升麻、赤芍药为对药，现代药理研究报道：升麻既能显著降低ALT和AST，又能使肝细胞的变性坏死减轻，肝组织损伤改善，长于攻毒解毒，对本病尤为适宜，此项研究正应对了《神农本草经》中言"升麻除百毒，避瘟疫、瘴气、邪气、中毒、时气毒疠……"。

【病案举例】

徐某，女，36岁，2004年4月10日初诊。宿患类风湿关节炎，经间断中药治疗效果差，即在乡卫生站配服甲氨蝶呤、柳氮磺胺嘧啶，1个半月后突见巩膜黄染，恶心纳呆，精神疲惫，胁肋胀痛，小便黄赤，大便溏软，2日一行。舌红苔薄黄，脉细弦数。检查肝功能ALT 327U/

L,AST 287U/L,TBil 76μmol/L、DBil 42μmol/L。此乃疫毒内侵、肝胆不利之候,拟予疏肝利胆、解毒护肝调之。

以小柴胡汤加升麻 20g,赤芍药 20g,茵陈蒿 30g,广郁金 20g,生大黄(后下)5g。14 剂。

药后诸症显见缓解,4 月 25 日复查肝功能:ALT 89U/L,AST 76U/L,TBil 43μmol/L,DBil 20μmol/L,药既合拍,原方增损巩固治疗 1 个月后,复查肝功能恢复正常。

〔朱又春、陈淑范整理〕

136 牛膝补肾强筋、活血祛瘀

牛膝常用的有淮牛膝和川牛膝,淮牛膝为苋科多年生草本植物牛膝的根;川牛膝是苋科多年生草本植物头序杯苋(麻牛膝)及川牛膝(甜牛膝)的根。性味甘、苦、酸、平。入肝、肾经。功擅补肝肾、强筋骨、活血祛瘀、利尿通淋、引血下行、泻火解毒。

(1) 活血祛瘀、通经止痛

临床多用于血滞经闭痛经、月经不畅、产后瘀滞腹痛、胞衣不下及跌打损伤等证。牛膝性善下行,长于活血通经,又能祛瘀止痛,故对妇科、外科及各种瘀血凝滞的病证有效。朱师指导我们除在擅用的活血化瘀的虫类药,如地鳖虫、水蛭、守宫、乌梢蛇外,要重视川牛膝的活血祛瘀和引血下行或引药下行的功力,此法屡验屡效。

(2) 补益肝肾、强壮筋骨

淮牛膝补肝肾、强筋骨、利关节、通经脉,长于治下半身如腰膝关节疼痛的经典名方"独活寄生汤"。朱师在临床应用中多以对药为用：牛膝配杜仲，相须为用，增强补肝肾、强筋骨之药力，可治肝肾不足而致的腰腿疼痛，两足无力之证；配木瓜，既可温通经脉之湿滞，又能活血祛瘀，通利血脉，可疗湿浊痹；配桂枝入血分，上下同治，共增祛瘀散寒，活血止痛之力，用治肝肾不足，腰腿疼痛或气血凝滞之经闭、痛经等。

在随朱师临证中体会最深的是：朱师重用淮牛膝 20～30g，独味治疗多例足跟痛病人，每获佳效。但值得注意的是淮牛膝虽补肝肾、强筋骨，但其性甘、苦、酸、平，凡脾胃虚寒、中气下陷、下元不固及孕妇应忌服。就一般而言，淮牛膝偏补肝肾、川牛膝偏于活血祛瘀。两者均可引药下行、引血下行。

在男科病案中前列腺炎、前列腺增生亦很多见，朱师曰："牛膝乃是足厥阴、少阴之药，入肝肾经。而前列腺炎、前列腺增生与肝、脾、肾三脏有关。"《本草纲目》：牛膝治久疟寒热、五淋尿血，茎中痛。故常组方：淮牛膝 20g，桑寄生 20g，炙露蜂房 20g，炙僵蚕 15g，橘核、荔枝核各 20g，生白术 20g，槐角 20g，土茯苓 30g，炮山甲（杵）6g，炙甘草 6g。15～30 剂，每多获效。

(3) 引火下行、引血下行

主治吐衄及牙龈肿痛、口舌生疮、肝阳上亢的高血压等火热证，川牛膝能引血下行以降上逆之火，常与清热养阴的生石膏、知母、麦门冬、地黄合用，如玉女煎。治肝阳上亢及高血压、中风、血气并走于上的镇肝熄风汤。

〔朱又春、陈淑范整理〕

137　浙贝母清热化痰、消痈散结、护膜医疡

浙贝母苦寒，归肺、心经，有清热化痰、散结消痈之效，常用于风热、痰热、咳嗽、瘰疬、瘿瘤、乳痈疮毒、肺痈。朱老在临床上常用浙贝母与牡蛎、玉蝴蝶、白芷等配伍治疗有关疾病，均应手收效。

（1）浙贝母配牡蛎治增生、肿瘤性疾病

①乳腺增生病

乳腺增生病（乳癖）是女性常见病和多发病，好发于青春期至绝经期的任何年龄，按中医辨证分为肝郁气滞、痰瘀互结、冲任失调3型。朱老以疏肝解郁、活血化瘀、软坚散结、调理冲任为法。如：宋某，女，34岁，2004年6月2日初诊。病人近2年来，左侧乳房出现2枚蚕豆大小肿块，胀痛与情绪、月经有关。月经前4～5日肿块增大，胀痛加剧，月经后肿块逐渐缩小，症状减轻。曾做活检示：乳腺间质良性增生，未见异常细胞。给予浙贝母、牡蛎、柴胡、当归、赤芍药、白芍药、炙僵蚕、炙露蜂房、香附、橘核、荔枝核、青皮、陈皮、甘草。服用上药14剂后，症状减轻，又嘱每月月经来潮前7～8日服上药，共维持3个月后，症状基本消失，随访2年未复发。

②前列腺增生

前列腺增生是老年男性多发病，多于50岁以后发生，属"癃闭"范畴。其病机为肾元虚亏，浊瘀阻塞或热结下焦，致膀胱气化不利，为虚实夹杂之证，虽病位在膀胱，涉及肺、脾、肾。朱老认为此病肾阳虚是本，血瘀是标，理当标本同治，即温补肾阳，活血化瘀，渗利湿热。如：曹某，男，73岁，2002年4月29日初诊。病人尿频、小便淋沥不尽，下腹坠胀。舌苔薄

腻，脉细弦。前列腺肥大，残余尿 140mL。尿常规 WBC（+++）。给予浙贝母、牡蛎、土茯苓、白花蛇舌草、炮山甲、刘寄奴、皂角刺、王不留行、怀牛膝、枸杞子、菟丝子、车前草、荔枝核、橘核，服 5 剂后尿畅，小腹胀痛减轻，又服 14 剂，以上症状基本消失。

③腮腺肿瘤

腮腺肿瘤隶属"腮疮"、"流痰"等范畴，多因痰浊凝滞，毒犯腮腺所致，朱老以化痰解毒、软坚消肿为法。如：刘某，女，36 岁，通州市人，教师。右腮区有 3cm×3cm 大小肿块，固定质硬，右下颌淋巴结肿大约 2cm×2cm，触之疼痛，活动度尚可。病理切片为右侧腮腺圆柱形腺癌Ⅱ级，因爱美不愿手术，给予浙贝母与牡蛎、猫爪草、夏枯草、守宫、僵蚕、紫背天葵、赤芍药、山慈姑、石见穿，经上药加减治疗半年，完全消失，随访 3 年未复发。

④多发性结节性甲状腺肿

多发性结节性甲状腺肿可见于多种甲状腺疾病，如滤泡状腺瘤、甲状腺囊肿、乳头状腺瘤、腺瘤样甲状腺肿等，属中医"瘿"病中肉瘿范畴，此病与肝郁脾虚有关。肝郁则易致气滞痰凝；脾为生痰之源，脾虚则水液运行失常，日久聚液为痰，痰阻气机，痰湿凝聚，久而成瘀，痰瘀互结于颈前，而成甲状腺结节。朱老以疏肝、理气、健脾、化痰、软坚散结为法。如李某，女，34 岁，2005 年 4 月 12 日初诊：病人 2 年来汗多，双手颤抖，易激动，自觉颈前胀闷不适，舌苔薄，脉细弦。B 超示：双侧甲状腺多发性囊性结节。给予浙贝母、牡蛎、柴胡、香附、生黄芪、白术、茯苓、陈皮、半夏、白花蛇舌草、海藻、昆布、桃仁、生甘草配伍，治疗半年后，颈前不适感、手颤抖等症消失。B 超示：双侧甲状腺内质地不均匀，未见结节影，1 年后随访未见复发。

按：牡蛎咸、微寒，归肝、胆、肾经，常用于治疗痰核、瘰疬、瘿瘤、癥瘕、积聚等疾病，与浙贝母同用，具有协同作用，增强其疗效。

（2）浙贝母配玉蝴蝶治疗溃疡性疾病

①口腔溃疡

口腔溃疡是临床常见病，病程迁延，反复发作，其病因与饮食不节，疲劳过多，寒温不适，喜怒无常有关。中医辨证为肺胃积热或脾胃湿热，阻郁经脉，气血运行不畅而致。朱老以清热、散结、收敛论治。如：曹某，男，23岁，2002年3月25日初诊。经常口舌生疮，咽喉肿痛1年多，口干。舌苔薄中剥，脉细。给予浙贝母与玉蝴蝶、凤凰衣、决明子、白及、僵蚕、苦丁茶、金果榄、甘中黄、鸡内金、生甘草合用，治疗1个月后症状消失，2年未复发。

②消化性溃疡

消化性溃疡常见长期反复发生的周期性、节律性慢性上腹部疼痛，属"饥疝、胃脘痛"、"嘈杂"及"吞酸"等病范畴，其主要病机是由于长期饮食不节，劳倦内伤致脾胃虚弱，加之频繁的七情刺激，引起肝胃不和、气滞血瘀和湿热内蕴，使气血失调，胃膜溃损而致，朱老以健脾和胃、生肌敛溃、制酸止痛论治。如：张某，女，48岁，2004年11月2日初诊。病人胃脘部不适，疼痛嗳酸，胃镜示十二指肠壶腹部溃疡，饥则胃痛，进食后好转，纳可，二便正常，舌红苔薄，脉细弦。给予浙贝母与玉蝴蝶、太子参、淮山药、凤凰衣、刺猬皮、甘杞子、徐长卿、甘草、生黄芪、莪术、甘松等损益，半年后，以上症状完全消失，胃镜查十二指肠壶腹部溃疡已愈合。

按：玉蝴蝶苦、甘凉，归肺、肝、胃经，能清肺利咽，疏肝和胃，现代研究，玉蝴蝶对离体胃壁黏膜有基因毒性和细胞增殖活性作用，与浙贝母合用，具有清热解毒、活血化瘀、生肌利湿等作用。

(3) 浙贝母配香白芷治痤疮

痤疮是皮肤科常见病、多发病，是一种毛囊与皮脂腺的慢性炎症性皮肤病，好发于青春期，主要发生在颜面部、背部。其病机为肺热蕴结，熏蒸肌肤所致。朱老常以清肺泄热解毒为治。如：邵某，女，20岁，2005年4月20日初诊。病人反复面部、背部痤疮搔痒，其面部遍布大小不等的结节，略高出皮肤，颜色淡红或暗红，有脓性分泌物，部分已破溃，大便干燥，舌苔黄腻，脉弦。用浙贝母与香白芷、黄芩、桔梗、连翘、蒲公英、鱼腥草、生大黄、丹参、生地黄、柴胡相伍，治疗3个月，并忌口后，面部、背部分泌物及结节基本消失，疗效满意。

按：白芷辛温，归肺、胃、大肠经，具有辛散温通的作用，对疮疡初起，红肿、热痛，可收散结消肿之功，与浙贝母配伍，具有协同作用，共起佳效。

〔薛梅红整理〕

138 汉防己化瘀宣痹、软坚散结、利水消肿

防己最早见于《神农本草经》，但根据其根断有内黑车辐解的特征，是属于马兜铃中的"汉中防己"。梁代陶弘景指出防己"根大而青白虚软者为好"。显然不是马兜铃科植物，而是属防己科的汉防己，现今大量使用的均指此而言；其大而有粉者为好，故又名粉防己。另有木防己其功能与汉防己相近，陈藏器在《本草拾遗》指出"木汉二防己……汉主水气，木主风气，宣通"。黄元御则谓："汉防己泄经络之湿淫，木防己泄脏腑之水邪。"朱师认为二者功用相近，均有利水消肿，祛风通痹之功。若症偏于下部、湿重于风者，多用汉防己；症偏于上部、风重于湿者，多用木防己。至于马兜铃科植物广防己的根名广防己，又名防己马

苋铃，以其含有马兜铃酸，对肾脏有毒害作用，现已严禁使用。张仲景在《金匮要略》中列有防己茯苓汤、防己黄芪汤、己椒苈黄丸三张名方，均以防己为主药，为后世广为应用。朱良春老师运用汉防己或木防己除施治水肿、风湿、痹痛等疾病外，尚用于下列疾患，收效甚佳。

(1) 慢性肝炎、早期肝硬化

肝炎迁延不愈，其病理变化由湿热、气滞而渐至肝血郁滞、瘀凝肝脉、气血两虚、肝脾大，即肝硬化早期的肝纤维化阶段，应扶正与祛邪并进，治宜清热利湿、活血化瘀、软坚散结、补益正气，始可逐步好转。

【病案举例】

张某，女，71岁，农民，2002年9月23日初诊。有"乙型肝炎"史20余年，"大三阳"。近2个月来病人右上腹隐隐胀痛，腰酸乏力，食欲不振，便溏。体格检查：身材偏瘦小，肝掌、血管蛛，巩膜及全身皮肤微黄染。右上腹部有压痛，口干。舌质红，舌苔微黄，脉细弦。化验检查：TB 39.2μmol/L，DB 7.23μmol/L，ALT 39U/L，AST 22.4U/L。A/G比例1∶1。B超提示：慢性肝病、早期肝硬化、肝脾大。理当清热利湿，化瘀软坚，健脾益气。

汉防己15g，生黄芪30g，炙鳖甲15g，莪术6g，广郁金20g，全当归10g，丹参15g，土茯苓20g，甘草6g。

服14剂后，病人巩膜、皮肤无黄染，右上腹不适、腰酸乏力、食欲不振等症状明显好转，唯大便偏烂。舌苔薄，脉细弦。上方加生牡蛎（先煎）30g，赤芍药12g，鸡内金15g，金钱草30g，石见穿30g，炒白术15g。14剂后，病人以上症状基本消失。肝功能检查：DB

2.51μmol/L，TB 5.21μmol/L，ALT 33.4U/L，AST 25.6U/L，A/G 比例 1∶1.25。B 超示：肝胆脾胰形态大小、结构及回声未见异常，又嘱续上方 30 剂，诸症消失。

(2) 结节性红斑

结节性红斑，又称皮肤变应性结节性血管炎，女性多见，大多损害小腿，也可累及臀部、大腿，皮损结节状略高于皮面，由淡红渐变紫红色，伴有烧灼性疼痛并以病程延绵，反复发病为特征的真皮血管及脂膜炎性皮肤病。朱老常从痰热瘀滞阻塞经脉论治。治宜：清热化痰、活血散结、通络止痛。

【病案举例】

李某，女，32 岁，2005 年 4 月 3 日初诊。病人近半年来，双小腿反复起红色结节，灼热疼痛，伴双膝关节酸痛，口干。舌质红，苔黄腻，脉细弦。体格检查：双小腿伸侧及腘窝处有散在数枚蚕豆大小的红斑，微隆起，可触及小结节，触之疼痛。治宜：清热化痰、活血散结、通络止痛。

汉防己 15g，水牛角 30g，生地黄 15g，山慈姑 10g，赤芍药 15g，牡丹皮 10g，茯苓 15g，桃仁 10g，桂枝 6g，连翘 10g。服 14 剂后，结节明显缩小，色转暗红，疼痛减轻，关节酸痛亦减，口干好转。上方加猫爪草 15g，豨莶草 20g。14 剂。症状基本消失。

(3) 冠心病

冠心病与《金匮要略》的"胸痹心痛短气"病证相似，其发病机制为：血瘀心脉，痹阻不通，故而作痛。治宜活血化瘀宣通心脉。

【病案举例】

江某,女,55岁,2003年4月14日初诊。胸闷胸痛,口干,自汗半年,曾住院诊断为冠心病,经一段治疗后有所好转。近日因连续疲劳,上症又发,心电图示Ⅱ、$V_{1\sim3}$ ST段压低$>0.05mV$。舌红,苔薄,脉沉无力。拟化瘀滞,通心脉,益气阴,培本元。

汉防己15g,珠儿参12g,麦门冬10g,合欢皮15g,功劳叶15g,生黄芪20g,丹参15g,浮小麦30g,川石斛10g,炙甘草8g,降香10g,广郁金15g。

服7剂后,胸闷胸痛、口干、自汗有明显好转。但睡眠差,双下肢微浮肿,乏力,上方加夜交藤30g,川芎10g,玉米须30g。又服15剂后,上症基本消失。心电图示:窦性心律。续服15剂巩固之。

(4) 变应性皮肤病

变态反应性皮肤病又称过敏性皮肤病,其皮肤损伤具有时隐时现、发无定时、易呈慢性、反复发作、或渗出或呈苔藓样变的特点,多由风邪湿热,蕴结于肌肤而致。治宜祛风邪、化湿热、清血热。

【病案举例】

邱某,女,40岁,2004年6月4日初诊。搬新居一年内,经常出现皮肤过敏,四肢、躯干、颈部,大小不等,风疹块,时隐时现,奇痒无比,夜重昼轻,口干、口苦,大便干燥。舌苔黄腻,脉细弦。此乃慢性荨麻疹,多由湿热蕴结于肌肤。法宜祛风化湿,清泄血热。

汉防己10g,炙防风10g,炒知母、黄柏各10g,苍术10g,地肤子30g,白鲜皮20g,徐长卿15g,乌梅20g,炒牡丹皮10g,炒赤芍药15g,蝉蜕10g,僵蚕15g,石决明(先煎)30g,甘草6g。

服15剂后,全身风疹块消失,随诊半年,再未发。

(5) 糖尿病

糖尿病属中医消渴病范畴。其病机主要责之于肺、脾、肾三脏,然中消主要责之于脾胃,因脾主运化,胃主受纳,脾为胃行其津液,脾湿困阻,湿阻阳遏,浊郁化热、热盛伤及气阴,气虚津伤则出现消渴,治宜清热养阴生津止渴。

【病案举例】

卞某,女,62岁,2002年3月19日初诊。近3个月来,阴道瘙痒,多食易饥、口干、口苦、乏力、手足心热,夜尿多,目糊,大便干燥。舌红,脉细弦。血糖10.2mmol/L。拟予清热养阴,生津止渴,佐以益肾。

汉防己10g,葛根15g,天花粉15g,枸杞子、菊花各10g,川石斛15g,生黄芪30g,女贞子15g,鬼箭羽20g,炙僵蚕15g,生地黄15g,仙鹤草30g,桑寄生20g。

服15剂后,口干、口苦、乏力、手足心热、多食易饥等症状均减轻,唯有目糊未已,血糖5.6mmoL/L,上方加密蒙花10g。15剂后,以上症状均消失,随访一年,血糖一直维持在4.2~5.5mmol/L之间。

(6) 慢性前列腺炎、精囊炎

前列腺炎其临床症状多为尿频、尿急、尿痛、小便淋漓不净,尿道口有白色分泌物,其病机为湿热下注于下焦。治宜清热解毒利湿。

【病案举例】

仇某，男，28岁，2001年8月13日初诊。原有淋病史5年，一度症情缓解。近日出差疲劳后，出现尿频、尿急，下腹坠痛，睾丸部沉胀，尿道口瘙痒，有白色分泌物渗出。前列腺液查：WBC 25～30个/HP，卵磷脂小体少许，支原体（+）。诊为慢性前列腺炎、精囊炎。乃湿浊瘀毒阻于下焦，理当清热解毒利湿。

汉防己15g，土茯苓45g，生地榆20g，生槐角20g，白槿花15g，橘核12g，赤芍药、白芍药各15g，胡芦巴10g，甘草梢6g，琥珀末3g分冲。药服5剂，症情好转，嘱继服7剂，以善其后。

另外，朱老还常用汉防己加入治疗高血压病、心律失常及痛证（带状疱疹后遗症、恶性肿瘤及痛经）方中，屡获佳效。

现代研究，汉防己（粉防己）化学成分含粉防己碱（即汉防己甲素）、防己诺灵碱、轮环藤、酚碱、氧防己碱、防己斯任碱、小檗胺、2,2'-N,N-二氧甲基粉防己碱，粉防己碱A、粉防己碱B、粉防己碱C、粉防己碱D，其药理作用粉防己碱有抗炎作用；对心肌有保护作用，能扩张冠状血管，增加冠状动脉流量，有显著降压作用，能对抗心律失常；能明显抑制血小板聚集，还能促进纤维蛋白溶解，抑制凝血酶引起的血液凝固过程，有抗菌和抗阿米巴原虫作用。可使正常大鼠血糖明显降低，血清胰岛素明显升高，有一定抗肿瘤作用，对免疫有抑制作用，有广泛的抗过敏作用。其药源广泛，价廉实用，值得推广。

本品味苦性寒，凡无湿热，或阴虚脾弱者宜慎用之。

〔薛梅红整理〕

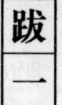

前人有语云:"先议病,后议药。"是说医生临证必先识病,但不是说对用药就无需下功夫了。究之临床实际,疗效不佳,由于不识病者固多,由于不识药者亦复不少。故"后议药"并不是不议药。辨证、用药,都是医生所当致力的。吾师朱良春先生今已七十二高龄,从事中医临床达半个多世纪。他的医名早蜚声国内,远及海外;其丰富、独到的用药经验,亦久为世人所仰。因此,本书的出版,一定会受到广大读者的欢迎。作为先生的门人,我们希望有更多的同道分享到先生的一瓣心香。

20多年前,我在川西北的万山丛中作医生,也就在那里,我成了先生的遥从弟子。读书遇到读不懂的地方,治疗上有难以解决的问题,都向先生请教。先生不以地位的卑贱和学术上的无知而鄙弃我,每信必复,一封信就是五六页信纸。即使是十年动乱之中,我们的通信也从未间断过。直到1978年我考上研究生之后,才有幸在北京举行的首届中医学术会议上见到先生。1982

年冬，先生和我都到上海参加我国第一部大型《实用中医内科学》的审稿、统稿工作。先生是专家审稿组成员，我是编委。也就在这个时候，我第一次见到了先生的另一位门人——当时还在江苏泰兴县工作的朱步先。我们在延安饭店共事3个月之久。其时，步先已在整理先生的用药经验，并陆续在杂志上发表了。步先那畅达细腻的文笔和扎实的中医理论、临床功夫，使这些篇幅不大的文章熠熠生辉。当时我表示，也可以写一点。后来步先奉调北京，和我同在中国中医研究院工作，这就使整理工作的步子有可能迈得快一些了。参加本书写作的，还有张肖敏、朱胜华、朱建华、朱琬华、姚祖培、蒋熙、朱又春、陈淑范、朱建平、戴坚等，她（他）们或为先生的子女，或为先生的门人，都就自己随师学习所得，如实写出了先生的用药经验。全书都经过先生一一定稿，历时数年方竣。

现在回过头来再看这些稿子，虽然不可能把先生的全部经验都反映出来，但先生临证思路之灵活，用药之巧变，亦可以略窥一斑了。这些经验，都是实践经验的总结。看似信手拈来，却头头是道，法度谨严，神化无迹。要达到这样的境界，自非数十年之功力不可。这与那些滞于前人纸上语，依样画葫芦者，自不可同日而语，这也就是本书的价值所在。

何绍奇
1988年6月10日于北京

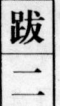

今年新春，我从国外回北京不久，便专程去南通看望老师。阔别数年，先生还是那么健旺，还是和以往一样忙碌——忙看病，忙讲课，忙写作，忙读书，忙给病人回信，忙接电话，根本不像一位八十高龄的老人。他翻出一大叠信让我看。其中，有他的朋辈老友的，有素昧平生以至异国他乡的，有出版社、杂志社的，也有我的老同学和学生的。他们对八年前出版的《用药经验》一书都交口称赞，希望先生能再多写一些。还有人在信中说："在当今的商品经济浪潮中，人人都想赚钱，凭着一张方子大赚其钱的也大有人在，而您老却把大半辈子的宝贵经验和盘托出，毫无保留，还不带一点儿水分，太使人感动了。""我从您老的书中学到了许多东西，受益不浅，而更大的受益者是广大病人。您老真是功德无量啊！"读了这些信，我也很感动。古人云："师有事，弟子服其劳"，何况"功德无量"者乎！于是而有这本增订本的面世。

这本书记录了先生的丰富、独到的用药经验，是他读书临证60年中，经过细心观察，反复验证，认真总结而取得的。书中很多疗效卓著的好方，更是历经千锤百炼的一代名医心血和汗水的结晶。先生曾多次谦逊地表示：以此与同道交流，是人生一大乐事，如能对中青年医生有所启迪，从而进一步提高疗效，弘扬中医，造福人民，就更是平生之所愿。我的粗浅体会，先生这本书虽然仅仅是从用药这一角度来总结自己的经验，但其生平毅力，亦可略见涯略。因此，如果仅仅把它看作一本经验方集，拿过去便依样画葫芦，那就不算懂得它的价值。盖先生亦必因症而立方选药，如能由其立方选药，进而学习其所以立方选药之意，再进而学习他"先发制病"、"辨病论治与辨证论治相结合"的学术思想，收获必将更大，也才是善学先生，真知先生者。我追随老师30年了，自知学得并不怎么样，但一直在朝着这个方向不懈努力，故敢以直言为同志者告。

何绍奇
1997年仲夏于北京西三旗寓所

图书在版编目（CIP）数据

朱良春用药经验集/朱步先等整理.—2版.—长沙：湖南科学技术出版社，2007.10（2025.7重印）
ISBN 978-7-5357-2351-2

Ⅰ.朱… Ⅱ.朱… Ⅲ.中药疗法—经验 Ⅳ.R243

中国版本图书馆CIP数据核字（2007）第148844号

朱良春用药经验集（修订版）

整　　理：	朱步先　朱胜华　蒋　熙　朱又春　朱建平 等 何绍奇　朱建华　朱琬华　吴　坚　陈淑范
出 版 人：	潘晓山
责任编辑：	张碧金　石　洪
出版发行：	湖南科学技术出版社
社　　址：	长沙市芙蓉中路一段416号泊富国际金融中心
网　　址：	http://www.hnstp.com
邮购联系：	本社直销科 0731-84375808
印　　刷：	湖南省汇昌印务有限公司 （印装质量问题请直接与本厂联系）
厂　　址：	长沙市望城区丁字湾街道兴城社区
邮　　编：	410299
版　　次：	2007年10月第2版
印　　次：	2025年7月第33次印刷
开　　本：	850mm×1168mm 1/32
印　　张：	10.375
插　　页：	5
字　　数：	248千字
书　　号：	ISBN 978-7-5357-2351-2
定　　价：	39.50元

（版权所有·翻印必究）